Hk. Bauer · Farbatlas der Kolposkopie, 2. Aufl.

coed

Farbatlas der Kolposkopie

Von

Dr. med. Hk. Bauer

Facharzt für Frauenkrankheiten und Geburtshilfe,
Wiesbaden

Zweite, überarbeitete und erweiterte Auflage

Mit 138 Abbildungen, davon 125 mehrfarbig,
und 122 Schemazeichnungen

1981

F. K. SCHATTAUER VERLAG · STUTTGART – NEW YORK

Dr. med. Hanskurt Bauer
Facharzt für Frauenkrankheiten und Geburtshilfe

Biebricher Allee 135
6200 Wiesbaden

CIP-Kurztitelaufnahme der Deutschen Bibliothek

Bauer, Hanskurt:
Farbatlas der Kolposkopie / von Hk. Bauer. –
2., überarb. u. erw. Aufl. – Stuttgart ; New York : Schattauer, 1981.

ISBN 3-7945-0766-5

Satz und Druck: Carl Maurer Druck, Geislingen (Steige).
Einband: E. Riethmüller, Stuttgart.
Gedruckt auf der Qualität Corvette, 120 g/qm – ein Produkt der Feldmühle AG.

ISBN 3-7945-0766-5

Vorwort zur 2. Auflage

Der Farbatlas der Kolposkopie hat über den deutschen Sprachbereich hinaus in weiten Teilen der Welt ein so großes Interesse gefunden, daß er jetzt in 6 Weltsprachen veröffentlicht ist.
Seit Erscheinen der 1. Auflage ist die Entwicklung der Kolposkopie, welche als unentbehrliche klinische Untersuchungsmethode zu jeder eingehenden gynäkologischen Untersuchung gehört, fortgeschritten und findet immer weitere Verbreitung. Diese Tatsache wurde bei der Bearbeitung der 2. Auflage berücksichtigt. Die Zahl der farbigen Kolpophotogramme wurde durch neue Bilder erweitert und eine Reihe alter Abbildungen durch neue ersetzt. Dem Leser wird damit eine noch umfassendere Auswahl der in der täglichen Praxis vorkommenden kolposkopischen Befunde angeboten. Die kolposkopische Nomenklatur wurde auf den neuesten Stand gebracht.
Erstmalig kann der Leser dieses Atlasses zusätzlich eine farbige Stereodiaserie mit Betrachter erwerben, in der alle im Atlas abgebildeten kolposkopischen Bilder enthalten sind. Damit besteht die Möglichkeit, die kolposkopischen Befunde in räumlicher Darstellung – fast wie bei der Patientin selbst – zu betrachten. Diese Stereoaufnahmen enthalten keinen Text und sind daher nur mit dem Atlas gemeinsam verwendbar.
Da mein verehrter Lehrer, Herr Prof. Dr. H. Wurm, verstorben ist, haben mich die Herren Prof. Dr. Remmele, Direktor des Pathologischen Instituts der Städtischen Kliniken Wiesbaden, und sein Oberarzt Prof. Dr. Bettendorf in histologischen Fragen beraten. Ich danke ihnen vielmals für ihre Ratschläge. Herrn Prof. Dr. Grimmer, Direktor der Städtischen Hautklinik Wiesbaden, danke ich für seine Hilfe bei der Diagnostik von Vulvaerkrankungen. Meine Kollegin Frau Dr. Simko stellte mir freundlicherweise einige Fälle aus ihrer Praxis zum Photographieren zur Verfügung.
Nach dem Tode von Herrn P. Hammesfahr wurden die Zeichnungen zu den neu aufgenommenen Bildern von Herrn H. Tschörner angefertigt. Ich danke ihm für seine wertvolle Mithilfe.
Während der Drucklegung verstarb Herr Fritz Leisegang, Berlin, dessen erfinderische Ideen unter anderem zur Entwicklung des von mir benutzten Stereokamerakolposkopes führten. Die farbige Stereophotographie kolposkopischer Befunde war sein Lebenswerk, es wird in diesem Atlas fortgesetzt.
Wiederum hat der Schattauer-Verlag in bewährter Weise mir alle meine Änderungswünsche zur 2. Auflage erfüllt. Ein ganz besonderer Dank gilt daher wieder den Herren Prof. Dr. Dr. h. c. P. Matis und Ph. Reeg sowie Herrn H. Schwer.

Wiesbaden, Frühjahr 1981 Hk. Bauer

Vorwort zur 1. Auflage

Im vorliegenden Atlas farbiger Kolpophotogramme habe ich den Versuch unternommen, in der täglichen Praxis vorkommende kolposkopische Befunde im farbigen Bild darzustellen, wobei vor allem die am häufigsten auftretenden Befunde den größten Teil der Abbildungen ausmachen. Der Vollständigkeit halber finden aber auch seltene Befunde Berücksichtigung.

Ganz besonderen Wert habe ich darauf gelegt, die farbigen Kolpophotogramme so reproduzieren zu lassen, wie sie der Untersucher im Kolposkop wirklich sieht. Die Bilder wurden vom halben Leica-Format 18 × 24 mm auf etwa 10 × 15 cm vergrößert und aus technischen Gründen durch Abschneiden des Randbezirks auf etwa 7,5 × 9 cm verkleinert. Die gewählte Vergrößerung reicht meines Erachtens aus, um alle wichtigen Einzelheiten zu erkennen.

Einprägsame und naturgetreue Farbbilder sowie eine zu jedem Kolpophotogramm gehörende gleichformatige Zeichnung sollen die Einarbeitung in die Materie erleichtern.

Wie jede andere optische, endoskopische Methode muß die Kolposkopie erlernt werden, wozu viele praktische Übungen erforderlich sind. Nach MESTWERDT sollte man mindestens 500 kolposkopische Untersuchungen selbständig durchgeführt haben, ehe man davon sprechen kann, die Grundlagen der Methode zu beherrschen.

Die Kolposkopie als optische Untersuchungsmethode kann selbstverständlich nur solche Veränderungen erfassen, die dem Auge zugänglich sind. Diese Grenzen muß jeder, der die Methode anwendet, erkennen! Sie ist keineswegs eine Konkurrenzmethode zur Zytologie, im Gegenteil, beide Methoden ergänzen sich in hervorragender Weise. Wenn zuweilen behauptet wird, über die Kolposkopie gäbe es nichts mehr zu berichten, so muß diesen Kritikern widersprochen werden. Mit zunehmender Anwendung der Methode und vor allem durch die jetzt so einfach handzuhabende Photodokumentation tauchen immer wieder neue Probleme auf, die einer Lösung bedürfen. Gerade die Beobachtung am lebenden Gewebe vermittelt uns wertvolle Erkenntnisse über die Physiologie und Pathologie an der Cervix uteri, aber auch an Vagina und Vulva.

Auf histologische und zytologische Abbildungen wurde bis auf drei im Anhang beschriebene Beispiele verzichtet, da hierüber zahlreiche Lehrbücher existieren.

Selbstverständlich liegen für alle abnormen bzw. atypischen und auch für zahlreiche benigne Epithelveränderungen die histologischen Befunde vor. Sie wurden alle von Herrn Professor Dr. HANS WURM, dem ehemaligen Direktor des Pathologischen Instituts der Städtischen Kliniken Wiesbaden, erhoben. Für seine wertvollen Ratschläge und stete Hilfsbereitschaft habe ich ihm besonders zu danken. Ferner danke ich meiner Frau, die durch ihr großes Verständnis und Geduld mir die Erarbeitung und Zusammenstellung dieses Atlasses neben Praxis und Belegklinik überhaupt ermöglicht hat.

Mein ganz besonderer Dank gilt auch dem F. K. Schattauer Verlag, den Herren Professor Dr. P. MATIS und PH. REEG, die mich in großzügiger Weise bei der Planung dieses Atlasses unterstützt haben.

Weiter danke ich Herrn PAUL HAMMESFAHR, der in mühsamer Kleinarbeit die Zeichnungen anfertigte, sehr für seine Mithilfe.

Alle kolposkopischen Bilder wurden mit dem Stereokamera-Kolposkop der Firma Leisegang, Berlin, photographiert.
Ich hoffe, daß dieser Atlas dazu beiträgt, den angehenden Kolposkopiker von der Bedeutung dieser wertvollen Untersuchungsmethode zu überzeugen und ihn so für sie zu gewinnen, daß er sie mit zunehmender Erfahrung im Interesse der Patientinnen und einer möglichst sicheren Diagnose bei jeder gynäkologischen Untersuchung anwenden wird.

Wiesbaden, Herbst 1976 HK. BAUER

Inhaltsverzeichnis

A. Entwicklung und Bedeutung der Kolposkopie (geschichtlicher Überblick)

Im Jahre 1925 entwickelte HANS HINSELMANN (Hamburg) das erste Kolposkop. Die geniale Idee, ein Gerät zu konstruieren, mit dem man bei optimaler Beleuchtung und bestimmter Vergrößerung sowohl die Cervix uteri als auch die Vagina und die Vulva betrachten kann, hat dazu geführt, daß die Untersuchung mit dem Kolposkop nunmehr weltweit angewandt wird. Nach H. CRAMER besteht durch diese Untersuchungsmethode für den in der Praxis tätigen Arzt eine einzigartige Gelegenheit, sich aktiv in die diagnostischen Bemühungen zur Früherkennung des Portiokarzinoms einzuschalten. Jedoch dient die Kolposkopie neben der Früherkennung des Zervixkarzinoms und seiner Vorstadien vor allem dazu, die in der überwiegenden Mehrzahl gutartigen Veränderungen an der Cervix uteri und auch an Vagina und Vulva sicher zu differenzieren, damit sich weitere diagnostische Maßnahmen erübrigen. Feinste Gewebsdefekte wie kleine Erosionen, winzige Tumoren sowie Mikroblutungen im Bereich von Zervix, Vagina und Vulva lassen sich häufig erst lupenoptisch erkennen.

Somit ist die Kolposkopie als klinische Untersuchungsmethode für den gynäkologisch tätigen Arzt unentbehrlich geworden. Auch der Skeptiker wird davon überzeugt werden können, daß man Veränderungen im Bereich von Vulva, Vagina und Zervix mit einem lupenartigen Instrument und guter Beleuchtung besser erkennen und differenzieren kann als mit bloßem Auge.

Im Handbuch der Gynäkologie von VEIT/STOECKEL hat HINSELMANN die klinische Bedeutung seines ersten Kolposkopes hervorgehoben und wie folgt beschrieben: „Um Epithelveränderungen differentialdiagnostisch mit Sicherheit vom Karzinom abzugrenzen, war es erforderlich, die Beleuchtung intensiver zu gestalten und das Bild zu vergrößern ohne Verzicht auf binoculares Sehen." Er verwendete dazu die Leitzsche Präparierlupe mit einem festen Stativ (Abb. 2).

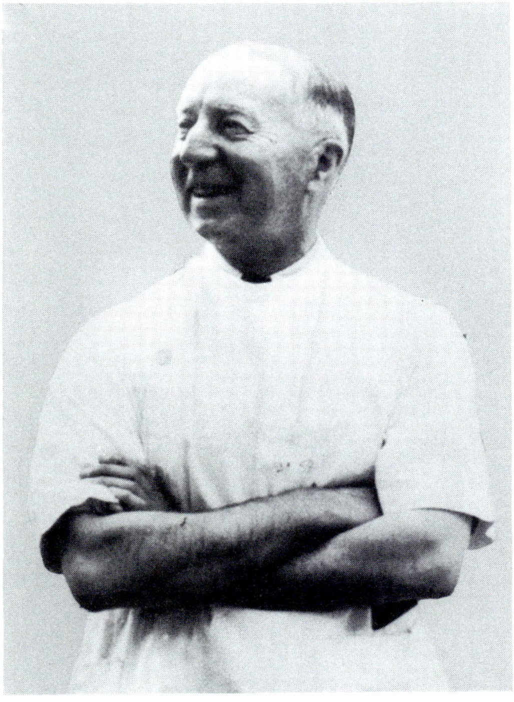

Abb. 1. HANS HINSELMANN, geb. 6. August 1884, gest. 18. August 1959.
Die Aufnahme entstand während eines Südamerikaaufenthaltes in Rio de Janeiro. (Dieses Bild wurde mir liebenswürdigerweise von seinem Sohn, Herrn Dr. med. HINSELMANN, überlassen.)

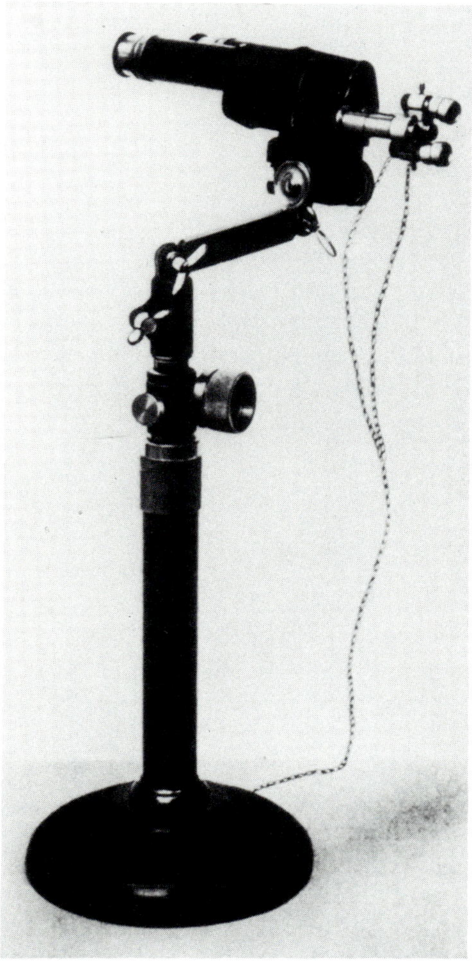

Abb. 2. Leitzsche Präparierlupe mit bereits binokularer Betrachtungsmöglichkeit und Lichtquelle. Objektabstand 14 cm, Vergrößerung 3,5fach, 7fach und 10,5fach.

Bei einem Objektabstand von 14 cm und einer rund 10fachen Vergrößerung war es möglich, die Portio zu betrachten, ohne sie anzuhaken oder zu berühren und ohne die Patientin wesentlich zu belästigen. Für wissenschaftliche Zwecke verbesserte HINSELMANN sein erstes Kolposkop für den praktischen Gebrauch weiter (Abb. 3). Nunmehr war es möglich mit intensivem weißem Licht bei noch stärkerer Vergrößerung die Portio zu betrachten.

HINSELMANN betonte in seinen zahlreichen Veröffentlichungen immer wieder, daß die Kolposkopie der Klinik Kriterien in die Hand gibt, die ihr erlauben, am lebenden Gewebe das Karzinom von anderen Epithelveränderungen zu unterscheiden, die bisher differentialdiagnostisch Schwierigkeiten gemacht haben.

Bei wiederholten Aufenthalten in Südamerika fand HINSELMANN, anders als in Deutschland, eine auffallend starke Resonanz auf seine Methode. Sowohl in Brasilien als auch in Argentinien entstanden Gesellschaften für Zervixpathologie und Kolposkopie. Wertvolle Beiträge zum Thema Kolposkopie lieferten in Argentinien BUSCH, MCLEAN, DE PAOLA, JACOB und der leider durch einen tragischen Unglücksfall 1974 ums Leben gekommene VASQUEZ-FERRO.

In Brasilien gibt es an allen größeren Universitäts-Frauenkliniken Fortbildungsstätten für Kolposkopie. RIEPER und seine Mitarbeiterin STOLTZ sowie MORAES und ROCHA haben hier wertvolle Pionierarbeit geleistet.

In den Vereinigten Staaten begann die Entwicklung der Kolposkopie wesentlich später. Erst 1963 wurde dort eine Gesellschaft für Kolposkopie und Kolpomikroskopie gegründet. Durch zahlreiche Tagungen und Fortbildungsseminare im ganzen Land ist die Kolposkopie in den USA bekannt geworden. Insbesondere STAFL (früher Pilsen), SCHMITT, SCOTT, TOWNSEND und der leider früh verstorbene BOLTEN haben der Methode zur Anerkennung verholfen. In der Zeitschrift „The Colposcopist" werden regelmäßig Beiträge und Fortbildungsfragen aus dem Gebiet der Kolposkopie allen Mitgliedern der Gesellschaft zugänglich gemacht.

In Australien gelten vor allem COPPLESON, REID und PIXLEY und in Neuseeland MCINDOE als Vertreter der Kolposkopie. In Südafrika setzt sich VAN NIEKERK sehr für die Kolposkopie ein.

Im anderen Teil Deutschlands, in der DDR, hat die Kolposkopie seit langem einen festen Platz als klinische Untersuchungsmethode sowohl bei der Karzinomfrüherkennung als auch bei der gynäkologischen Routineuntersuchung. Hier war es Ganse, ein Schüler Hinselmanns, der durch seine Persönlichkeit und gemeinsam mit seinen Schülern die Entwicklung der Kolposkopie so positiv beeinflußt hat. In den meisten osteuropäischen Staaten ist die Kolposkopie eine anerkannte klinische Untersuchungsmethode. In der Tschechoslowakei hat sich vor allem die Pilsener Schule mit Lanĕ und seinen früheren Mitarbeitern Stafl und Dohnal sehr um die Kolposkopie verdient gemacht. Von Lanĕ stammt das erste Lehrbuch in slawischer Sprache (Tschechisch und Russisch) über die Kolposkopie, welches bereits 1956 erschien. In Polen ist Krakau (Madej) eine Stätte der Lehre und Forschung der Kolposkopie. Auch in Ungarn (Lampé, Lust), in Bulgarien (Wassilew, Karageosov) und in Jugoslawien wird sie gepflegt. Im übrigen europäischen Ausland, insbesondere in der Schweiz und in Österreich, ist die Kolposkopie seit langem anerkannt. Hervorragende Wissenschaftler haben zu ihrer Verbreitung beigetragen, für die Schweiz vor allem Wespi, der Erstbeschreiber der Stereo-Kolpophotographie, weiter Held und Glatthaar. Für Österreich seien u.a. die Namen Burghardt Bajardi und Navratil erwähnt, für Holland Verschoof und für Frankreich Coupez, Bret und Cartier. In Spanien sind es Bonilla-Musoles, Carrera und Dexeus, in Norwegen Kolstad und Koller und in England Jordan und Singer. In Japan ist Kurihara ein bekannter Vertreter der Kolposkopie, auch dort breitet sich die Methode weiter aus.

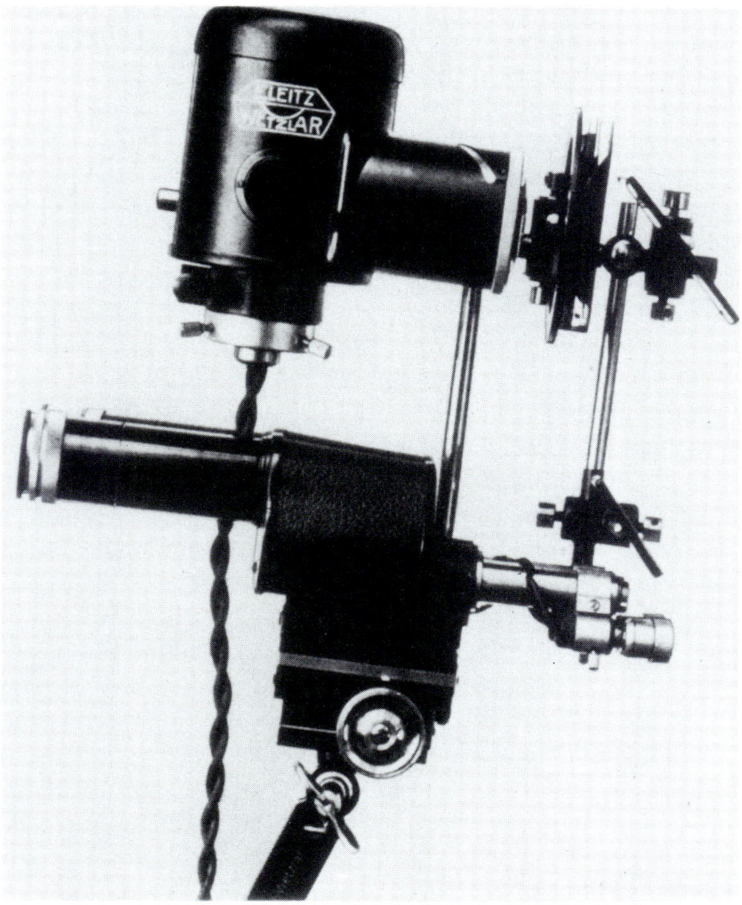

Abb. 3. Kolposkop für wissenschaftliche Untersuchungen mit Beleuchtungseinrichtung (oben) und binokularem Tubus. Leitzsche Präparierlupe mit Vergrößerungen 10fach, 20fach, 30fach, 40fach.

Seltsamerweise hat die Kolposkopie, die ja schließlich in Deutschland inauguriert wurde, in ihrem Ursprungsland nur sehr langsam und zögernd Fuß gefaßt. Die Gründe hierfür sind sicherlich verschiedenartiger Natur. Vielleicht machte HINSELMANN selbst damals Fehler, indem er die Kolposkopie zu sehr auf die Karzinomfrüherkennung ausrichtete und seine eigene Nomenklatur zu diktatorisch zu verbreiten suchte. Vor allem sein Beharren darauf, daß die Leukoplakie in jedem Fall ein Vorstadium des Karzinoms sei, brachte ihm manche Gegner ein. Er erhielt nie einen Lehrstuhl, was sich sicherlich ebenfalls als hemmend für die Ausbreitung der Kolposkopie auswirkte.

Inzwischen sind viele Jahre vergangen, und die aus den USA kommende Zytologie hat ihren Siegeszug angetreten. Da die Kolposkopie beim Untersucher einmal beträchtliche Erfahrung voraussetzt, zum anderen eine wirklich gute Dokumentation von Befunden erst in den letzten Jahren möglich wurde, geriet sie zwangsläufig gegenüber der Zytologie mit ihrer einfachen Dokumentation und Auswertung durch zytologische Zentren ins Hintertreffen. Noch 1974 stellten MESTWERDT und WESPI fest, daß die Erlernbarkeit der Kolposkopie gegenüber der Zytologie deswegen so erschwert sei, weil man eben nicht einfach 40 Mikroskope mit den dazugehörigen zytologischen Präparaten aufstellen könne, sondern immer noch auf die Patientin angewiesen sei. Erfreulicherweise sind wir heute durchaus in der Lage, auf die Patientin zu verzichten und können Gruppen bis zu 40 Personen gleichzeitig fortbilden. Jeder Teilnehmer erhält einen Stereodiabetrachter (s. Abb. 12) und eine Farbstereodiaserie mit allen einschlägigen kolposkopischen Befunden. Diese Diakopien sind qualitativ so gut, daß sie dem kolposkopischen Bild an der Patientin selbst kaum nachstehen.

Leider muß man feststellen, daß auch heute noch nicht an allen deutschen Universitäts-Frauenkliniken die Kolposkopie gelehrt wird, obwohl sie neben der Zytologie ein fester Bestandteil der Facharzt-Weiterbildungsordnung ist.

Im Jahre 1968 fand in Hamburg unter der Leitung von MESTWERDT, einem Schüler HINSELMANNS und bis zu seinem Tode im Dezember 1979 wohl bekanntesten Vertreter der Kolposkopie in Deutschland, sowie von WESPI ein internationales Symposion statt. Forscher und Kliniker aus den verschiedensten Ländern der Welt trafen sich, um über die atypischen Veränderungen des Zervixepithels zu diskutieren. Eindeutig wurde damals ausgesprochen, daß bei der Suche nach Frühveränderungen des Zervixkarzinoms Kolposkopie und Zytologie kombiniert einzusetzen sind, um ein Optimum an diagnostischer Treffsicherheit zu erreichen.

Später berichteten NAVRATIL, BURGHARDT und BAJARDI aus der Grazer Universitäts-Frauenklinik über die Bedeutung des gemeinsamen Einsatzes von Kolposkopie und Zytologie, bei dem eine Treffsicherheit von rund 99% in der Erkennung der Vor- und Frühstadien des Zervixkarzinoms erzielt wird.

Im Jahre 1972 wurde in Wiesbaden die Arbeitsgemeinschaft „Cervix uteri" gegründet. Kollegen aus Praxis, Klinik und Forschung schlossen sich zusammen, um über die vielen anstehenden Probleme der Physiologie und Pathologie der Cervix uteri sowie auch über Veränderungen an Vagina und Vulva zu diskutieren. Auch Fortbildung in Kolposkopie und gynäkologischer Zytologie wurde von nun an systematisch betrieben.

Inzwischen ist die Arbeitsgemeinschaft auf über 200 Mitglieder aus zehn verschiedenen Ländern angewachsen und gehört als Sektion der deutschen Gesellschaft für Gynäkologie und Geburtshilfe an. Ihr Hauptarbeitsgebiet ist die Zervixpathologie und Kolposkopie, jedoch beschäftigt man sich auch mit angrenzender Thematik.

Höhepunkt der bisherigen Entwicklung der Kolposkopie war zweifellos der 1. Weltkongreß für Zervixpathologie und Kolposkopie

1972 in Mar del Plata (Argentinien) mit fast 1000 Teilnehmern aus der ganzen Welt. Hier wurde die Gründung einer Weltorganisation beschlossen. 1975 fand der 2. Weltkongreß unter Leitung von BURGHARDT in Graz (Österreich) statt und 1978 der 3. Weltkongreß unter der Leitung von STAFL in Orlando (USA).

Inzwischen haben weitere zahlreiche Tagungen und Veröffentlichungen dazu beigetragen, die Bedeutung der Kolposkopie neben dem zytologischen Abstrich nach Papanicolaou bei der Früherkennung der Vor- und Frühstadien des Zervixkarzinoms herauszustellen. Endlich erkannte man, daß in den früheren Jahren die sog. Treffsicherheit des zytologischen Abstriches von 95% bis 99% viel zu hoch eingestuft worden war. Jetzt geht man von einer Treffsicherheit für die Vor- und Frühstadien von rund 80% aus. In einer Großstudie mit 923 Fällen von histologisch gesicherten Vor- und Frühstadien des Zervixkarzinoms aus 34 verschiedenen gynäkologischen Fachpraxen und Kliniken fand ich eine Treffsicherheit der Zytologie von 75,6%, während die der Kolposkopie 86,6% betrug.

Im Jahre 1980 fand im Rahmen der 43. Tagung der Deutschen Gesellschaft für Gynäkologie und Geburtshilfe in Hamburg ein Rundtischgespräch mit auf diesem Gebiete besonders erfahrenen Wissenschaftlern statt. Dabei wurden wichtige Aussagen zur Bedeutung der Kolposkopie gemacht:

1. Die Kolposkopie ist bei jeder eingehenden gynäkologischen Untersuchung anzuwenden.
2. Die Kolposkopie ist in der Lage, zu einer Qualitätsverbesserung des zytologischen Abstriches nach Papanicolaou beizutragen, daher sollte heute in keiner gynäkologischen Fachpraxis mehr ein zytologischer Abstrich ohne Kolposkopie durchgeführt werden. Nur der gemeinsame Einsatz beider Suchmethoden erbringt ein optimales Ergebnis.
3. Die Photodokumentation kolposkopischer Befunde stellt eine echte Verbesserung der Diagnostik dar. Ihre Anwendung erfolgt vor allem bei Verlaufsbeobachtungen von abnormen Befunden und zur Therapiekontrolle u.a. Sie ist heutzutage technisch ohne Probleme möglich und finanziell tragbar.
4. Die gezielte Biopsie unter dem Kolposkop ist eine bewährte und sichere diagnostische Methode. Mit ihrer Hilfe wird Gewebe aus dem kolposkopisch am verdächtigsten erscheinenden Bezirk von der Ektozervix entnommen.

Diese positive Entwicklung der Kolposkopie in der ganzen Welt zeigt ihren hervorragenden Wert als klinische Untersuchungsmethode. Auch in der Bundesrepublik Deutschland, dem Mutterland der Kolposkopie, wird ihr auf die Dauer die Anerkennung nicht versagt bleiben. Da jeder angehende Facharzt für Gynäkologie und Geburtshilfe Grundkenntnisse in Kolposkopie und Zytologie besitzen soll, wird die Frage von Lehre und Fortbildung noch mehr aktuell. In den Universitätsfrauenkliniken und großen Kliniken sollte man sich mehr als bisher ihrer annehmen, daneben ist es eines der dringendsten Anliegen der Arbeitsgemeinschaft „Cervix uteri", dem einzelnen Kollegen die Bedeutung der Kolposkopie im täglichen Sprechstundenbetrieb zu verdeutlichen und entsprechende Fortbildungsseminare anzubieten!

Wie schon erwähnt, erkannte HINSELMANN bereits vor 50 Jahren, wie wichtig die Kolposkopie nicht nur zur Früherkennung der Vor- und Frühstadien des Zervixkarzinoms ist, sondern wie sehr diese auch zur Differenzierung der zahlreichen gutartigen Veränderungen an der Cervix uteri beiträgt. Diese zweite Möglichkeit macht sie für die tägliche Praxis so besonders wertvoll, und niemand, der sich erst einmal mit ihr vertraut gemacht hat, wird bei der gynäkologischen Untersuchung auf sie verzichten wollen. Wer täglich kolposkopiert, weiß, daß echte Frühfälle selten sind, und sich das Hauptkontingent aller Epithelveränderungen aus gutartigen Befunden zusammensetzt.

B. Technik der Kolposkopie

I. Geräte

Dem sich für die Kolposkopie interessierenden Arzt muß auf jeden Fall ein binokulares Kolposkop empfohlen werden. Monokulare Geräte erfüllen keinesfalls den Zweck, da mit ihnen nicht räumlich, dreidimensional, betrachtet werden kann, worauf es ja gerade ankommt.

Ein Kolposkop für den täglichen Gebrauch in der Praxis muß einmal handlich, zum anderen in seiner Optik qualitativ hochwertig, binokular und mit einer guten Lichtquelle versehen sein. Das Gerät sollte eine etwa 10- bis 15fache Vergrößerung haben. In diesem Bereich liegen die optimalen Erkennungsmöglichkeiten von Epithel- und Gefäßveränderungen an Zervix, Vagina und Vulva.

Die wichtigsten deutschen Hersteller sind nach meiner Kenntnis in der Bundesrepublik: Leisegang und Zeiss, in der DDR die Firma Jenoptik. Diese drei Hersteller haben Geräte mit optimaler Technik auf den Markt gebracht, die mit einer Photoausrüstung ausgestattet werden können. Meine persönlichen Erfahrungen in nunmehr 28 Jahren habe ich zunächst mit dem Zeiss-Kolposkop, später mit dem nicht mehr produzierten Möller-Kolposkop gesammelt. Seit 14 Jahren verwende ich das Stereokamerakolposkop von Leisegang, das daher als erstes beschrieben werden soll.

Das Leisegang-Stereokamerakolposkop

Da meiner Ansicht nach die Zukunft der praktischen Kolposkopie in der Dokumentation kolposkopischer Befunde liegt, möchte ich zuerst die Beschreibung des Gerätes vornehmen, mit dem ich täglich arbeite und mit dem ich bisher beste photographische Ergebnisse erzielen konnte. Gerade für die Praxis erscheint mir das Stereokamerakolposkop Modell IIIbd besonders geeignet zu sein, da auch derjenige, der keine technisch-photographischen Vorkenntnisse besitzt, mit diesem Gerät ohne Schwierigkeiten photographieren kann. Meine früheren Erfahrungen mit der Kolpophotographie waren leider nicht immer gut, so daß ich überrascht war, wie einfach das Photographieren mit diesem Gerät ist. Im Prinzip geht es ja darum, dem kolposkopierenden Arzt eine Möglichkeit zu geben, den erhobenen kolposkopischen Befund ohne besonderen Zeitaufwand und zusätzlicher Belästigung der Patientin mit möglichst geringen Kosten als Farbbild festzuhalten, wobei das Stereodiapositiv in Verbindung mit dem dazugehörigen Betrachter bei der späteren Auswertung in aller Ruhe mit früher erhobenen Befunden verglichen werden kann. Da die Stereobilder von den Farbfilmherstellern fertig gerahmt angeliefert werden, fällt hier keine zusätzliche Arbeit an.

Das Kolposkop Modell IIIbd (Abb. 4) ist selbstverständlich wie alle guten Geräte binokular ausgerüstet. Bei einem Arbeitsabstand von 24 cm gibt es eine 7,5-, 15- und 30fache Vergrößerung. Allerdings kann man nur mit der 15fachen Vergrößerung photographieren. Die Halogenbeleuchtung ist in ihrer Helligkeit stufenlos regulierbar, wobei die beleuchtete Fläche auf dem zu untersuchenden Objekt genau dem Gesichtsfeld entspricht. Ein seitlich angebrachter sehr handlicher Griff dient zur Scharfeinstellung und zum Absuchen der Portiooberfläche. Das Gerät ist mit einem Elektronenblitz ausgerüstet, der in den

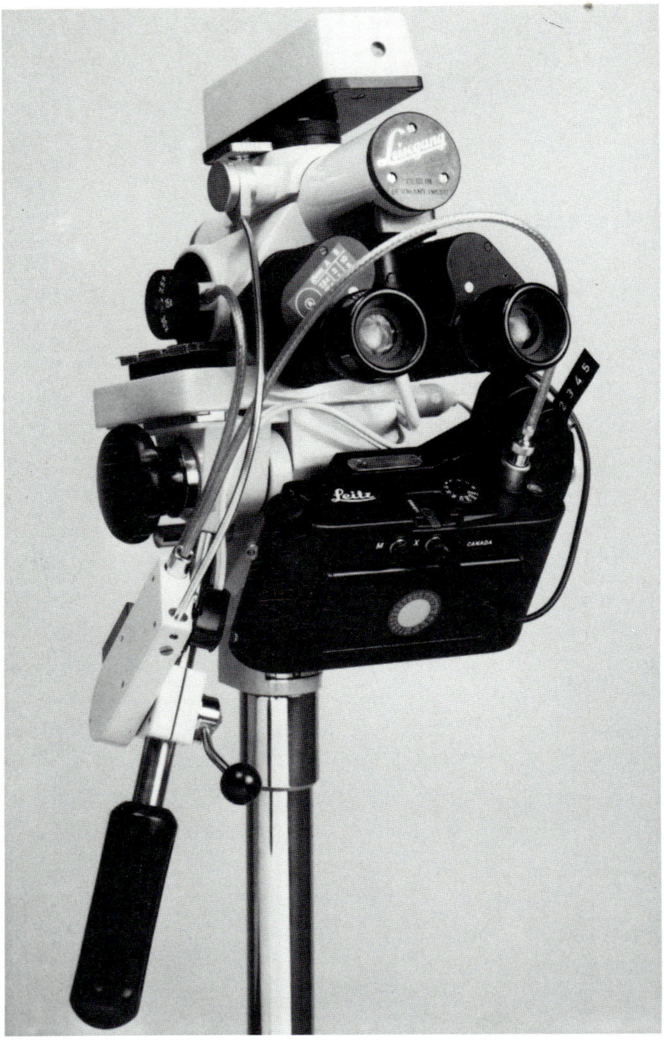

Abb. 4. Stereokamerakolposkop Leisegang, Berlin, Modell III bd.

Beleuchtungsstrahlengang bei der Aufnahme eingespiegelt wird. Die Reflexe bei Beobachtung und Blitzlicht liegen dadurch an den gleichen Stellen, so daß reflexfrei gesehene Partien auch auf dem Photo reflexfrei sind. Die sehr kurze Belichtungszeit von $^1/_{800}$ sec verhindert Verwacklungen. Die sehr starke Abblendung ermöglicht eine ausgezeichnete tiefenscharfe Abbildung. Über dem oben beschriebenen Griff zur Scharfeinstellung und zum Absuchen der Portiooberfläche befindet sich ein kleiner Hebel, der die Kamera, den Elektronenblitz und die Spiegelumschaltung vom Scheinwerferlicht zum Blitzlicht auslöst. Somit ist eine für die Praxis unabdingbare Forderung erfüllt: Wenn der kolposkopierende Arzt das Bild scharf eingestellt hat, erhält er zwangsläufig eine scharfe Aufnahme. Ein beschrifteter Signierstreifen mit Filmnummer und Name der Patientin sowie Monats- und Jahreszahl wird mit einphotographiert.

Sehr wichtig ist natürlich die Frage, welcher Film verwendet werden soll. Ich benutze seit vielen Jahren mit gutem Erfolg den Agfa-Color-Tageslicht-Umkehrfilm 18 DIN = 50 ASA. Eine einwandfreie Entwicklung und Herstellung der Diapositive ist von großer Bedeutung, und nicht jede Entwicklungsanstalt erfüllt hier unsere Erwartungen. Meine

Zusammenarbeit mit der Firma Agfa-Umkehr-Dienst in Frankfurt-Rödelheim ist vorbildlich, sie stellt für mich auch ausgezeichnete Kopien von meinen Stereodiapositiven zu Lehrzwecken her.

Das soeben beschriebene Stereokamerakolposkop kann man auch ohne Kameraausrüstung erhalten. Es besteht auch die Möglichkeit, das Gerät als Sofortbildkamerakolposkop umzurüsten. Dieses sogenannte „Stereo-Print-Kamera-Kolposkop" liefert ebenfalls dreidimensionale Bilder, die mit einem von der Firma mitgelieferten Spezialbetrachter, angesehen werden können. Das Gerät kann auch für normale Farbbilder 24 × 36 mm umgerüstet werden. Diese Möglichkeit, sofort ein Bild zur Verfügung zu haben, hat zweifellos in den Fällen Vorzüge, wo sofort ein Bild verlangt wird. Dies trifft z.B. für Polikliniken zu, auch in Praxen mit großer Patientinnenfrequenz kann man das Kolpophotogramm in die Karteikarte sofort zur Dokumentation einfügen. Allerdings reicht die Qualität des Polaroid-Bildes nicht an die des Stereodiapositives heran, außerdem ist das Polaroid-Bild wesentlich teurer.

Daneben werden noch weitere, einfachere Geräte ohne Photoeinrichtung hergestellt, wie das Standardkolposkop I (s. Abb. 5 und 6).
Neuerdings bringt die Firma Leisegang einen Photoadapter (Abb. 7) heraus, der an alle von der Firma Leisegang in den letzten Jahren vertriebenen Geräte nachträglich angebracht werden kann. Anbringung und Justierung sind ohne Schwierigkeiten und ohne großen Zeitaufwand möglich und können sogar selbst vorgenommen werden. Eine Stereophotographie ist damit allerdings nicht möglich. Die Qualität der Monofarbbilder scheint gut zu sein. Eigene Erfahrungen besitze ich mit diesem Gerät nicht. Wichtig scheint mir zu sein, daß jede Kamera mit auswechselbarem Objektiv benutzt werden kann. Der Photoadapter bleibt ständig am Kolposkop, während die Kamera jeder Zeit mit einem Griff abgenommen werden kann. Alle Modelle von Leisegang sind mit Schwenk- oder Schwebestativen lieferbar und am gynäkologischen Untersuchungsstuhl zu befestigen. Ihre Handhabung ist einfach und erfordert geringen Zeitaufwand.

Das Zeiss-Kolposkop

Die Firma Zeiss (Oberkochen) stellt seit nahezu 50 Jahren Kolposkope her. Sie sind in ihrer Optik hervorragend, allerdings gegenüber den Geräten anderer Hersteller in der Anschaffung teurer.
Zweifellos bieten die verschiedenen Vergrößerungsmöglichkeiten (bis zu 40fach) für den untersuchenden Arzt große Vorteile, denn er kann sich zunächst mit der kleinen Vergrößerung einen Überblick über den Befund verschaffen. Ein unklarer oder verdächtiger Bezirk wird dann mit der stärkeren Vergrößerung betrachtet und Feinheiten sind dadurch besser erkennbar. Für Forschung und Lehre sind stärkere Vergrößerungen besonders wichtig, für den Routinebetrieb in der Praxis genügt im allgemeinen eine 12- bis 15fache Vergrößerung.
Früher bestanden beim Photographieren erhebliche Schwierigkeiten wie ich aus eigener Erfahrung bestätigen kann. Inzwischen wurde die Phototechnik verbessert. Es gibt jetzt auch ein Zusatzgerät für die Stereophotographie, welches nach Angaben der Firma sehr einfach zu handhaben ist. Eigene Erfahrungen damit besitze ich nicht.
Das in Abb. 8 gezeigte Modell 1 besitzt einen 5stufigen Vergrößerungswechsler. Es kann auch mit Photoeinrichtung (Polaroid-Kleinbild oder Stereokleinbild) ausgerüstet werden (Abb. 9).
Das Modell 9 wird ohne Vergrößerungswechsler geliefert, hier beträgt die Vergrößerung etwa 16fach. In das Modell 9 kann zusätzlich ein 3stufiger Vergrößerungswechsler eingesetzt werden, dieser hat dann eine 8-, 16- und 25fache Vergrößerung.

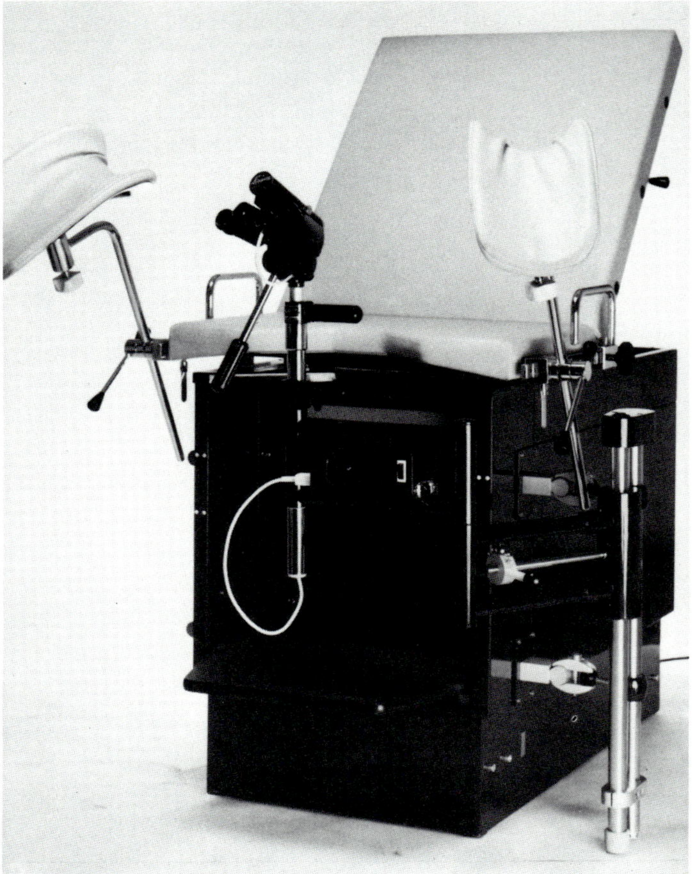

Abb. 5. Standardkolposkop Leisegang, Modell I, mit Schwebestativ.

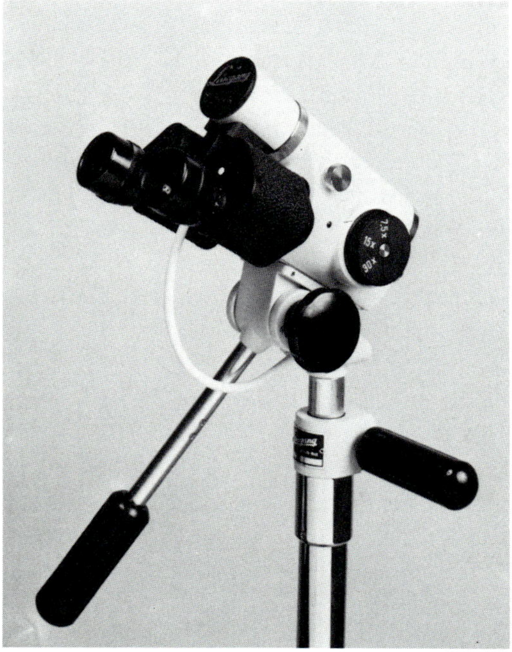

Abb. 6. Forschungskolposkop Leisegang. Modell 1 d.

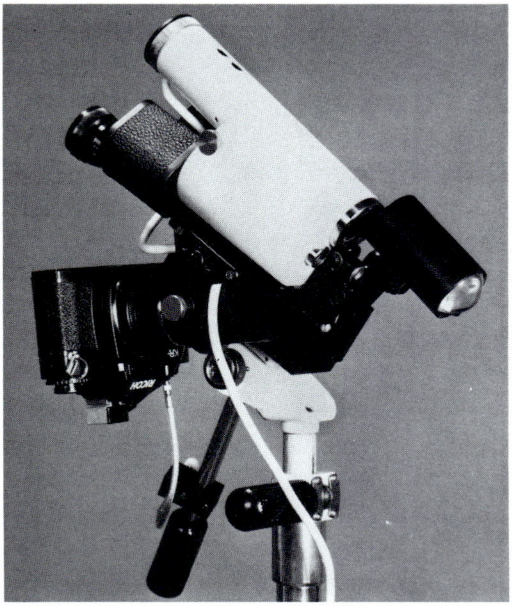

Abb. 7. Photoadapter am Leisegang-Kolposkop, Modell 1.

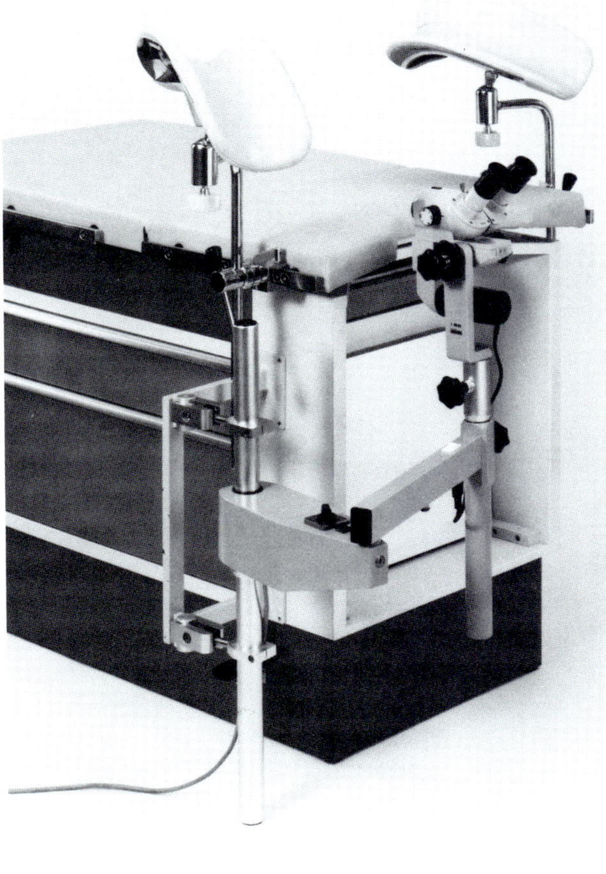

Abb. 8. Kolposkop Modell 1 von Zeiss am Untersuchungsstuhl.

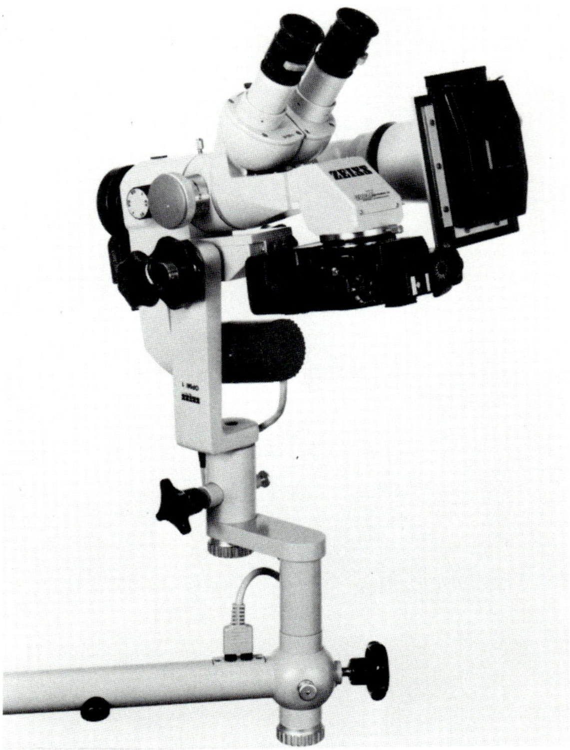

Abb. 9. Kolposkop Modell 1 von Zeiss mit Photoeinrichtung (Polaroid) und Stereoadapter für Kleinbild.

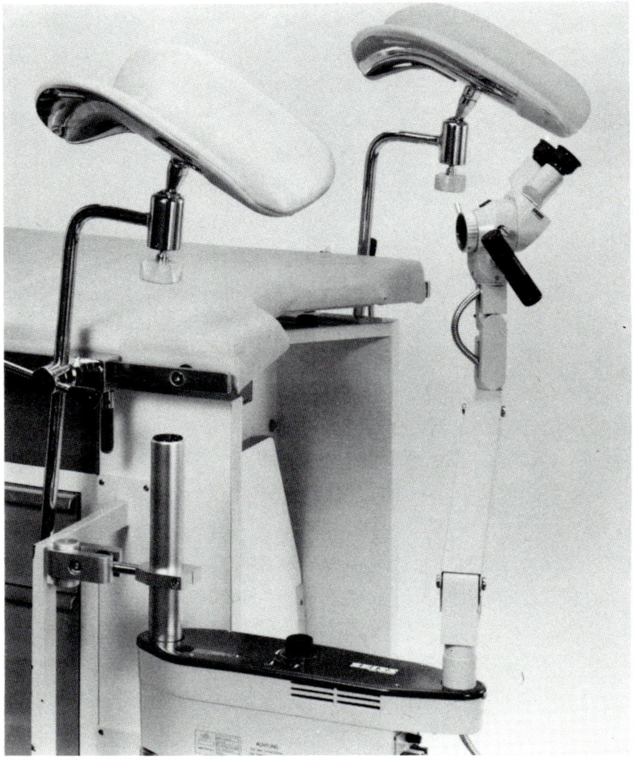

Abb. 10. Kolposkop Modell 99 von Zeiss am Untersuchungsstuhl.

Weiter gibt es noch das Kolposkop Modell 99 (Abb. 10). Es ist mit einer 75-Watt-Halogenspiegellampe ausgerüstet, deren Helligkeit in 2 Stufen schaltbar ist. Es kann sowohl am Untersuchungsstuhl als auch an der Decke des Untersuchungsraumes angebracht werden; für mobilen Einsatz wird es auch als Kofferset geliefert. Das Gerät besitzt einen 3fachen Vergrößerungswechsler (8-, 16-, 25fach).

Das Möller-Kolposkop

Aus Traditionsgründen möchte ich im folgenden das in Zusammenarbeit mit HINSELMANN hergestellte Kolposkop der Firma Möller (Wedel) kurz schildern.
Leider hat diese Firma die Herstellung von Kolposkopen eingestellt. Ich selbst habe 12 Jahre lang mit dem Standardkolposkop mit einer 10- und 20fachen Vergrößerung und Photoeinrichtung gearbeitet und kann diesem Gerät, was seine Optik anbetrifft, nur das beste Zeugnis ausstellen. Das Photographieren allerdings war mit der Erhöhung der Lichtintensität durch eine gesteigerte Lampenspannung nicht optimal. Außerdem konnte man nur ein planes Bild photographieren. Das Gerät war wie alle gängigen Geräte mit einem Schwenkarm zum Befestigen an den Untersuchungsstuhl ausgestattet. Daneben stellte die Firma Möller noch das sogenannte Spezialkolposkop her, welches nur eine 12fache Vergrößerung besaß. Seine technischen Einzelheiten entsprachen weitgehend dem Standardkolposkop.

Das Kolposkop von Kaps

Die Firma Karl Kaps (Asslar/Wetzlar) stellt verschiedene Kolposkope her, die weitgehend dem Leisegang-Kolposkop ähneln. Die Geräte werden auch mit Photoeinrichtung geliefert. Durch Austauschen der Okulare sind 10- bis 40fache Vergrößerungen erreichbar. Durch einen Schwenkarm ist jedes Gerät auch am Untersuchungsstuhl zu befestigen. Die Kolposkope besitzen eine Niedervoltbeleuchtung und einen vorschaltbaren Grünfilter.

Das Kolposkop von Jenoptik, Jena

Die Firma Jenoptik (Jena) stellt zur Zeit 2 Kolposkope Typ 110 und 120 her. Der Arbeitsabstand beträgt leider nur 20 cm, die Vergrößerung bei Typ 110 ist 12,5fach. Als Lichtquelle dient eine zentrierte Halogenlampe 6 V, 20 W. Die Geräte können mit einem Doppelschwenkarm an jedem Untersuchungsstuhl befestigt werden. Das Kolposkop Typ 120 besitzt 5 verschiedene Vergrößerungsmöglichkeiten (4-, 7-, 12,5-, 22- und 40fach).

Das Kolposkop von Olympus (Japan)

Auf dem 3. Weltkongreß für Zervixpathologie und Kolposkopie 1978 in Orlando (USA) lernte ich erstmalig das Kolposkop von Olympus kennen (Abb. 11). Inzwischen hatte ich Gelegenheit, das Gerät eine Zeitlang zu erproben. Es besticht durch eine hervorragende Optik mit einer 150 W starken Halogenlampe, die dem Untersucher die Möglichkeit gibt, ohne Blitzeinrichtung zu photographieren. In dem von mir benutzten Gerät machte sich der Lärm des Kühlventilators störend bemerkbar, bei anderen Geräten soll dies nicht der Fall sein. Ein gewisser Nachteil ist auch der erhebliche Platzbedarf des Gerätes, welches bisher nur als fahrbares Standmodell geliefert wird. Die Firma wird in Kürze hier eine Änderung vornehmen. Das Kolposkop besitzt eine stufenlose 6- bis 20fache Zoom-Vergrößerungsmöglichkeit. In jeder Vergrößerungsphase kann photographiert werden. Die Photodokumentation erfolgt als Mono-Diapositiv oder als Papierbild. Ein Adapter für eine Polaroid-Kamera ist in Entwicklung. Die Registrierung der einzelnen Daten bei der Photodokumentation (abgekürzter Name der Patientin, Datum u.a.) ist nicht optimal gelöst, da man nach jeder Aufnahme die an der Hinterwand des Kameragehäuses angebrachten verschiedenen Einstellknöpfe verstellen

muß. Das Gerät besitzt wie alle anderen Geräte ebenfalls einen Grünfilter und ist recht preisgünstig.
In Japan werden bereits weitere Geräte vertrieben, die ich bisher nur auf Ausstellungen gesehen habe und mit denen ich daher keine eigenen Erfahrungen machen konnte.
Diese sind:
Das Monarch-Binocular-Stereokolposkop der Firma Green Medix Corp. (Tokyo) mit einer 15fachen Vergrößerung und einem Objektabstand von leider nur 20 cm.
Die Firma Inami (Tokyo) produziert ein Photokolposkop Modell CL-II mit 3 Vergrößerungsmöglichkeiten (5-, 10- und 20fach). Das

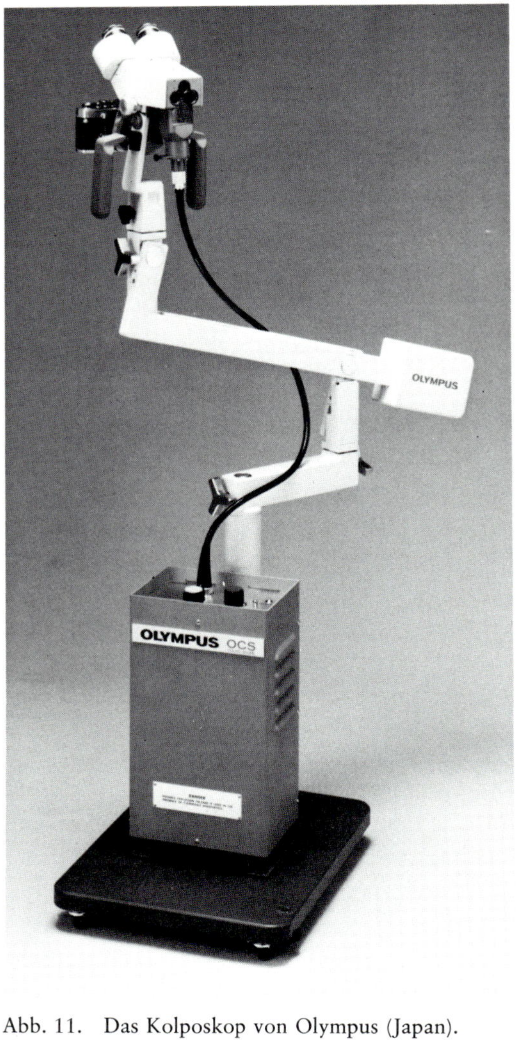

Abb. 11. Das Kolposkop von Olympus (Japan).

Gerät wird mit einer Photoeinrichtung geliefert, bei der auch Polaroid-Photographie möglich ist.
Schließlich soll noch ein amerikanisches Modell erwähnt werden, welches ich ebenfalls nur von Ausstellungen her kenne. Dieses Frigitronics-Modell-280-Kolposkop wird von der Firma Connecticut Incorporated (Shelton/USA) hergestellt und hat einen auffällig großen Arbeitsabstand von 28 cm. Vergrößerungen (8-, 12,8-, 16-, 24- und 32fach) sind durch Auswechslung der Okulare möglich. Auch hier besteht die Möglichkeit zum Einbau einer Photoeinrichtung.

II. Praktische Anwendung
(Gang der Untersuchung)

Entscheidend ist, daß die Kolposkopie bei jeder gynäkologischen Untersuchung angewendet wird. Vor der kolposkopischen Untersuchung muß jedoch zunächst einmal eine makroskopische Betrachtung von Vulva, Vagina und Portio erfolgen, am besten, je nach Gewohnheit des Untersuchers, mit einem zweiteiligen, also einem vorderen und hinteren Spekulum oder mit einem Selbsthaltespekulum. Für mich hat sich der Untersuchungsgang mit einem zweiteiligen Spekulum immer wieder bewährt. Ich meine, daß man hierbei nicht so leicht einen pathologischen Befund im Bereich der Vagina übersieht. Diese Ansicht vertrat auch mein Lehrer Haselhorst. Dann wird die Portio unter dem Kolposkop betrachtet, anschließend störender Schleim entfernt und die Essigsäureprobe (3%) angewendet. Das Zylinderepithel tritt dabei in Form weißer Träubchen hervor, und atypische Epithelveränderungen werden ebenfalls viel besser und klarer sichtbar. Die Portio muß bei jeder kolposkopischen Untersuchung mit 3%iger Essigsäure betupft werden. Auf dem Untersuchungstisch, der am besten rechts vom Untersucher stehen sollte, muß folgendes vorhanden sein:
1. eine Schale mit trockenen Tupfern,

2. lange anatomische Pinzetten oder Kornzangen,
3. mit Watte umwickelte Holzstäbchen,
4. zweiblättrige Spekula verschiedener Größe,
5. ein Fläschchen mit 3%iger Essigsäure,
6. ein Fläschchen mit Lugolscher Lösung,
7. ein Fläschchen mit physiologischer Kochsalzlösung und
8. die Hilfsmittel für den Zellabstrich nach Papanicolaou.

Auch bei Nulliparen sowie bei Virgines kann man mit schmalem Spekulum fast immer ohne Verletzung eine kolposkopische Untersuchung durchführen.

Zur Betrachtung des Zervikalkanals sind die verschiedensten Spreizinstrumente empfohlen worden. Ich besitze darüber keine eigenen Erfahrungen und teile die Ansicht von Mestwerdt und Wespi, daß auf jeden Fall die zytologische Abstrichentnahme aus dem Zervikalkanal besser ist.

Bei Frauen, die bereits geboren haben, läßt sich der Muttermund fast immer so spreizen, daß in den Zervikalkanal hineingesehen werden kann. Der untersuchende Arzt hält mit der einen Hand das hintere Spekulum, während er mit der anderen das Kolposkop mit dem Schwenkarm vor den Introitus führt und im richtigen Abstand und unter Einschaltung der Beleuchtungsquelle die Portio scharf einstellt. Die Sprechstundenhelferin hält indessen das vordere Spekulum mit einer Hand und reicht mit der anderen dem Untersucher die gewünschten Hilfsmittel. Verfügt der Arzt bereits über einige Routine in der kolposkopischen Untersuchung, wird es ihm bald gelingen, mit einem Handgriff das Kolposkop so vor den Introitus zu bringen, daß nur noch eine geringe Regulierung an dem seitlich angebrachten Griff zur Feineinstellung nötig ist, um die Portio scharf einzustellen. Die kolpophotographische Aufnahme kann sofort erfolgen. Hierbei zeigt sich, wie wichtig die Befestigung des Kolposkopes an einem guten Schwenk- oder Schwebestativ ist. Durch einen Arbeitsabstand von etwa 24 cm sind alle zusätzlichen Manipulationen mit Kornzange bzw. langer anatomischer Pinzette gut möglich, und auch Biopsien können unter dem Kolposkop durchgeführt werden.

Der *Zellabstrich nach Papanicolaou* sollte vor Betupfen der Portio mit Essigsäure abgenommen werden, am besten mit einem Wattetupfer durch eine drehende Bewegung am äußeren Muttermund. Bei kolposkopisch verdächtigen Befunden wird zusätzlich noch ein gezielter zytologischer Abstrich entnommen. Zur besseren Betrachtung der Gefäße dient der an allen Kolposkopen angebrachte *Grünfilter*. Allerdings ist es nicht empfehlenswert, durch den Grünfilter zu photographieren, weil die Bilder zu dunkel werden und daher Einzelheiten nur sehr schwer erkennbar sind. Man kann sich helfen und die übliche Blende gegen eine größere austauschen, was allerdings eine gewisse Verzögerung des Untersuchungsganges bedeutet.

Die *Schillersche Jodprobe* wird vor allem zur Lokalisation atypischer Epithelbefunde verwandt. Hierzu wird die Portio uteri mit einem Watteträger mit Lugolscher Lösung betupft, wobei sich das glykogenhaltige normale Epithel dunkelbraun färbt, während atypisches Epithel, aber auch entzündliches Epithel, welche glykogenarm sind, hell bzw. farblos bleiben. Die Schillersche Jodprobe ist eine sehr unspezifische Probe, und ich wende sie in der Routineuntersuchung nur in Ausnahmefällen an. Vor Biopsien oder größeren diagnostischen Eingriffen, wie Konisationen, leistet sie jedoch zur Abgrenzung gegenüber dem normalen Epithel sehr gute Dienste.

Weitere Hilfsmethoden sind die *Noradrenalinprobe nach Majewski,* bei der die Gefäße durch Konstriktion besser hervorspringen und klarer differenziert werden können. Mit *Toluidinblau-Lösung* soll das atypische Epithel besser vom normalen Epithel unterscheidbar sein, eigene Erfahrungen besitze ich nicht. Von Madej wird anstelle von Essigsäure 5% Milchsäurelösung empfohlen. Auch damit verfüge ich nicht über eigene Erfahrungen.

In letzter Zeit wird verschiedentlich auf das *Negatol* (Albothyl) als diagnostische Hilfe hingewiesen. Nach meinen Erfahrungen eignet sich das Negatol nicht als diagnostisches Hilfsmittel für die kolposkopische Untersuchung, ich lehne es sogar völlig ab, denn die entstehenden Verschorfungsbilder lassen Einzelheiten im kolposkopischen Bild überhaupt nicht mehr erkennen! Als therapeutisches Mittel ist das Negatol jedoch ein sehr gutes Präparat. Die gleiche Auffassung vertreten unter anderem auch COUPEZ und dessen Mitarbeiter sowie SEIDL.

III. Die kolpophotographische Dokumentation

In früheren Jahren war der kolposkopierende Arzt weitgehend darauf angewiesen, seine erhobenen Befunde in Form von Zeichnungen zu dokumentieren. Durch diese nachträglich angefertigten Zeichnungen gab es häufig Schwierigkeiten in der Interpretation, während nun ein gutes farbiges Kolpophotogramm wesentlich mehr Beweiskraft für den erhobenen Befund besitzt. Gleichwohl soll der Wert der Zeichnung für didaktische Zwecke in der Aus- und Fortbildung durchaus nicht in Zweifel gezogen werden. Für die Dokumentation in Klinik und Praxis ist die Kolpophotographie dieser jedoch weit überlegen. Früher und zum Teil auch heute noch wurde und wird die Kolpophotographie als besonders schwierig hingestellt. Man vertritt die Meinung, daß die Aufnahme guter Bilder nur wenigen Experten vorbehalten sei. Das stimmt nach meinen Erfahrungen nicht mehr! Wie schon erwähnt, arbeite ich seit nunmehr 14 Jahren mit einem Stereokamerakolposkop, das zwei 18 × 24 mm-Stereobilder photographiert, die eine Schärfe besitzen, ausreichend für Vergrößerungen in ein beliebig großes Format, so daß man Material für Dokumentation und Projektion erhält. Die gerahmten Stereobilder werden in einem speziell dafür konstruierten Stereobetrachter ausgewertet (Abb. 12).

Ein wichtiges Problem stellt die Archivierung der Diapositive dar. Entscheidende Voraussetzung ist: Die Dias einer Patientin müssen dem Untersucher ohne großen Zeitaufwand sofort zur Verfügung stehen. Mehrere Möglichkeiten bieten sich an: Einmal kann man die Diapositive in der Karteikarte der Patientin in speziellen Plastiktaschen einordnen, 2. kann man die Dias in einer besonderen Kartei ebenfalls in Plastiktaschen archivieren. Die 3. Möglichkeit besteht darin, die Diapositive in einem speziellen Diaschrank aufzubewahren, diese Form der Archivierung hat sich mir seit vielen Jahren sehr bewährt. Ich benutze den Diaschrank der Fa. Abodia (Bremen), der 3000 Dias auf verschiebbaren Metallrahmen mit je 100 Dias faßt. An der Hinterwand des Schrankes befindet sich, ähnlich wie bei einem Röntgenschaukasten, eine mit Neonlicht beleuchtete Mattglasscheibe. Man kann diesen Schrank jederzeit durch Aufsetzen eines 2. Schrankteils erweitern. Im Unterbau dieses Schrankes befinden sich Regale und Schubfächer zum Aufbewahren von Ordnern und sonstigem Material (Abb. 13). Die Firma stellt auch kleinere Diaschränke her.

Für den sich in die Kolposkopiemethodik einarbeitenden Kollegen empfehle ich, sich sozusagen autodidaktisch mit den am häufigsten vorkommenden kolposkopischen Bildern vertraut zu machen. Hierfür bietet sich die zu jedem Atlasexemplar zusätzlich erwerbbare *Stereodiareihe mit Betrachter* an. Sie enthält die im Atlas abgebildeten kolposkopischen Bilder als *farbige Stereodiapositive* und bildet damit eine wertvolle Ergänzung des Atlasses. Die Diaserie besitzt keinen Textteil und kann daher nur in Verbindung mit dem Atlas benutzt werden.

Die beste Form der Einarbeitung in die kolposkopische Untersuchungsmethode ist zweifel-

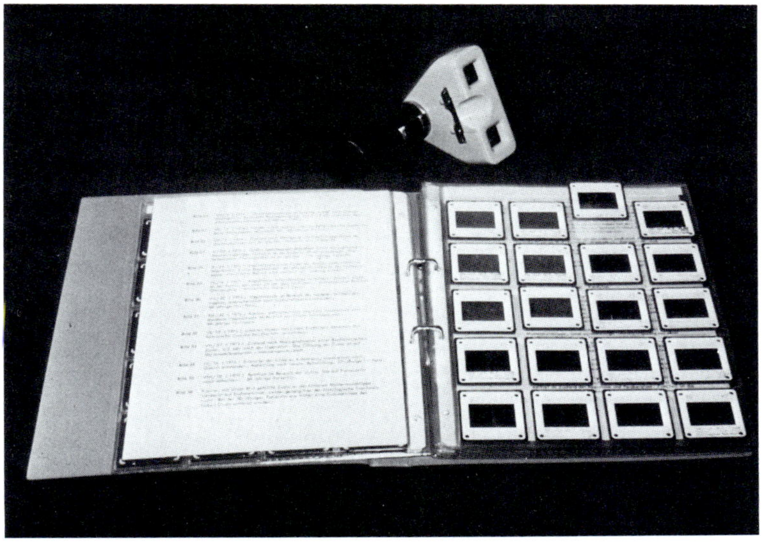

Abb. 12. Stereodiaserie mit Spezialbetrachter für Fortbildung.

los die Betrachtung von Farbstereodiapositiven im Stereobetrachter im Rahmen eines Fortbildungsseminars (s. Abb. 12). Dazu werden von der Arbeitsgemeinschaft „Cervix uteri" laufend Kurse angeboten.

Einen entscheidenden Vorteil bietet meines Erachtens die kolpophotographische Dokumentation dadurch, daß nunmehr Veränderungen an der Cervix uteri beobachtet und dokumentiert werden können.

Bei Vergleichen von Aufnahmen aus verschiedenen Zeitabschnitten ist häufig nachträglich eine genauere Befunderhebung möglich als an der Patientin selbst. Auch für den Erfahrungsaustausch unter Kollegen ist diese Form der Dokumentation außerordentlich wertvoll.

Für Fortbildung und Lehre ergeben sich große Möglichkeiten, weil man weitgehend auf die Anwesenheit der Patientin verzichten kann. Schon GLATTHAAR schrieb im Jahre 1955: „Die Kolpophotographie wird – analog dem Schirmbild – eine quantitativ und qualitativ objektive Auswertung der kolposkopischen Befunde ermöglichen und außerdem auf didaktischem Gebiet unschätzbare Dienste leisten!"

Durch die Kolpophotographie des lebenden Epithels an der Cervix uteri lassen sich oftmals sehr interessante Beobachtungen machen, da über lange oder kurze Zeiträume das Epithelwachstum verfolgt und dokumentarisch belegt werden kann. Wichtige Erkenntnisse über Form und Ausbreitung von Epithelveränderungen werden gewonnen; denn durch die dreidimensionale, räumliche Darstellung sind sowohl Feinheiten, wie Niveauunterschiede, als auch Gefäße viel besser zu erkennen als bei der planen Aufnahme. Der weniger erfahrene Untersucher kann jetzt mit Hilfe der Photodokumentation seine Befunde durch Kollegen kontrollieren und bestätigen lassen. Damit wird eine wesentliche Lücke für die objektive Beurteilung der Kolposkopie geschlossen.

Bei der Betrachtung von Kolpophotogramm, zytologischem Abstrich und histologischem Schnitt nebeneinander, ergeben sich nun wichtige Vergleichsmöglichkeiten.

Aus den oben angeführten Gründen kann die Wahl zwischen der Möglichkeit der kolpophotographischen Dokumentation und der nachträglich angefertigten Zeichnung nur auf die erstere fallen, da die Zeichnung nie die Beweiskraft einer Photographie besitzt.

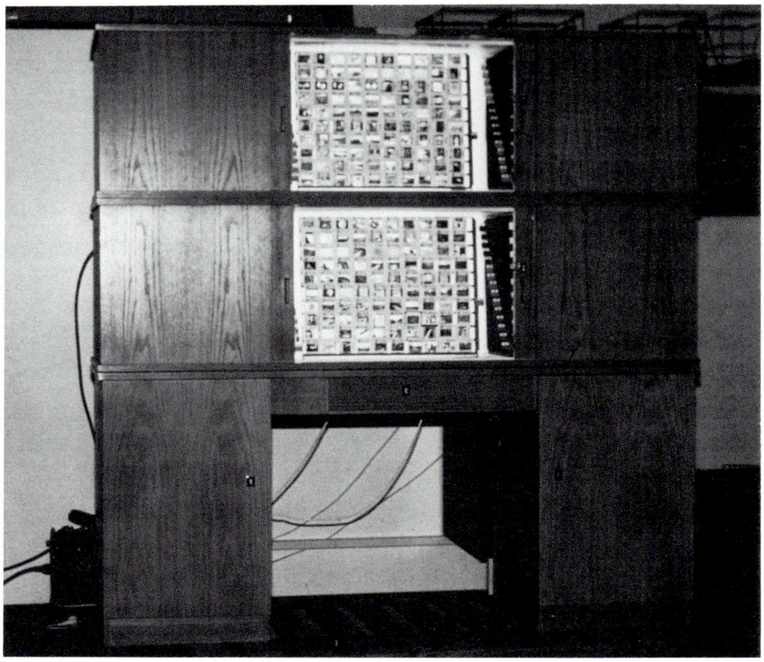

Abb. 13. Diaschrank, der mit Aufsatz 6000 Diapositive aufnimmt.

Wir wissen alle, welch schwierigen Beginn die Kolposkopie im Vergleich zu der dokumentierbaren Zytologie gehabt hat. Daher meine ich, daß diese Form der stereokolpophotographischen Dokumentation ein echter Fortschritt ist und von jedem kolposkopierenden Arzt ohne großen Zeitaufwand und ohne größere Kosten durchgeführt werden kann. Vorteilhaft ist auch die Möglichkeit, daß vom Diapositiv gute Farbbilder angefertigt und als Dokument in das Krankenblatt oder die Karteikarte eingelegt werden können.

Auf der 2. Arbeitstagung der Arbeitsgemeinschaft „Cervix uteri" wurden diese für Klinik und Praxis wichtigen Fragen in einem Rundtischgespräch behandelt. Man war sich darüber einig, daß das Stereodiapositiv zweifellos die geeignete Dokumentation für die tägliche Praxis des niedergelassenen Kollegen darstellt, während man für Klinik und Poliklinik das Papierbild fordern muß. Da Versuche mit Polaroid-Kameras leider bisher keine optimalen Ergebnisse erzielt haben, bleibt hier zunächst nur die Möglichkeit, Abzüge von Diapositiven in verschiedenen Vergrößerungen herzustellen. Auch auf dem 3. Weltkongreß für Zervixpathologie und Kolposkopie wurde die Bedeutung der kolpophotographischen Dokumentation herausgestellt und beschlossen, einen Arbeitskreis für dieses wichtige Gebiet zu bilden.

In unserer Zielsetzung, weitere technische Verbesserungen der Photodokumentation kolposkopischer Befunde zu schaffen, sollten uns vor allem die Hersteller von Kolposkopen unterstützen. Hier stellt sich für die Zukunft eine wichtige Aufgabe.

Zum Schluß möchte ich ein Zitat aus einem Brief aus dem Jahr 1952, den Hans Hinselmann an seinen Schüler Menken schrieb, wiedergeben: „Daß es jetzt möglich ist, die Schleimhautveränderungen am Muttermund mit solcher Präzision festzuhalten, eröffnet der Kolposkopie einen neuen Weg. Viele, die bisher abseits standen, werden sich jetzt der Methode zuwenden, schon weil sie technisch an diesem Vorhaben interessiert sind. Es wird also zu einer Belebung der kolposkopischen Diagnose der Vor- und Frühstadien des Karzinoms kommen.“

C. Definition kolposkopischer Befunde

Eine gute Nomenklatur soll einfach, allgemein verständlich und klar sein, da sie die Grundlage für die Verständigung der Untersucher untereinander ist. In Deutschland hatten wir uns bisher nach der alten Hinselmannschen Nomenklatur gerichtet. Seit Jahren wird versucht, international zu einer einheitlichen Auffassung zu gelangen und allmählich eine in der Welt gültige Nomenklatur zu schaffen. Auf dem 2. Weltkongreß für Zervixpathologie und Kolposkopie 1975 in Graz und auf dem 3. Weltkongreß 1978 in Orlando fanden eingehende Diskussionen über das Nomenklaturproblem statt.

Auch der Arbeitskreis „Kolposkopische Nomenklatur" der Arbeitsgemeinschaft „Cervix uteri", Sektion der deutschen Gesellschaft für Gynäkologie und Geburtshilfe, unter der Federführung von SEIDL befaßt sich seit 1974 intensiv mit diesem Problem. Die alten Hinselmannschen Bezeichnungen, wie „Grund" und „Felderung", werden nicht mehr verwendet, dafür wird „Punktierung" und „Mosaik" gesetzt. Anstelle der allgemein im deutschen Sprachraum üblichen Bezeichnung „Umwandlungszone" wird das Wort „Transformationszone" gebraucht. Im Text dieses Atlasses werde ich neben dem Begriff „Umwandlungszone" immer die Bezeichnung „Transformationszone" zusätzlich verwenden.

Während man sich für die Gruppe I „normale Befunde" und die Gruppe II „verschiedene Befunde" weitgehend einig ist, gibt es bei der Gruppe III „abnorme (atypische) Befunde" noch eine Reihe von Unklarheiten. Die Gruppe IV umfaßt die nicht beurteilbaren Befunde.

Über den Begriff atypische Umwandlungszone (Transformationszone) gehen die Meinungen maßgebender Kolposkopiker recht weit auseinander. Dies liegt sicherlich im wesentlichen darin begründet, daß es sehr schwierig ist, eindeutige Kriterien für die atypische Umwandlungszone (Transformationszone) zu definieren. Beim kolposkopischen Bild hat man es mit einem Befund am lebenden Gewebe zu tun, dieses ist einer dauernden Wandlung unterzogen, und es ist deshalb auch nicht möglich, immer eine Übereinstimmung zum histologischen Befund zu erzielen! Die Grundlage der atypischen (abnormen) Umwandlungszone (Transformationszone) ist das essigweiße Epithel, d.h. das mit 3%iger Essigsäure sich weißlich anfärbende Epithel. Weitere Einzelheiten über diesen Begriff werden in Kap. D. 3.e abgehandelt. Auch für die übrigen kolposkopischen Begriffe und ihre Kriterien erfolgen im weiteren Text nähere Angaben.

Nach dem neuesten Stand wird im folgenden die von mir in einigen wenigen Punkten geänderte „kolposkopische Nomenklatur" wiedergegeben:

I. Normale Befunde
   a) Originäres Plattenepithel
   b) Originäres Zylinderepithel – Ektopie
   c) Umwandlungszone – Transformationszone

II. Verschiedene Befunde
   a) Polypen, Zysten und andere Veränderungen an Zervix, Vagina und Vulva
   b) Papillom – Kondylom
   c) Erosio
   d) Entzündung
   e) Atrophie
   f) Jodnegativer Bezirk

Tab. 1. Internationale kolposkopische Nomenklatur für die abnormen Befunde (modif. nach SEIDL, 1979).

	Nicht verdächtig Biopsie unnötig	Verdächtig Biopsie nötig
Mosaik	regulär zart – im Niveau Essigreaktion +	irregulär Niveaudifferenz Essigreaktion ++ Vulnerabilität
Punktierung	regulär zart – im Niveau Essigreaktion +	irregulär Niveaudifferenz Essigreaktion ++ Vulnerabilität
Leukoplakie	zart, leicht erhaben	schollig, papillär Niveaudifferenz
Essigweißes Epithel	zart – fast im Niveau Essigreaktion +	Niveaudifferenz Essigreaktion ++ Vulnerabilität
Atypische Gefäße	keine (−)	vorhanden (+)
Interkapilläre Distanz	normal	verbreitert
	Erosion	Ulkus – Exophyt

III. Abnorme (atypische) Befunde
   a) Punktierung (zart – grob)
   b) Mosaik (zart – grob)
   c) Leukoplakie (zart – grob)
   d) Atypische Umwandlungszone (Transformationszone) – essigweißes Epithel
   e) Auf Karzinom verdächtige Befunde (Gefäßatypien – Exophyt – Ulkus)

IV. Nicht beurteilbare kolposkopische Befunde (die Grenze Zylinderepithel/Plattenepithel ist nicht übersehbar, Blutungen, anatomische Schwierigkeiten u. a.).

Die Anwendung der 3%igen Essigsäure ist obligatorisch. Bei der Aufteilung in 4 Gruppen halte ich es für besser, nach den normalen Befunden (Gruppe I) zunächst die verschiedenen kolposkopischen Befunde (Gruppe II) folgen zu lassen und dann erst die abnormen bzw. atypischen Befunde (Gruppe III). Der internationale Vorschlag weist die Gruppe der abnormen (atypischen) Befunde bereits als Gruppe II aus. Die Gruppe IV (nicht beurteilbare Befunde) wird im Atlasteil bei der Beschreibung der einzelnen Bilder immer wieder besonders erwähnt. In Tab. 1 wird die internationale kolposkopische Nomenklatur für die abnormen Befunde wegen der Wichtigkeit der Differenzierung und vor allem wegen der prognostischen Einstufung der Befunde nach dem neuesten Stand, wie sie von SEIDL überarbeitet wurde, wiedergegeben.

Schließlich soll noch in Tab. 2 die von BUSCH ursprünglich vorgenommene Gruppeneinteilung der kolposkopischen Befunde – ähnlich wie dies für die Zytologie nach Papanicolaou geschehen ist – wiedergegeben werden. Um den Leser nicht zu verwirren, werden in Tab. 2 die neuen Begriffe verwendet.

Diese Einteilung nach Gruppen hat zweifellos den Vorzug, daß sich der kolposkopierende Arzt auf eine Gruppe festlegen muß, was natürlich von großer Bedeutung ist, wenn die Kolposkopie in der Bundesrepublik Deutschland in das gesetzlich geregelte Programm für die Früherkennung des weiblichen Genitalkarzinoms eingegliedert wird. Auch auf dem

Tab. 2. Gruppeneinteilung der kolposkopischen Befunde nach Busch.

Gruppe	Beurteilung	Kolposkopische Nomenklatur
0	nicht auswertbar	Kolposkopie nicht beurteilbar bzw. nicht möglich
I	negativ	Originäres Plattenepithel
II	negativ	Ektopie, Umwandlungszone (Transformationszone), Atrophie, Entzündung
III	suspekt	Leukoplakie (zart), Punktierung (zart), Mosaik (zart), atypische Umwandlungszone (Transformationszone), Erosio, jodnegativer Bezirk
IV	positiv	Gleiche Bilder, aber mit Niveauunterschieden und/oder Gefäßatypien
V	positiv	Endo- und/oder exophytische Veränderungen mit hochgradigen Gefäßatypien – Karzinomverdacht

2. internationalen Tutorial über das diagnostisch-therapeutische Vorgehen bei früher zervikaler Neoplasie 1979 in Freiburg wurde auf die Wichtigkeit der Einteilung kolposkopischer Befunde in 5 Gruppen im Hinblick auf die Einführung der Kolposkopie in das Krebsfrüherkennungsprogramm der Frau hingewiesen.

Allerdings muß ich bekennen, daß mir der heute fast überall beschrittene Weg der Beschreibung kolposkopischer Befunde sinnvoller erscheint, auch in der Zytologie wird ja in letzter Zeit vielfach dem beschreibenden Befundbericht der Vorzug gegeben.

Während die australischen und nordamerikanischen Arbeitsgruppen die Begriffe Punktierung, Mosaik und Leukoplakie sowie atypische Gefäße unter den Oberbegriff atypische (abnorme) Transformationszone eingruppiert haben, wird, wie ich soeben ausgeführt habe, nunmehr in der internationalen Nomenklatur dem Vorschlag, Punktierung, Mosaik und Leukoplakie in eigene Gruppen einzuteilen, der Vorzug gegeben.

Aus didaktischen Gründen habe ich zusätzlich noch die Kombinationsformen in einer besonderen Gruppe gebracht. Ich bin dabei davon ausgegangen, daß sowohl Leukoplakie als auch Punktierung und Mosaik außerhalb einer Umwandlungszone oder Ektopie völlig isoliert im Plattenepithel auftreten können, was, wie ich zugeben muß, allerdings nicht so häufig vorkommt. Besonders Leukoplakieherde findet man immer wieder im Plattenepithelbereich. Selbstverständlich gibt es häufig fließende Übergänge. Von großer Wichtigkeit scheint mir zu sein, den kolposkopischen Befund, den man sieht, auch als solchen zu beschreiben und keinesfalls hier histologische Begriffe mit zu verwenden.

Erfreulicherweise wurde nunmehr im internationalen Vorschlag der Begriff „Leukoplakie – Parakeratose“ gestrichen, denn hier wird ein kolposkopischer Begriff mit einem histologischen verbunden, wobei keineswegs, wie wir alle wissen, eine Leukoplakie histologisch immer einer Parakeratose entspricht. Zur Rolle der Gefäße, die ja vor allem von der Arbeitsgruppe Stafl/Kolstad besonders hervorgehoben wird, möchte ich betonen, daß diese Autoren die Gefäßdarstellung mit wesentlich stärkeren Vergrößerungen vorgenommen haben. Die in der täglichen Praxis angewandte 10- bis 15fache Vergrößerung, welche im allgemeinen auch völlig ausreichend ist, gibt uns nicht die Möglichkeit, eine so feine Differenzierung der atypischen Gefäße vorzunehmen, wie dies die Autoren tun. Für den in der täglichen Praxis tätigen Untersucher genügt es, wenn er Gefäßatypien erkennt. Welche Form diese im einzelnen haben, ist mehr von akademischer Bedeutung.

Immer wieder muß darauf hingewiesen werden, daß das kolposkopische Gesamtbild beurteilt werden soll. Vom Untersucher sollen die besonders auffallenden abnormen Veränderungen beschrieben werden. Das heißt zum Beispiel: Findet man am Rande einer Umwandlungszone Mosaik und Punktierung, so erfolgt selbstverständlich die Einteilung unter dem Begriff „abnorme Befunde“, wobei der Untersucher die wichtige Entscheidung zu treffen hat; ob diese abnorme Veränderung biopsiebedürftig ist oder nicht. Dies hängt von den soeben in Tab. 1 dargestellten Kriterien ab: Starker Niveauunterschied, stark essigweiß verfärbtes Epithel u. a.

Die kolposkopischen Begriffe

Originäres Plattenepithel = normales Plattenepithel distal der letzten Drüse.
Bei der geschlechtsreifen Frau tritt es in etwa 5% aller Fälle auf. Bei der älteren Patientin in der Postmenopause steigt dieser Prozentsatz erheblich an. (Weitere Einzelheiten findet der Leser in Kap. D. 1.a.)

Zylinderepithel = Ektopie
Ein häufiger, meist physiologischer Befund an der Cervix uteri. Ohne Essigsäure sieht man lediglich einen roten Fleck, erst nach Betupfung mit 3%iger Essigsäure erscheint die feine oder gröbere Träubchenbildung des Zylinderepithels. Bei Entzündung kommt noch eine mehr oder weniger starke Gefäßausbildung hinzu. (Weitere Einzelheiten s. Kap. D. 1.b.)

Umwandlungszone (Transformationszone)
Dieser Befund ist bei der geschlechtsreifen Frau am häufigsten nachweisbar, wobei zahlreiche Kombinationsformen möglich sind. Das Plattenepithel kann überwiegen, so daß nur noch ektopische Inseln zu sehen sind, oder im anderen Fall ist der größte Teil der Portio von der Ektopie bedeckt, und nur einzelne Plattenepithelbezirke sind vom Rande her dachförmig darüber gewachsen oder auch als Inseln metaplastisch entstanden.

Bei älteren Umwandlungsprozessen sieht man sog. offene oder geschlossene Drüsen. Letztere sind durch baumzweigartige Gefäßzeichnungen charakterisiert. Größere geschlossene Drüsen werden als Ovula Nabothi (Schleimzysten) bezeichnet. (Weitere Einzelheiten s. Kap. D. 1.c.)

Polypen, Zysten und andere Veränderungen

An erster Stelle sind an der Zervix die verschiedenen Polypenformen zu erwähnen, wobei es sich um Zervixpolypen, Korpuspolypen und Portiopolypen handeln kann. Sie sind entweder von Zylinderepithel, welches mit metaplastischem Plattenepithel teilweise oder ganz überdeckt ist, oder auch mit Zylinderepithel allein überzogen. Am häufigsten sind Kombinationsformen.

Selbstverständlich kann man die Herkunft des Polypen nicht kolposkopisch unterscheiden, dies ist nur histologisch möglich.

Vaginalzysten können angeboren oder traumatisch bedingt entstanden sein. Bei den angeborenen Zysten handelt es sich häufig um Gartner-Gang-Zysten, oder bei Sitz im hinteren Scheidendrittel ist die Abstammung vom Müllerschen Epithel manchmal nachweisbar. Die übrigen Zysten entstehen häufig nach Geburten oder plastischen Operationen.

Ein seltener Befund ist die Endometriose-Zyste, welche in Form kleiner, mit Blut angefüllter Zysten im Kolposkop sichtbar ist.

Die sog. polypöse Umwandlungszone (Transformationszone) stellt eine besondere Form der an der Zervix auftretenden polypösen Veränderungen gutartiger Natur dar. Man sieht sie bei Patientinnen, die Ovulationshemmer einnehmen, und in der Gravidität. Sie können so ausgeprägt sein, daß eine Abtragung genauso wie beim Zervixpolypen erforderlich wird. Differentialdiagnostisch muß in der Gravidität auch an einen Deziduapolyp gedacht werden. (Weitere Einzelheiten s. Kap. D. 2.a.)

Papillom, Kondylom

Das Papillom unterscheidet sich im allgemeinen kolposkopisch kaum vom Kondylom. Histologisch ist es häufig gutartig, jedoch sollte man solchen Veränderungen stets erhöhte Aufmerksamkeit zuwenden. Treten neben den weißlich-papillomatösen Bildungen zusätzlich Gefäßatypien auf, so müssen diese Befunde unbedingt histologisch abgeklärt werden. (Weitere Einzelheiten s. Kap. D. 2.b.)

Erosio

Die Erosio ist ein umschriebener Epitheldefekt. Man erkennt das bloßliegende Bindegewebe mit mehr oder weniger starker Vaskularisation. Auch der Erosio sieht man in vielen Fällen nicht an, ob sich dahinter eine Dysplasie oder sogar ein Carcinoma in situ oder ein echtes Karzinom verbirgt. Wenn die Erosio nach lokaler Behandlung nicht abheilt (Zeitraum etwa 4 Wochen), muß unbedingt eine histologische Abklärung erfolgen. (Weitere Einzelheiten s. Kap. D. 2.c.)

Entzündung

Ähnlich wie beim Zellabstrich nach Papanicolaou ist der kolposkopische Befund bei einer starken Entzündung außerordentlich schwer zu beurteilen. Solche Befunde müssen so lange als zweifelhaft angesehen werden, bis nach einer lokalen Behandlung die Abheilung erfolgt ist. Bei der Entzündung mit diffuser Vaskularisation sind Einzelheiten nicht erkennbar, oftmals treten auch gleichzeitig kleine, blutende Erosionen auf. Dann wird das Bild noch verwirrender. Auf die sog. punktförmige Vaskularisation wird im weiteren Text noch näher eingegangen. (Siehe Kap. D. 2.d.)

Atrophische Veränderungen

Das atrophische Epithel wird als dünnes, durchscheinendes Plattenepithel definiert. Man findet es am häufigsten bei älteren Patientinnen in der Postmenopause, aber auch bei jüngeren Patientinnen mit ovarieller Unterfunktion oder nach vorzeitiger Kastration. Häufig sieht man infolge des dünnen Epithels Gefäße durchscheinen, die überaus leicht bluten. Solche Blutungen können diffus oder auch punktförmig in großer Anzahl auftreten. (Siehe Kap. D. 2.e.)

Jodnegativer Bezirk

Der sog. jodnegative Bezirk spielt für die Kolposkopie im allgemeinen nur eine geringe Rolle. Wir wissen, daß neben dem kolposkopisch abnormen bzw. atypischen Epithel auch zahlreiche andere gutartige Veränderungen jodnegativ sind. Das gilt besonders für alle entzündlichen Epithelveränderungen, aber auch unter anderem für die Ektopie. Deshalb hat der jodnegative Bezirk wenig praktische Bedeutung, was selbstverständlich nicht heißen soll, daß wir auf die Schillersche Jodprobe verzichten können. Sehr wertvolle Dienste leistet sie uns bei Befunden, die kolposkopisch unklar sind, und vor allen Dingen zur Abgrenzung des atypischen Epithels vor einer Konisation. (Einzelheiten s. Kap. D. 2.f.)

Atypische (abnorme) kolposkopische Befunde

Vorbemerkung: Die Hauptschwierigkeit besteht zweifellos immer wieder darin, die verschiedenen Befunde schematisch einzuordnen. Wenn ich diesen Versuch wage, so bin ich mir von vorneherein darüber im klaren, daß unter Umständen einzelne Befunde auch in eine andere Gruppe hätten eingeteilt werden können. Gerade für den sich in die Kolposkopie einarbeitenden Kollegen scheint mir aber die schematische Betrachtung doch die beste zu sein. Ich bin immer vom kolposkopischen und nicht vom histologischen Befund ausgegangen. Es ist bekannt, daß kolposkopischer und histologischer Befund durchaus nicht immer übereinstimmen müssen. Erfahrungsgemäß wird der Kolposkopiker eher zu häufig einen abnormen bzw. atypischen Befund erheben, der sich histologisch nicht immer bestätigen läßt. Dies ist aber für die Methode kein Nachteil, viel verhängnisvoller wäre es für die Patientin, wenn ein als gutartig beurteilter Fall histologisch sich als ein atypisches Epithel erweisen würde.

Punktierung

Es handelt sich um einen scharf begrenzten Bezirk mit punktförmigen Kapillaren. Man unterscheidet eine zarte, meist harmlose Punktierung von der groben, immer verdächtigen Punktierung, die der histologischen Abklärung bedarf. Nach WESPI ist die Punktierung dadurch charakterisiert, daß reichlich rötliche Punkte auftreten, entsprechend den Spitzen von Papillen mit ihren Kapillarschlingen. Wie alle atypischen Veränderungen ist auch die Punktierung meistens scharf vom normalen Epithel abgegrenzt. Die grobe Punktierung, früher als papillärer Grund bezeichnet, sollte immer histologisch abgeklärt werden.

Reicht die Punktierung in den Zervikalkanal hinein, ist die Beurteilung außerordentlich erschwert, in solchen Fällen muß selbstverständlich ebenfalls histologisch abgeklärt werden. (Weitere Einzelheiten s. Kap. D. 3.a.)

Mosaik

Es handelt sich um einen scharf begrenzten gefelderten Bezirk. Nach GANSE entstehen solche Mosaikfelder durch blockartiges Wachstum des atypischen Epithels, wobei zwischen den einzelnen Blöcken schmale Epithelstellen entstehen, die auf der Schleimhaut den Eindruck des Mosaiks hervorrufen. Diese einzelnen Mosaikbezirke können die verschiedensten Formen, z.B. quadratische, rhombische oder bizarre Formen, annehmen. Auch hier gilt, wenn sie zart, also innerhalb der Portiooberfläche, erscheinen, so sind sie meistens harmlos. Besteht aber Erhabenheit, das heißt, erhebt sich der atypische Epithelbezirk über das Niveau der Schleimhaut, so ist dies ein außerordentlich suspektes Zeichen. (Weitere Einzelheiten s. Kap. D. 3.b.)

Leukoplakie

Wir unterscheiden, wie bei der Punktierung und beim Mosaik, eine zarte und eine grobe Leukoplakie. Diese ist bereits ohne Anwendung von 3%iger Essigsäure klar erkennbar. Bei der zarten Leukoplakie sieht man kolposkopisch einen weißen Fleck, der gegen das normale Epithel im allgemeinen gut abgegrenzt ist. Die zarte Leukoplakie ist meistens histologisch eine harmlose Hyperkeratose bzw. Parakeratose. Eine grobe Leukoplakie, die sich auffallend über das Schleimhautniveau erhebt, ist sehr verdächtig und bedarf der histologischen Abklärung. (Weitere Einzelheiten s. Kap. D. 3.c.)

Kombinationsformen

Häufig treten Mosaik, Punktierung und Leukoplakie gemeinsam auf. Auch hier gilt das in den Abschnitten über Punktierung, Mosaik und Leukoplakie Gesagte: Der Befund ist vor allem dann gravierend, wenn diese Veränderungen sich über das Niveau des übrigen Epithels erheben. Solche Fälle müssen immer histologisch abgeklärt werden. (Weitere Einzelheiten s. Kap. D. 3.d.)

Atypische Umwandlungszone (Transformationszone)

Die atypische Umwandlungszone gibt auch dem erfahrenen Untersucher immer wieder Probleme auf. Die Häufigkeit ihres Auftretens liegt bei den verschiedenen Autoren zwischen 0,2% und 3% aller kolposkopischen Untersuchungen. Hinter einer atypischen Umwandlungszone verbirgt sich nach Burghardt und Bajardi in rund einem Drittel aller Fälle histologisch ein maligner Prozeß. Die Beurteilung der atypischen Umwandlungszone im Kolposkop ist außerordentlich schwierig. Sie zeichnet sich meist durch Gefäßreichtum aus. Man findet opakes, also gelblich verfärbtes, etwas gequollenes Plattenepithel und auch sog. essigweißes Epithel. Häufig erkennt man wie ausgestanzt aussehende Drüsenöffnungen mit rotem Untergrund und Gefäßrand um die Drüsenöffnung herum, diese können papillär, also erhaben, oder auch muldenförmig, also eingezogen sein. Sehr häufig sieht man auch einen weißen Hornrand um die Drüsenöffnung herum. Kleine, erosive, leicht blutende Epithelbezirke innerhalb des essigweißen Epithels sind ein weiteres Kriterium der atypischen Umwandlungszone. Niveauunterschiede sind ein besonders verdächtiges Kriterium. Man kann darüber diskutieren, ob man beim Auftreten von Punktierung, Mosaik oder Leukoplakie in einer atypischen Umwandlungszone diese noch als solche bezeichnen soll. Ich meine, daß die Grenzen fließend sind und wir davon ausgehen müssen, welcher Befund im Vordergrund steht. Finden wir also vorwiegend essigweißes Epithel mit den eben beschriebenen Drüsenöffnungen sowie Erosionsbildungen und dazwischen kleine Mosaik- und Punktierungsbezirke, so bezeichne ich diesen Befund als atypische Umwandlungszone, stehen aber große Bezirke von Mosaik und Punktierung im Vordergrund, so beschreibe ich diesen Befund auch als Punktierung und Mosaik. Je mehr der eben erwähnten Kriterien auftreten, desto suspekter ist die atypische Umwandlungszone. Sie muß dann auch bei negativem Zellabstrich nach Papanicolaou immer histologisch abgeklärt werden. (Siehe a. Kap. D. 3. e.)

Auf Karzinom verdächtige Befunde (Gefäßatypien – Exophyt – Ulkus)

Das kolposkopische Bild bei beginnendem Karzinom, also beim Mikrokarzinom (Gruppe 1a) und Kollumkarzinom der Gruppe 1b, wird vor allen Dingen durch starke Niveauunterschiede des Epithels und Gefäßatypien charakterisiert. Man sieht häufig neben den schon beschriebenen groben Mosaik- und Punktierungsbezirken zahlreiche abgebrochene Gefäße, weiter sog. Korkenzieherkapillaren, Haarnadelkapillaren und vor allen Dingen Kaliberschwankungen der Gefäße. Dabei ist auf die sog. interkapilläre Distanz zu achten. Allerdings ist bei der normalen kolposkopischen Betrachtung mit einer etwa 10- bis 15fachen Vergrößerung eine derart feine Differenzierung von Gefäßen nicht immer möglich. Ebenso sollte man auf die sogenannte adaptive Gefäßhypertrophie achten. In solchen Fällen hat sich mir der Grünfilter besonders bewährt.
Je weiter fortgeschritten das Karzinom ist, desto weniger Einzelheiten kann man im Kolposkop sehen, da durch die Brüchigkeit des Karzinomgewebes sowie durch Blutungen die Befunderhebung außerordentlich erschwert wird. Allgemein kann man feststellen, daß ein fortgeschrittenes Karzinom weitaus besser makroskopisch diagnostizierbar ist. (Siehe a. Kap. D. 3. f.)

D. Kolposkopische Diagnostik anhand farbiger Kolpophotogramme

Anhand der folgenden Farbabbildungen kolposkopisch gutartiger, verschiedener und atypischer Befunde habe ich den Versuch unternommen, die wichtigsten, immer wieder vorkommenden kolposkopischen Veränderungen dem sich in die Methode Einarbeitenden möglichst einprägsam darzustellen.

Während GANSE und BAADER u. a. mit einer Spezialkamera und Spezialtubus direkt ohne Kolposkop photographieren, wobei neben dem technischen Aufwand auch ein erheblicher zeitlicher Aufwand nötig ist, photographiere ich, wie schon erwähnt, durch das Kolposkop während der Untersuchung. Alle Aufnahmen entstanden also im täglichen Routinebetrieb einer fachärztlichen Praxis.

An den photographischen Aufnahmen wurde daher bewußt nichts retuschiert, damit das Bild den gleichen Eindruck wiedergibt, den der Beobachter auch durch das Kolposkop hat. Lediglich bei der Vergrößerung vom halben Leica-Format 18 × 24 mm auf 10 × 15 cm mußte aus technischen Gründen ein Randbezirk abgeschnitten werden, so daß meistens ein Format von etwa 7,5 × 9 cm entstanden ist.

Eine gewisse Systematisierung mußte vorgenommen werden, obwohl hier sicherlich Anlaß zur Kritik gesehen werden kann. Die Einteilung erfolgte wie bereits erwähnt stets nach dem kolposkopischen Befund, was bei den gutartigen Befunden kaum Schwierigkeiten bereitet, wohl aber bei den atypischen und verschiedenen Befunden. Jeder Erfahrene weiß, daß, auch darauf habe ich bereits hingewiesen, hier kolposkopischer und histologischer Befund nicht immer übereinstimmen. Andere Autoren gehen bei ihrer Einteilung primär vom histologischen Befund aus oder teilen in 3 Gruppen ein: Negative, verdächtige und positive Befunde. Dieses Schema scheint mir aber zu speziell auf Karzinomdiagnostik ausgerichtet zu sein. Da wir allein mit dem Kolposkop schon rund 85% aller Fälle als gutartig diagnostizieren können, halte ich die hier geübte Einteilung für besser. Diese Einteilung richtet sich im übrigen ja auch im wesentlichen nach den Empfehlungen der beiden letzten Weltkongresse in Graz 1975 und Orlando 1978.

Da der Übergang von den verschiedenen zu den atypischen Befunden (s. Inhaltsverzeichnis und Nomenklaturvorschlag auf S. 21) fließend ist, gibt es hier besondere Interpretationsschwierigkeiten. Als Beispiel möchte ich in diesem Zusammenhang die entzündlichen Veränderungen erwähnen, die man kolposkopisch häufig nur sehr schwer abklären kann. Ähnliche Beurteilungsschwierigkeiten gibt es aber auch beim entzündlichen Abstrich.

So stellen diese farbigen Kolpophotogramme einen Querschnitt durch das in der täglichen Praxis vorkommende Fallmaterial dar. Ein Anspruch auf Vollständigkeit wird dabei keineswegs erhoben.

Nach meiner Auffassung sollte der Lernende sich erst einmal mit den am meisten vorkommenden Befunden, nämlich den absolut gutartigen, befassen. Dazu gehören: a) das originäre Plattenepithel, b) die Ektopie und c) die Umwandlungszone (Transformationszone). Wenn diese Diagnostik beherrscht wird, kann man sich den schwierigeren, vor allem den unter der Gruppe 2 zusammengefaßten verschiedenen Befunden und den unter der Gruppe 3 zusammengefaßten atypischen oder abnormen kolposkopischen Befunden zuwenden. Von den letzteren muß zweifellos die atypische Umwandlungszone oder Transformationszone zu den am schwierigsten zu beurteilenden Befunden gezählt werden. (Nähere Einzelheiten im Text zu den einzelnen Kapiteln.)

1. Normale kolposkopische Befunde

a) Originäres Plattenepithel

Zervix und Vagina sind von einem drüsenlosen, nichtverhornenden Plattenepithel überzogen. Wenn dieses Plattenepithel histologisch untersucht wird, so findet man als unterste Schicht mit Abgrenzung zum Bindegewebe hin die Basalschicht oder das Stratum germinativum, darüber liegt die Intermediärschicht, das Stratum spinosum. Die oberste Epithelschicht wird als Superfizialschicht bezeichnet. Sie weist eine wabige Struktur auf, und ihre Kerne sind spärlich und pyknotisch. Mit Hilfe des Kolposkops kann man hormonell bedingte Veränderungen am Scheiden- und Portioepithel erkennen. Bei Patientinnen, die Ovulationshemmer einnehmen und bei Gravidität findet sich häufig eine bläulichrote (livide) Verfärbung des Epithels. Auch junge Frauen mit einer Störung der ovariellen Funktion weisen häufig den Befund „originäres Plattenepithel" auf.

Bei der geschlechtsreifen Frau hat das normale Plattenepithel kolposkopisch eine spiegelnde, blaßrötliche Oberfläche. Gefäße sind im allgemeinen wegen der Dicke des Epithels nicht erkennbar. Bei der älteren Frau wird das Plattenepithel immer dünner, und dadurch schimmern die Gefäße durch. Mit der Schillerschen Jodprobe färbt sich das normale Plattenepithel infolge seines Glykogengehaltes immer tiefbraun. Im Bereich des verdünnten Epithels können weißliche Punktierungen auftreten. Man spricht dann vom papillären Oberflächenrelief.

Während bei der geschlechtsreifen Frau im allgemeinen die Zylinderepithel-Plattenepithel-Grenze klar überschaubar ist, verlagert sich diese mit zunehmendem Alter in die Endozervix. Eine klare Aussage, ob atypisches Epithel vorliegt, kann also nur gemacht werden, wenn diese Grenze überall sichtbar ist. In solchen Fällen kann man auf den Zellabstrich nach Papanicolaou verzichten.

Das Bild des originären Plattenepithels findet man bei der jüngeren Frau höchstens in etwa 5% aller Fälle. Dieser Befund „originäres Plattenepithel" läßt dann allerdings eine Beurteilung, ob atypisches Epithel vorliegt, allein kolposkopisch nicht zu, hier ist der Zellabstrich nach Papanicolaou von entscheidender Bedeutung. Allerdings wissen wir, daß bei der geschlechtsreifen Frau in höchstens 5 bis 15% der Fälle endozervikal atypisches Epithel auftritt.

Nach Glatthaar bildet die unmittelbare Nachbarschaft zweier in ihrem biologischen Charakter so differenter Epithelarten eine der wichtigsten Voraussetzungen für die im Laufe des Lebens an der Portio sich abspielenden Vorgänge.

Als praktische Folgerungen ergeben sich:

1. Beim kolposkopischen Befund „originäres Plattenepithel" ohne einsehbare Grenze kann keine bindende Aussage gemacht werden, erst der Zellabstrich nach Papanicolaou ergibt Klarheit.
2. Der Befund „originäres Plattenepithel" ist in manchen Fällen ein Hinweis auf eine ovarielle Insuffizienz, worauf meistens schon die Anamnese hinweisen wird.

Wie schon erwähnt, verlagert sich mit zunehmendem Alter die Zylinderepithel-Plattenepithel-Grenze in den Zervikalkanal hinein. Deshalb findet man bei der älteren Frau, vor allem in der Postmenopause, kolposkopisch in einem recht hohen Prozentsatz originäres, atrophisches Plattenepithel. Auch hier gilt, was eben schon beim originären Plattenepithel der geschlechtsreifen Frau gesagt wurde: Eine bindende Aussage über einen prämalignen bzw. malignen Prozeß der Cervix uteri kann allein kolposkopisch nicht gemacht werden! Allerdings wird auch der zytologische Abstrich sehr oft schwierig zu beurteilen sein, weil einmal durch die atrophische Schrumpfung an der Portio die Gewebsabnahme aus dem Zervikalkanal erschwert ist, und zum anderen atrophische Bilder differentialdiagnostisch häufig im zytologischen Bild außerordentlich schwer zu deuten sind.

Originäres Plattenepithel der Portio. Abb. 14

Um den äußeren, grübchenförmigen Muttermund sieht man geringe Schleimmengen abgelagert. Das normale Plattenepithel sieht blaßrot aus. Zum Teil scheinen kleine Kapillaren durch das Epithel (36jährige Nullipara).

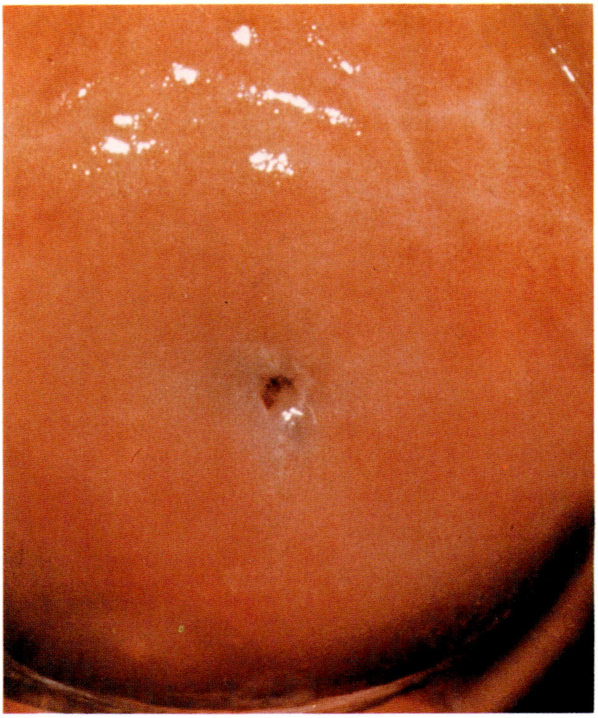

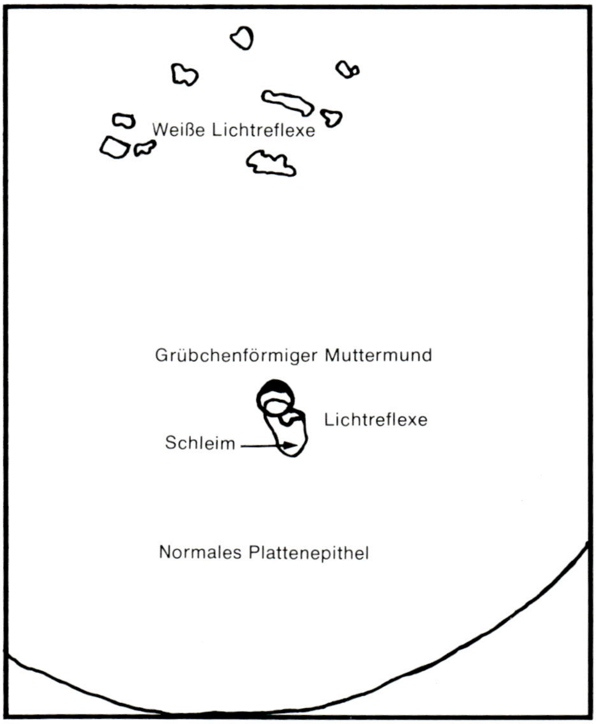

Originäres Plattenepithel der Portio. Abb. 15

Äußerer Muttermund quergespalten, leicht klaffend, die Plattenepithel-Zylinderepithel-Grenze ist hinten gerade einsehbar, das Portioepithel ist blaßrot gefärbt. Zahlreiche Lichtreflexe.

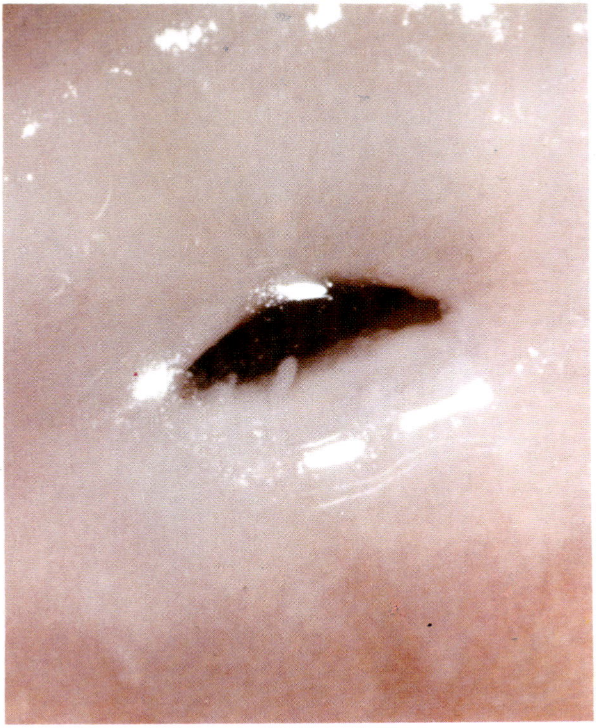

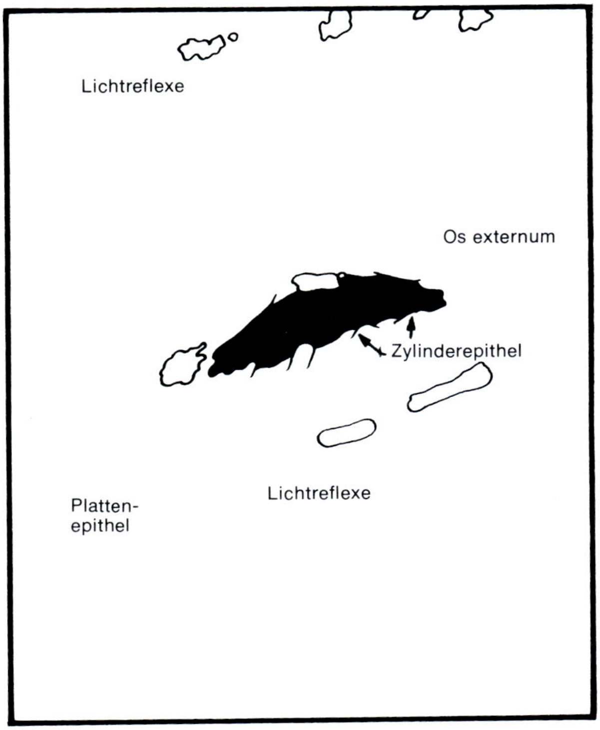

Originäres Plattenepithel der Portio. Abb. 16

Der äußere Muttermund ist quergespalten und klafft leicht, in ihm sieht man glasige Schleimbläschen.
Im Bereich der vorderen und hinteren Muttermundslippe kann man die Grenze zum Zylinderepithel der Zervix erkennen. Bei etwa 4 Uhr ist eine sog. offene Drüse zu sehen (20jährige Nullipara).

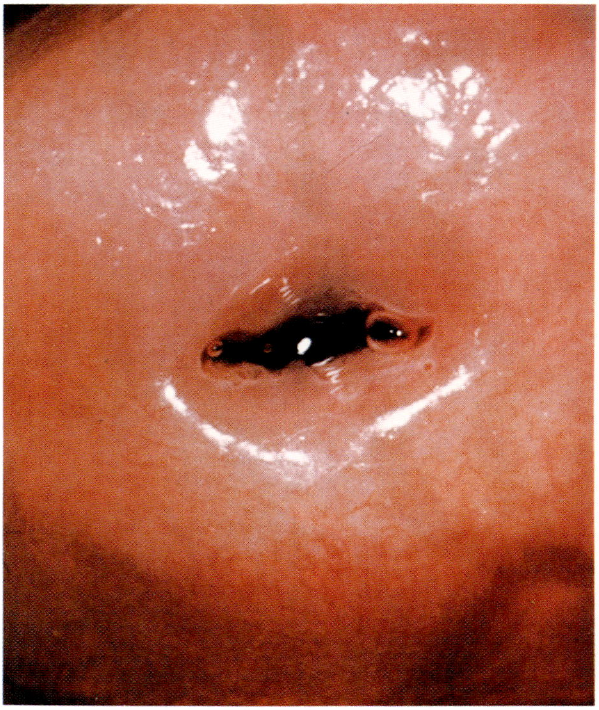

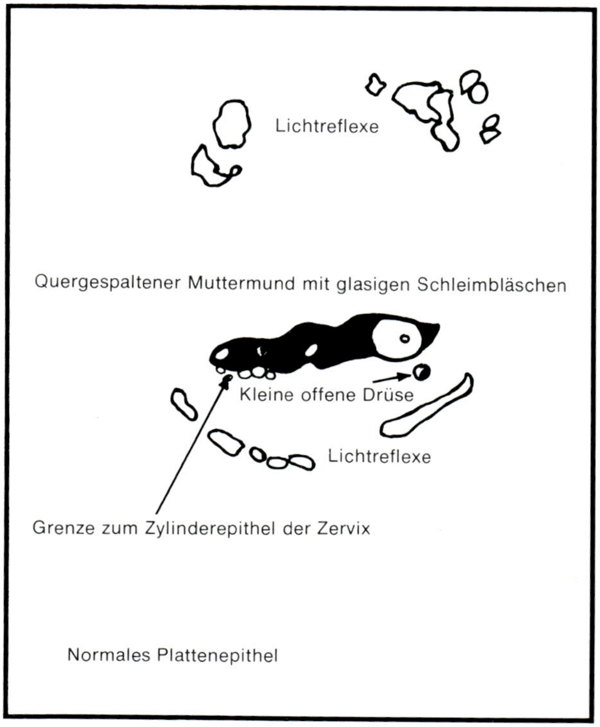

Originäres Plattenepithel der Portio. Abb. 17

Der äußere Muttermund klafft, aus ihm quillt glasiger Schleim. Die Plattenepithel-Zylinderepithel-Grenze ist nicht einsehbar. Solche Bilder sieht man zur Zeit der Ovulation (33jährige Nullipara).

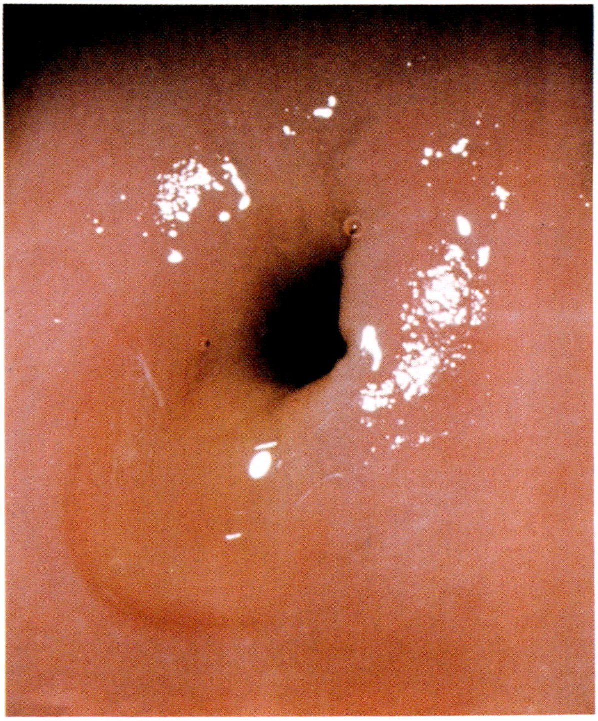

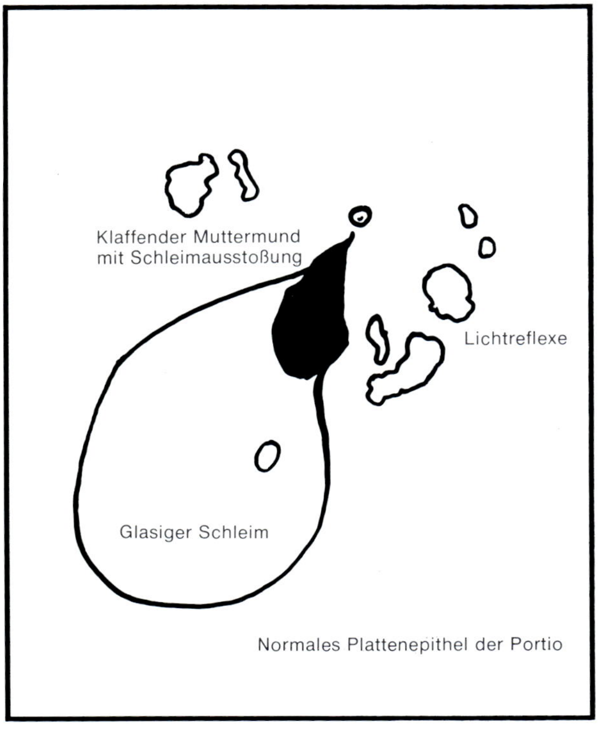

Originäres Plattenepithel der Portio (s. Abb. 19). Abb. 18

Man sieht bei diesem Befund keine Grenze zum Zylinderepithel (52jährige I-Para).

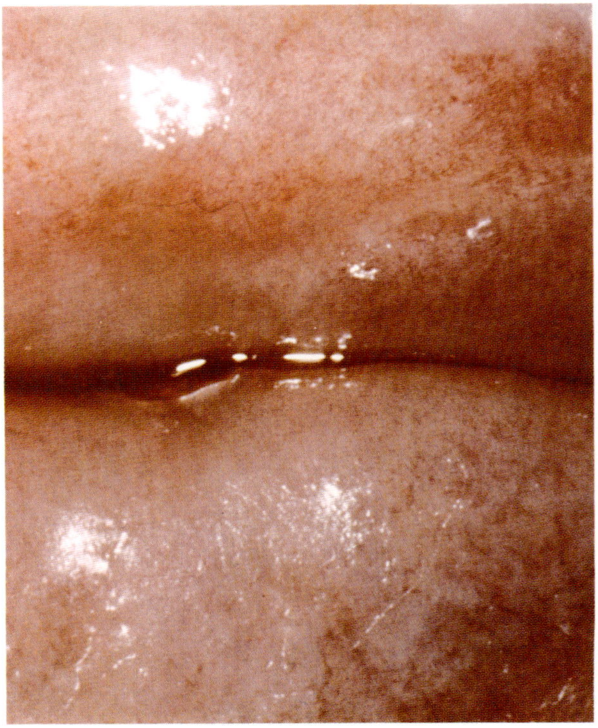

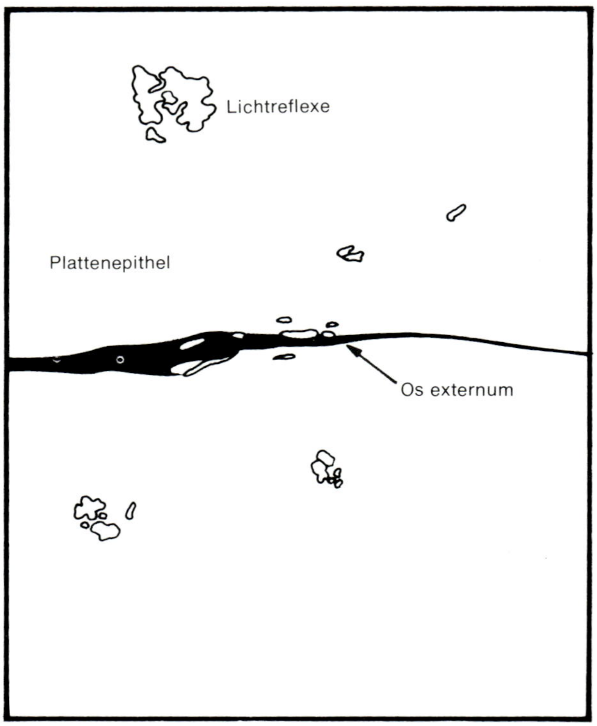

Originäres Plattenepithel der Portio. Abb. 19

Gleiche Patientin: Nach Spreizung des Os externum tritt die Grenze zum Zylinderepithel deutlich hervor. Nunmehr ist eine kolposkopische Beurteilung möglich (s. Abb. 18).

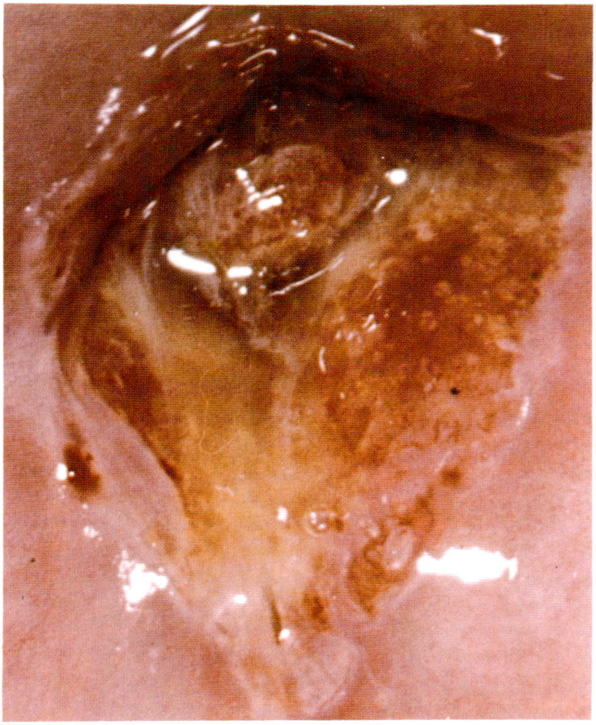

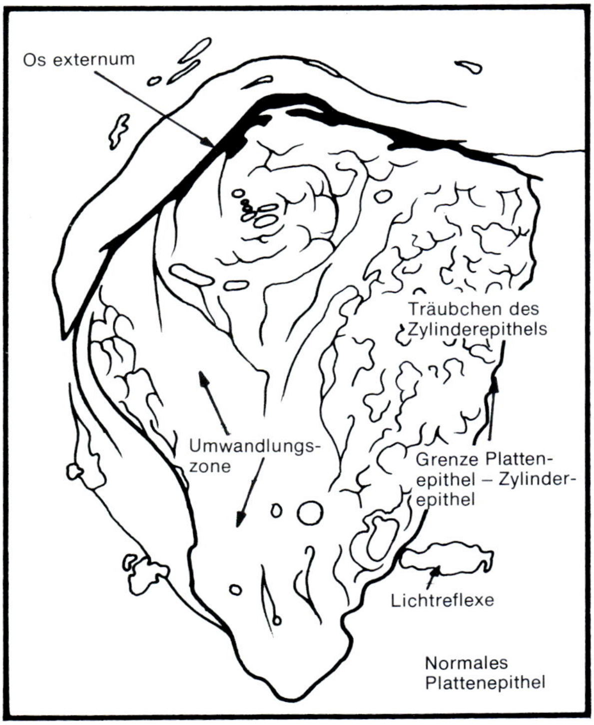

b) Zylinderepithel = Ektopie

Es handelt sich um einen sehr häufigen, in den allermeisten Fällen physiologischen Befund an der Cervix uteri. Nach BURGHARDT entsteht die Ektopie durch eine Verschiebung der Zervixschleimhaut in toto, also durch eine Ektropionierung. An dieser Ektropionierung nehmen daher außer dem oberflächlichen Zylinderepithel auch die Drüsen sowie die inneren, lockeren Schichten des Zervixstromas teil. Gerade an diesem so häufig vorkommenden Befund der Ektopie zeigt sich die außerordentliche Bedeutung der Anwendung von 3%iger Essigsäure! Ohne Essigsäure sieht man lediglich einen roten Fleck (Erythroplakie). Nach Betupfung mit 3%iger Essigsäure erscheint dieser als feine oder gröbere Träubchenbildung des Zylinderepithels. Wahrscheinlich kommt die Essigsäurewirkung folgendermaßen zustande: Durch eine gewisse Quellwirkung oder Eiweißfällung erscheinen die weißlichen Träubchen des Zylinderepithels. Nach der Betupfung mit 3%iger Essigsäure muß man eine Zeitlang warten, manchmal bis zu $^1/_2$ Minute, bis diese Träubchenbildung optimal zu sehen ist. Häufig klingt diese Wirkung aber auch rasch wieder ab. Derjenige, der die Kolposkopie nicht anwendet, bezeichnet solche Befunde häufig als Pseudoerosion bzw. Erosion. Die Begriffe Pseudoerosion und Erythroplakie sollten im Zeitalter der Kolposkopie endlich fallengelassen werden, während die Bezeichnung Erosion eben nur für die echte Erosio zutrifft.

Die Ektopie kann bereits beim weiblichen Neugeborenen und vor der Pubertät gefunden werden. Oft bleibt ein solcher Befund über lange Zeit unverändert bestehen. Im geschlechtsreifen Alter ist die Grenze des Zylinderepithels zum Plattenepithel in den allermeisten Fällen auf den äußeren Muttermund verlagert, so daß sie kolposkopisch gut sichtbar ist. Bei diesen Patientinnen kann man allein durch die Kolposkopie mit fast 100%iger Sicherheit einen prämalignen bzw. malignen Prozeß an der Cervix uteri ausschließen. Mit zunehmendem Alter wandert diese Grenze in den Zervikalkanal hinein. Das bedeutet, daß die Aussage der Kolposkopie bei solchen älteren Patientinnen unsicher wird; häufig ist die Ektopie, vor allen Dingen wenn sie ein größeres Ausmaß annimmt, von Fluor und Entzündung begleitet. In solchen Fällen kann die kolposkopische Beurteilung bereits Schwierigkeiten bereiten. Auch bei einer Zervizitis mit Fluor kann die Ektopie sekundär entzündlich verändert werden. Diese Fälle müssen natürlich lokal behandelt werden (auf Einzelheiten kann hier nicht eingegangen werden).

Die Zervixschleimhaut produziert alkalischen Schleim. Sie ragt in das saure Scheidenmilieu hinein, und häufig erfolgt dann eine Hypersekretion mit sekundärer Entzündung. Bei Gravidität und unter der Einnahme von Ovulationshemmern können ödematöse, polypöse Veränderungen in der Ektopie auftreten. Wegen starker Gefäßausbildung kann unter Umständen hier die Beurteilung schwierig werden. In solchen Fällen müssen kurzfristige kolposkopische und zytologische Kontrollen erfolgen.

Ektopie = Zylinderepithel.
Abb. 20

Das kleinträubige Zylinderepithel tritt erst durch Betupfung der Portio mit 3%iger Essigsäure deutlich hervor. Diese beseitigt durch Eiweißausfällung und Koagulation Schleimbeimengungen. Die Grenze zum normalen Plattenepithel ist überall gut einsehbar. Lateral dieser Grenze sieht man noch einige sog. Ovula Nabothi (Schleimzysten) und einige offene Drüsen. Ein solcher Befund ist, wenn keinerlei Beschwerden bestehen, absolut physiologisch. Ein so eindeutiger Befund bei dieser 26jährigen Nullipara schließt allein durch die Kolposkopie eine prämaligne bzw. maligne Veränderung an der Cervix uteri aus.

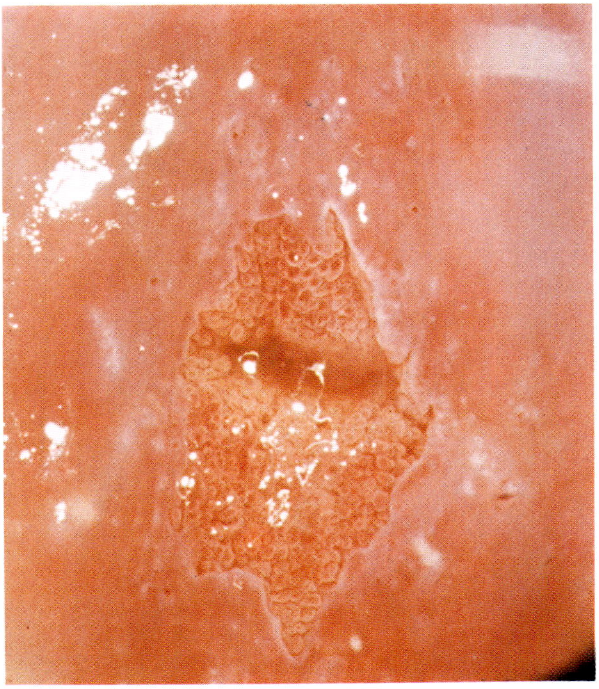

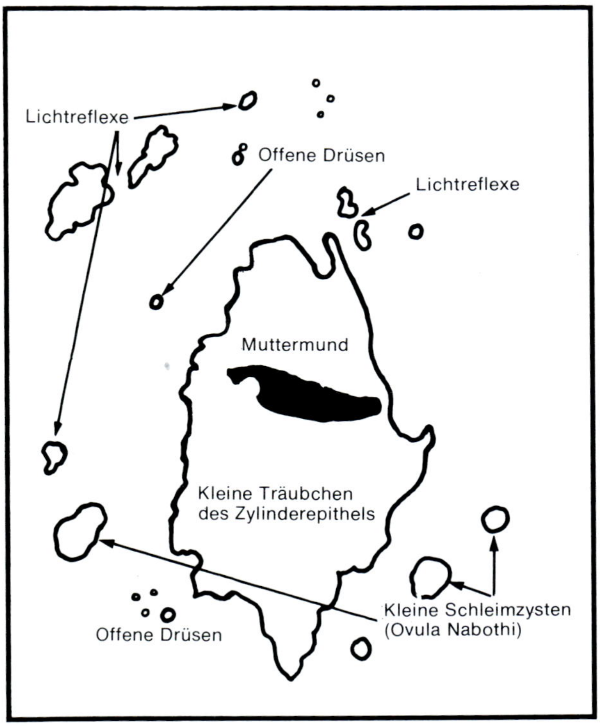

Ektopie = Zylinderepithel.
Abb. 21

Schmale Ektopie = Zylinderepithel, die Grenze zum normalen Plattenepithel der Portio ist überall gut einsehbar. Dieser Befund ist physiologisch und absolut gutartig. Es bestehen keine Beschwerden, daher ist auch keine Behandlung erforderlich (16jährige Nullipara).

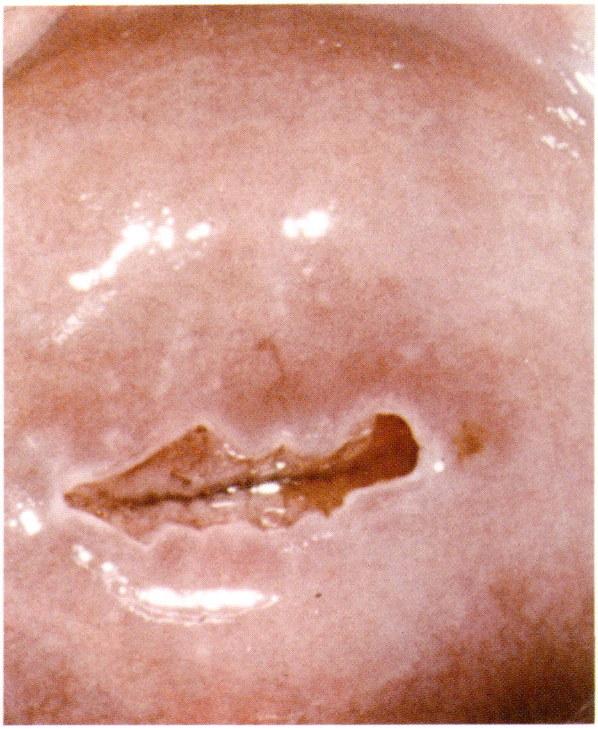

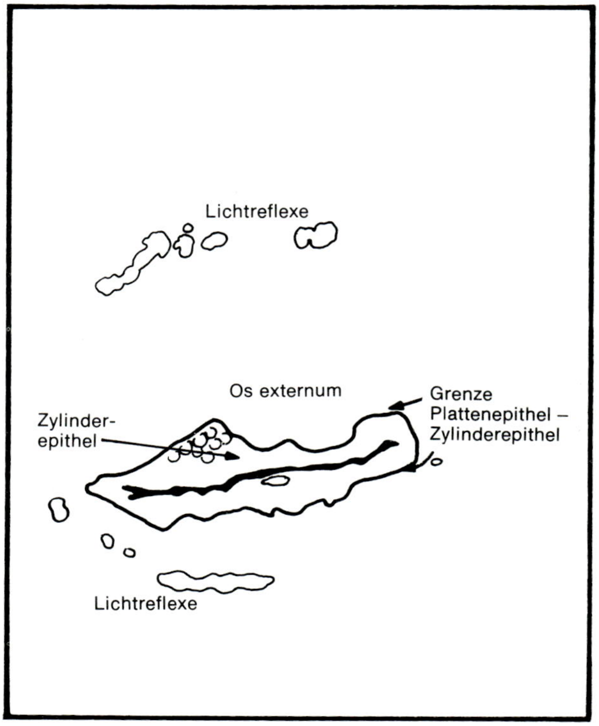

Ektopie = Zylinderepithel – großer Emmetriß. Abb. 22

Im Bereich der hinteren Muttermundslippe ist ein großer Gewebsdefekt nachweisbar, man sieht deutlich das grobträubige Zylinderepithel. Das Os externum im oberen Teil des Bildes klafft breit. 25jährige Patientin, Zustand nach Forzeps vor 8 Wochen.

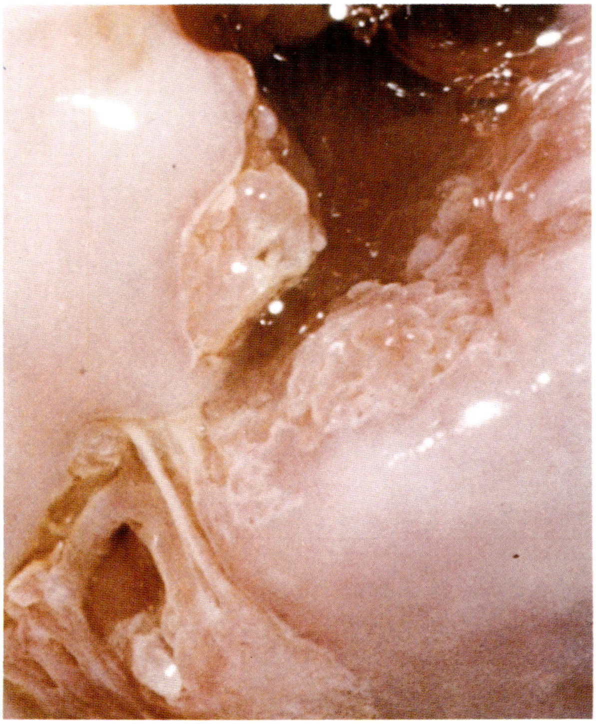

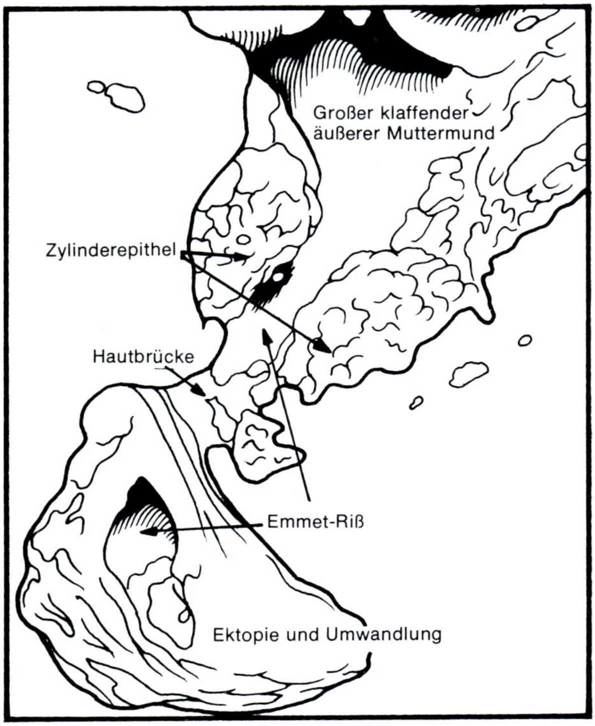

Ektopie = Zylinderepithel.
Abb. 23

Der quergespaltene äußere Muttermund bei der 18jährigen Patientin zeigt, wie auch in vielen anderen Fällen, daß die Lehrbuchmeinung – grübchenförmiger Muttermund – bei Nulliparae häufig nicht stimmt.
Mit 3%iger Essigsäure treten die feinen Träubchen des Zylinderepithels deutlich hervor, die Grenze zum normalen Plattenepithel ist überall gut einsehbar und scharf. Es handelt sich wiederum um einen absolut gutartigen, physiologischen Befund.

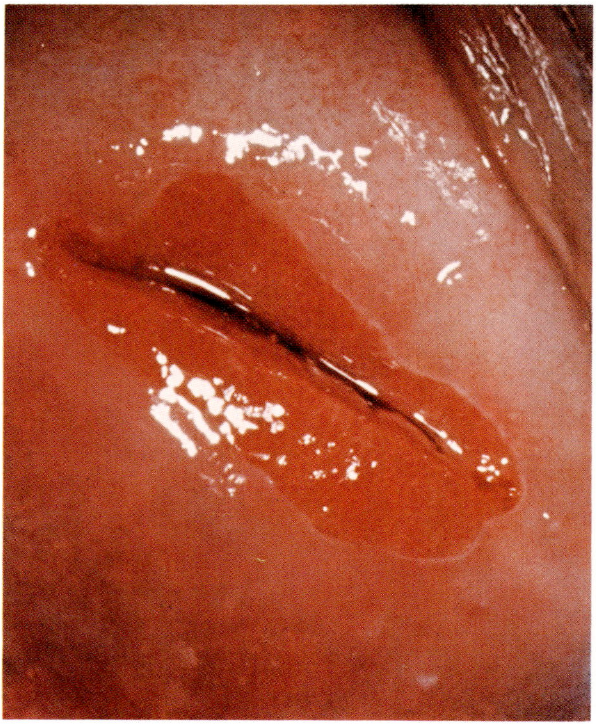

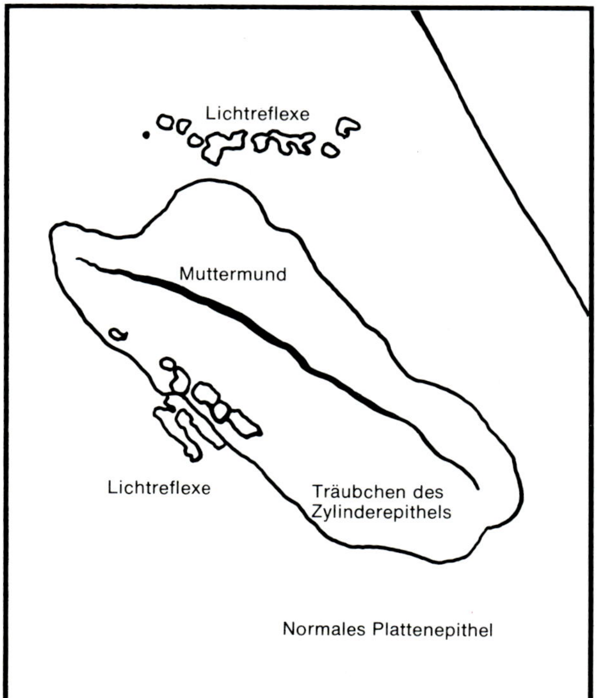

Polypöse, livide Ektopie (**bei Einnahme von Ovulationshemmern**). Abb. 24

Die stark ausgeprägte Lividität des Plattenepithels und zum Teil auch des Zylinderepithels deuten darauf hin, daß die Patientin entweder Ovulationshemmer einnimmt oder daß eine Gravidität vorliegt. In diesem Fall wird ein gestagenbetontes Präparat eingenommen. Nach meinen bisherigen Erfahrungen treten die starken proliferativen Veränderungen bei bestimmten Patientinnen mit Einnahme von besonders gestagenhaltigen Ovulationshemmern auf. Die starken proliferativen Veränderungen können manchmal tumorartigen Charakter annehmen und den Untersucher verwirren. Als Nebenbefund sieht man bei der 30jährigen Patientin einige gelblich schimmernde Ovula Nabothi (Schleimretentionszysten).

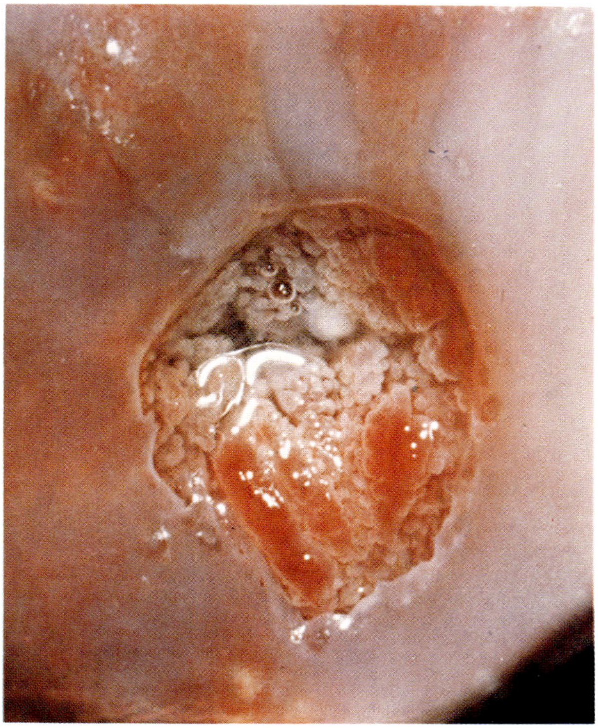

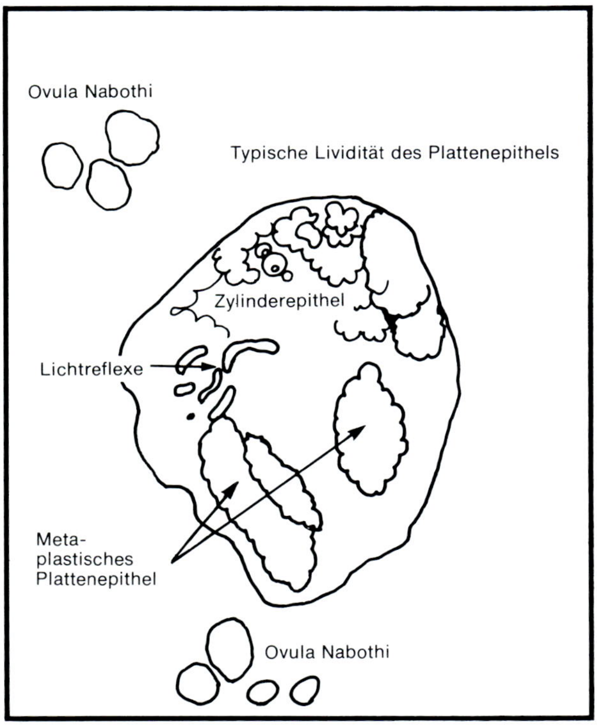

Polypöse, livide Ektopie (25jährige I.-Gravida). Abb. 25

Die groben Träubchen des Zylinderepithels sind durch Ödem geschwollen und zum Teil livide verfärbt. Auch das angrenzende Plattenepithel ist bläulich livide verfärbt. Solche proliferativen Veränderungen an der Zervix sieht man, wie bereits bei Abb. 24 erwähnt, in der Schwangerschaft und unter der Einnahme von Ovulationshemmern.
In diesem Fall liegt eine Schwangerschaft vor.
Differentialdiagnostisch ist ein solcher Befund manchmal schwer von einem Deziduapolyp zu unterscheiden (s.a. Abb. 40 u. 41).

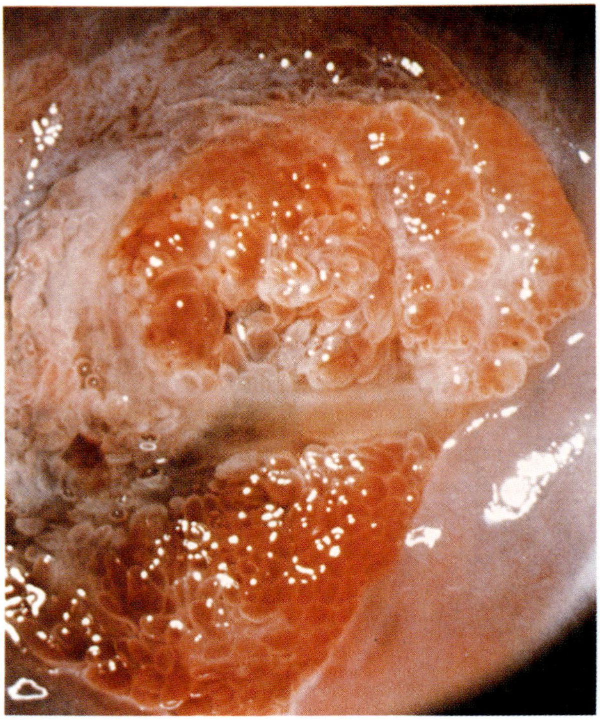

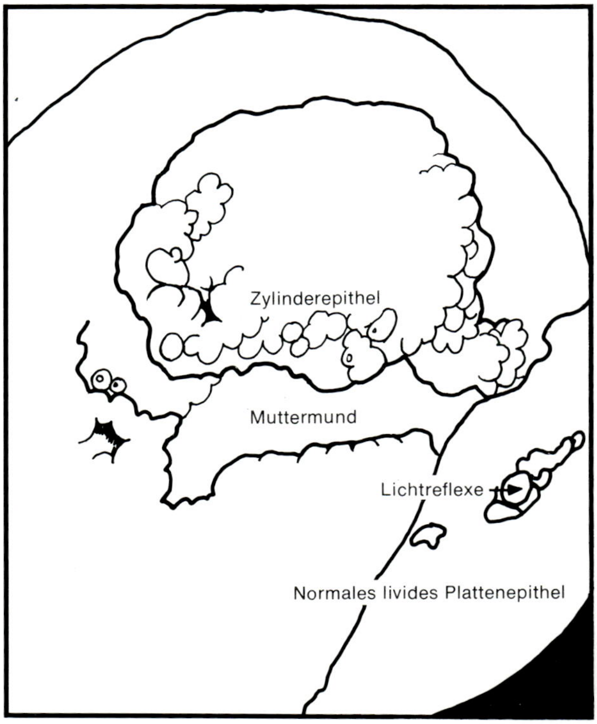

c) Umwandlungszone (Transformationszone)

Die Umwandlungszone ist bei der geschlechtsreifen Frau der am häufigsten auftretende Befund. Zahlreiche Kombinationsformen sind möglich. Das Plattenepithel kann überwiegen, so daß nur noch ektopische Inseln zu sehen sind. Im anderen Fall ist der größte Teil der Portio von der Ektopie bedeckt, und nur einzelne Plattenepithelbezirke sind vom Rande oder auch aus der Tiefe metaplastisch gewachsen. Bei der älteren Umwandlungszone sieht man sog. offene oder geschlossene Drüsen.

Zylinderepithel- und Plattenepithelbezirke bestehen also bei diesem häufigen normalen kolposkopischen Befund nebeneinander. Als Ausdruck dauernder Epithelverschiebungen spielt sich hier ein sog. „Geplänkel" ab. Die Plattenepithel-Zylinderepithel-Grenze ist von außerordentlich großer Bedeutung, weil hier über 90% der prämalignen und malignen Epithelveränderungen der Zervix entstehen.

Zwei Entstehungsmechanismen werden heute für die Umwandlungszone diskutiert. Einmal findet nach HAMPERL eine aufsteigende, das heißt, vom peripheren Plattenepithel in Richtung Zylinderepithel fortschreitende Überhäutung statt. Zum anderen kann aus den undifferenzierten subzylindrischen Zellen durch indirekte Metaplasie eine Differenzierung zu Plattenepithel im Bereich der Zervixschleimhaut entstehen (FISCHER-WASELS). BURGHARDT erklärt diesen Mechanismus der aufsteigenden Überhäutung als Heilung einer echten Erosion im Bereich des Zylinderepithels durch Plattenepithel (persönliche Mitteilung).

Durch das aszendierende metaplastisch gebildete Plattenepithel kann es zur Retention von Schleim und damit zur Ausbildung von Retentionszysten, den Ovula Nabothi, kommen. Oftmals wird das Sekret darin eingedickt, und das Plattenepithel, welches sich darüber befindet, nimmt einen weißlich spiegelnden Glanz an, häufig sieht man zahlreiche baumzweigartige Gefäße. Die sog. offenen Drüsen sind wahrscheinlich durch Aussparung der Drüsenzellöffnungen bei der Überdachung der Ektopie mit Plattenepithel entstanden. Infolge des Sekretdruckes haben sich aber nach oben Öffnungen gebildet, und häufig kann man im Kolposkop ganz deutlich den Sekretabfluß beobachten. Für die normale Umwandlungszone gilt das für die Ektopie im vorigen Abschnitt Gesagte gleichermaßen: Ist die Grenze der normalen Umwandlungszone (Transformationszone) klar einsehbar, so kann man mit fast 100%iger Sicherheit bei der geschlechtsreifen Frau auf einen gutartigen Befund schließen.

Umwandlungszone (Transformationszone). Abb. 26

Vorwiegend im Bereich der vorderen Muttermundslippe findet sich eine Ektopie mit Umwandlung. Wie schon mehrfach erwähnt, sind solche regeneratorischen Veränderungen des Portioepithels bei der geschlechtsreifen Frau außerordentlich häufig zu sehen. Das Plattenepithel überwächst dachförmig das Zylinderepithel, dazwischen sieht man Zylinderepithelinseln. Weiter sind mehrere kleine, gelblich durchschimmernde Ovula Nabothi zu sehen. Im äußeren Muttermund finden sich Schleimbläschen.
Bei der 33jährigen Patientin mit 2 Geburten liegt seit 2 Jahren ein Intrauterinpessar.

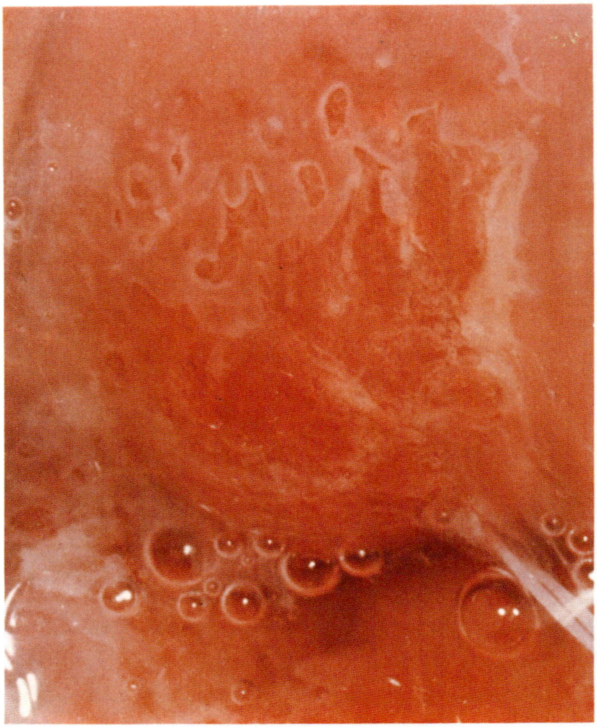

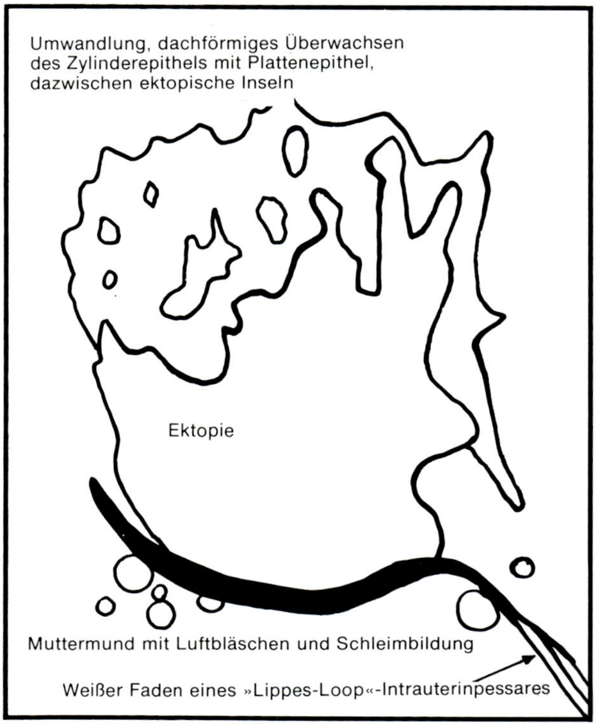

Umwandlungszone (Transformationszone). Abb. 27

Vorwiegend im Bereich der hinteren Muttermundslippe findet sich eine Ektopie mit Umwandlung, in der Tiefe sieht man ein Ovulum Nabothi (Schleimretentionszyste). Es besteht eine deutliche proliferative Tendenz sowohl des Zylinderepithels als auch des Plattenepithels, bedingt durch Einnahme von Ovulationshemmern. Weiter erkennt man am linken Bildrand deutlich das durch Betupfung mit 3%iger Essigsäure weißlich verfärbte Plattenepithel. Die 30jährige Patientin hat zweimal geboren.

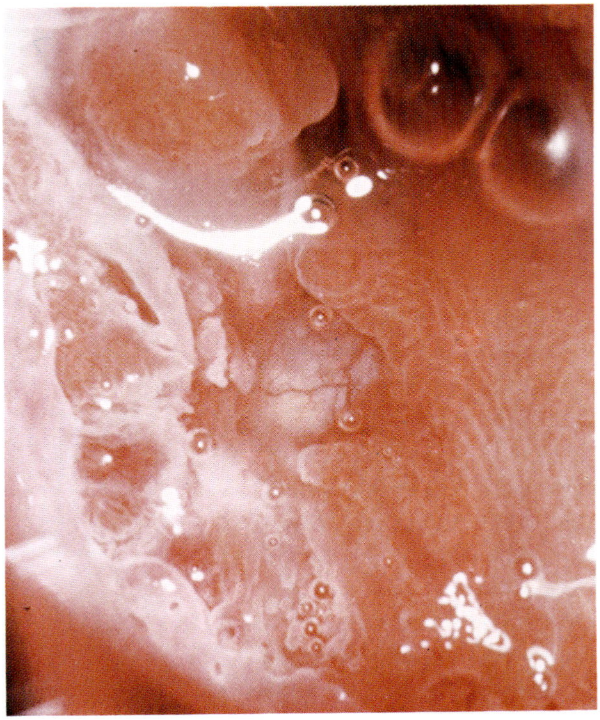

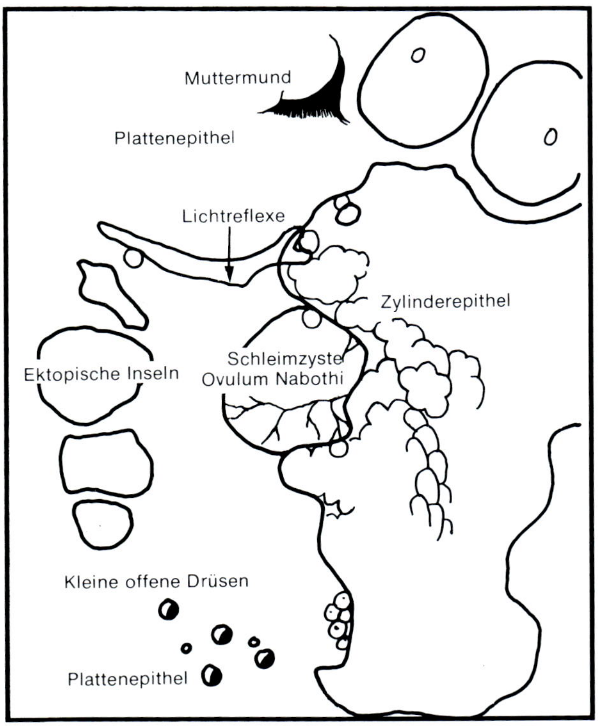

Umwandlungszone (Transformationszone). Abb. 28

Besonders auffallend sind hier die großen ektopischen Inseln innerhalb einer Umwandlungszone (46jährige Patientin).

Das metaplastische Plattenepithel ist entweder vom Rande oder aus der Tiefe (Reservezellen) über das Zylinderepithel gewachsen und hat große, kreisförmige Inseln mit Zylinderepithel freigelassen. Weiter sieht man auch offene Drüsen, das sind einzelne Drüsenöffnungen, die ebenfalls vom metaplastischen Plattenepithel umwachsen worden sind.

Dieser Umwandlungsprozeß spielt sich bei der geschlechtsreifen Frau ab. Ruhe in diesem Geplänkel zwischen Zylinder- und Plattenepithel tritt erst in der Menopause ein, wenn die hormonale Funktion zum Erliegen kommt.

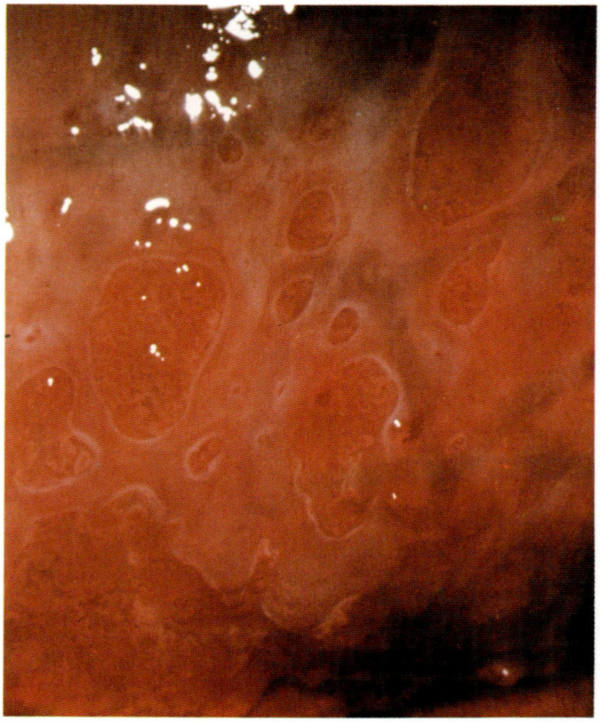

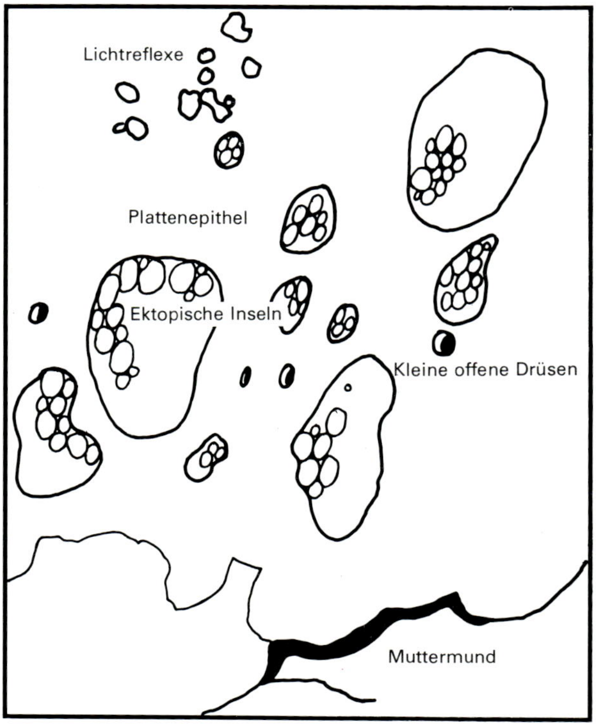

Umwandlungszone (Transformationszone). Abb. 29

Weiße Träubchen des Zylinderepithels und ektopische Inseln vor allem im Bereich der vorderen Muttermundslippe. Das Plattenepithel wächst dachförmig über das Zylinderepithel.
Bei der 13jährigen Patientin mit intaktem Hymen liegt ein physiologischer Befund vor, der keinerlei Behandlung bedarf.

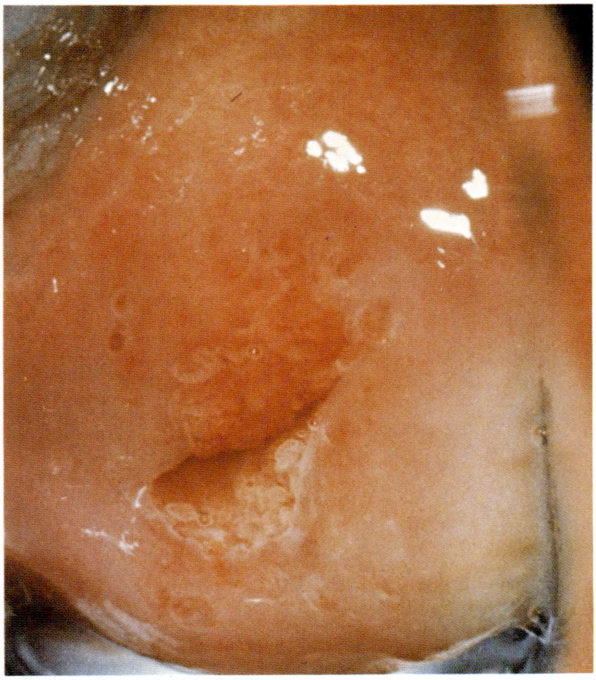

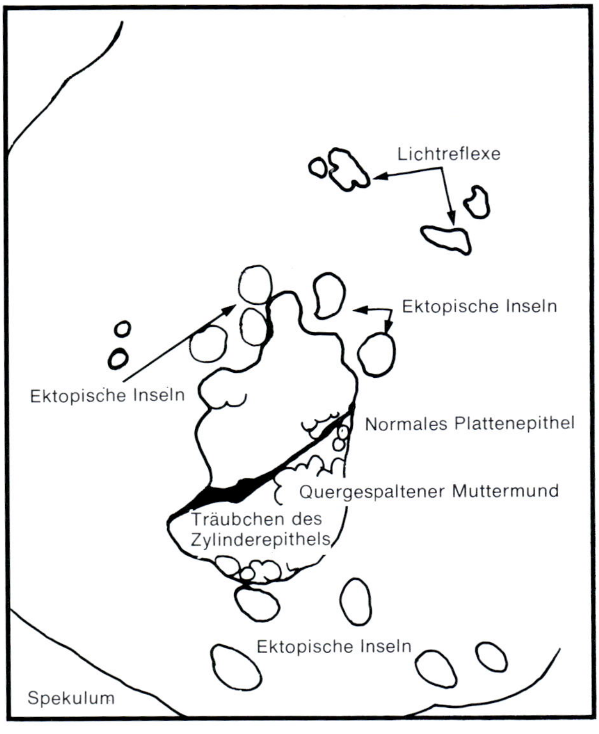

Umwandlungszone (Transformationszone), in Ausstoßung begriffenes Kupfer-T-Pessar. Abb. 30

Die 25jährige Nullipara kam mit leichten ziehenden Beschwerden in die Sprechstunde. Das Pessar wurde entfernt.

Die Umwandlungszone ist als physiologisch zu bezeichnen und bedarf keiner besonderen Behandlung.

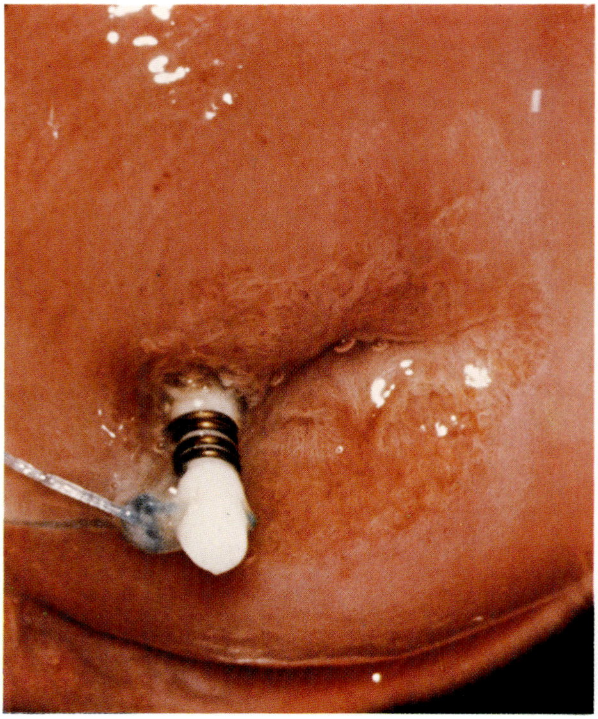

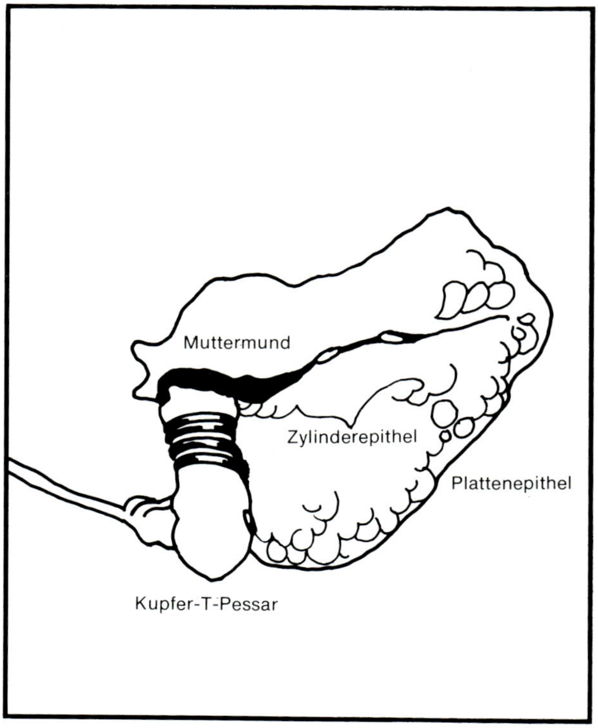

Umwandlungszone (Transformationszone). Abb. 31

In diesem Fall liegt eine sog. alte offene Umwandlungszone mit Vaskularisation vor. Wenn wir von offener Umwandlungszone sprechen, so soll dadurch zum Ausdruck kommen, daß zahlreiche sog. offene Drüsen im Vordergrund des kolposkopischen Bildes stehen. Diese offenen Drüsen entstehen dadurch, daß metaplastisches Plattenepithel aus der Tiefe (Reservezellen) nach oben oder vom Rande her wächst und die Ektopie mehr oder weniger stark bedeckt, dabei werden diese Drüsen vom Plattenepithel umwachsen. Die Lokalisation ist hier vorwiegend im Bereich der hinteren Muttermundslippe. Die Gefäße sind zum Teil im Sinne einer Varikosis erweitert. Aus dem klaffenden äußeren Muttermund fließt glasiger Schleim, was wiederum auf die Zeit des Follikelsprunges bei der 40jährigen Patientin hinweist.

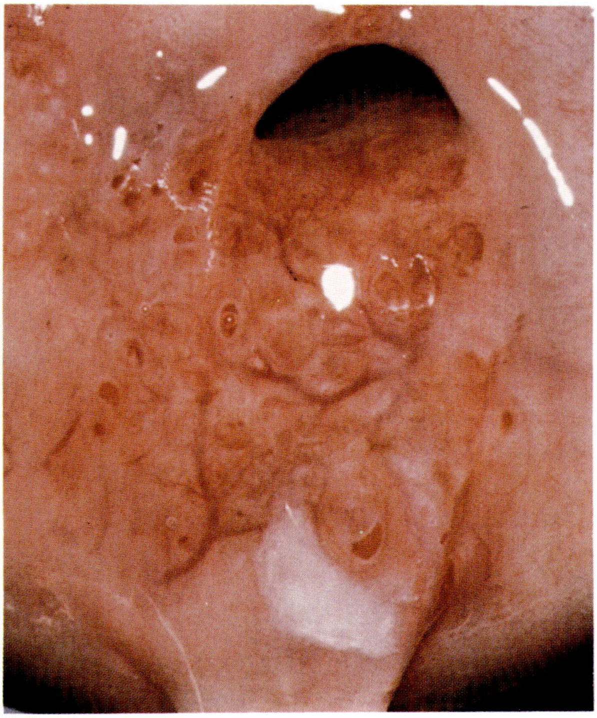

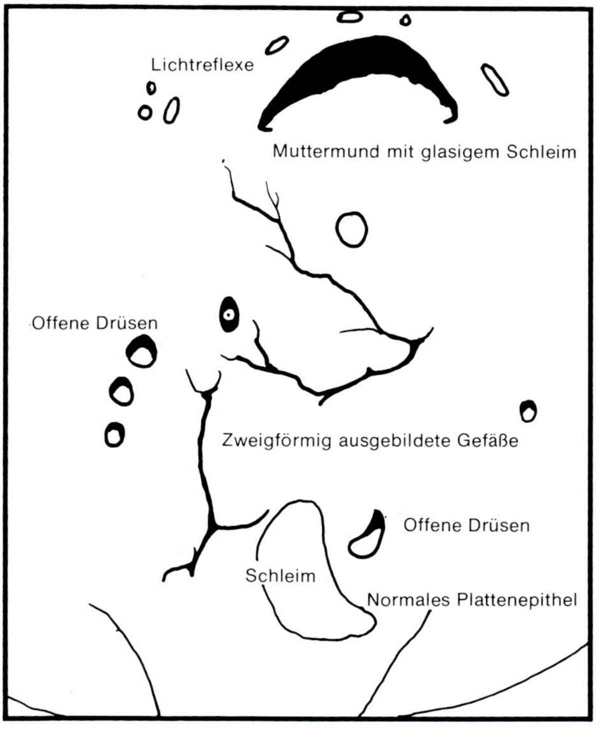

Alte geschlossene Umwandlungszone. Abb. 32

Zahlreiche Ovula Nabothi mit reichlich Gefäßausbildung.
Im Bereich der hinteren Muttermundslippe ist das Plattenepithel im Sinne von beginnender Verhornung leicht verdickt (48jährige Patientin).
Solche gefäßreichen Umwandlungszonen sind nicht immer leicht zu deuten. Sie sollten unbedingt in gewissen Zeitabschnitten (alle halbe Jahre) kolposkopisch kontrolliert werden. Die zytologische Abstrichentnahme einmal jährlich ist Voraussetzung.

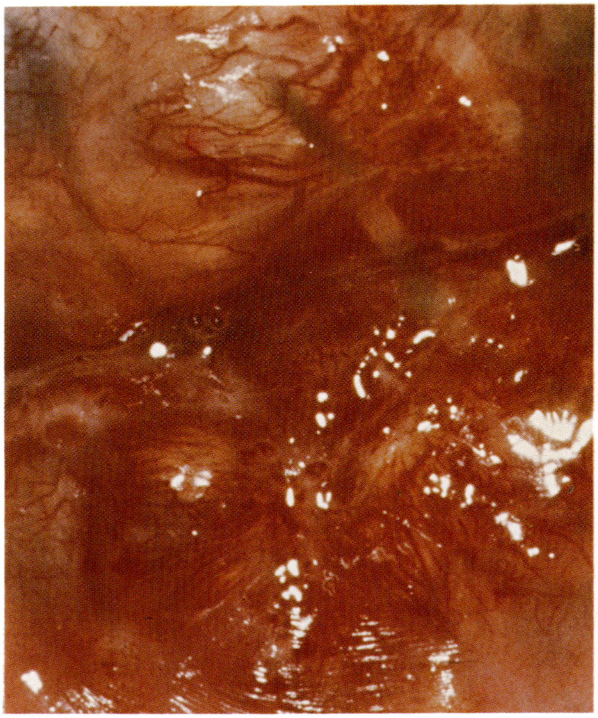

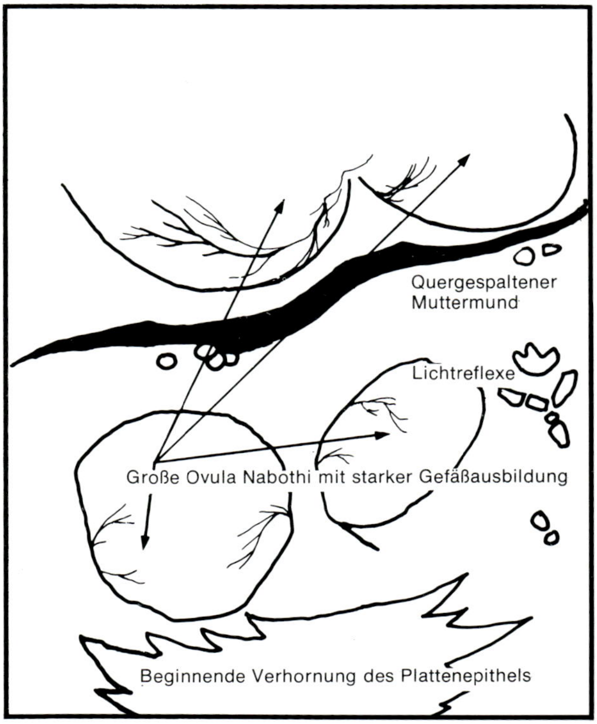

2. Verschiedene kolposkopische Befunde

a) Polypen, Zysten und andere Veränderungen

Die in diesem Abschnitt abgehandelten kolposkopischen Veränderungen umfassen neben den Polypen und polypartigen Veränderungen die verschiedenen Zystenformen an der Zervix sowie im Bereich von Vagina und Vulva. Schließlich werden eine Reihe von wichtigen Befunden an der Vulva beschrieben.

An der Cervix uteri sieht man vor allem **Schleimretentionszysten, Ovula Nabothi.** Ihr Entstehungsmechanismus wurde bereits im Abschnitt 1.c beschrieben. Bei der Überhäutung der Ektopie mit Plattenepithel kommt es zur Retention von Schleim und damit zur Ausbildung solcher Retentionszysten. Äußerst selten treten Fibrome und Myome auf, eine kolposkopische Unterscheidung ist nicht möglich. Die Endometriose findet man in Form kleiner, mit Blut gefüllter Zysten ebenfalls selten, meist gelingt ihr histologischer Nachweis nicht.

Ein verhältnismäßig häufiger Befund ist das Auftreten von **Polypen** sowohl an der Portio, häufiger im Bereich der Zervix, aber auch an der Urethra. Eine Unterscheidung zwischen Zervix- und Korpuspolypen kann man selbstverständlich kolposkopisch nicht vornehmen, dies gelingt nur durch die histologische Untersuchung!

Nach vaginalen Operationen, aber auch nach Uterusexstirpationen, sieht man häufiger leicht blutende **Granulationspolypen,** sie können dem weniger Erfahrenen durch ihre entzündliche Oberfläche manchmal diagnostische Schwierigkeiten bereiten. Eine histologische Untersuchung ist angezeigt, wenn ein solcher Granulationspolyp z.B. nach einigen $AgNO_3$-Ätzungen nicht abheilt oder sogar nachwächst. Besondere Vorsicht ist bei Auftreten von polypösen Bildungen im Scheidenstumpf nach Operation eines prämalignen oder malignen Prozesses geboten! Im Bereich der Vagina findet man gar nicht so selten Zysten. Nach LIMBURG werden $^2/_3$ aller **Vaginalzysten** von ihren Trägerinnen überhaupt nicht bemerkt. Ihre Herkunft kann auch histologisch oft nicht abgeklärt werden. Man unterscheidet **angeborene Zysten:** Abstammung vom Müllerschen Epithel oder Wolfschen (Gartnerschen) Gang. Sie werden verhältnismäßig selten beobachtet. Ihre Lokalisation ist meistens seitlich in der Vagina.

Weiter findet man **traumatisch entstandene Vaginalzysten.** Sie sitzen häufig an der Hinterwand oder im vorderen Drittel der Scheide und treten nach Dammrissen, Episiotomien oder auch nach vaginalen Plastiken auf. In diesem Zusammenhang muß die in den letzten Jahren im Schriftum mehrfach beschriebene Adenosis vaginae erwähnt werden. Auch ich habe in den letzten Jahren mehrere solcher Fälle kolposkopisch beobachtet (s. Abb. 45). Die Ansichten über den Ursprung des in der Vagina auftretenden Zylinderepithels sind unterschiedlich. Am meisten scheint ihr Entstehungsmechanismus aus dem Müllerschen Gang Verbreitung gefunden zu haben. Einige Autoren meinen, daß auch eine Implantation nach Geburtstrauma möglich sei. In den von mir beobachteten Fällen hatten die Frauen nicht geboren. Meistens finden sich im kolposkopischen Bild neben einer Ektopie auch Umwandlungsformationen. Diese Veränderungen sind also absolut gutartig. Auf das Stilbestrol-Problem und die Entstehung des Vaginalkarzinoms, wie dies in den USA vielfach beobachtet wurde, möchte ich hier nicht näher eingehen.

Das Gebiet der **Vulva** wurde bisher vom Kolposkopiker viel zuwenig beachtet. Auch hier finden sich ab und zu kleine Zysten, die meist entzündlich oder traumatisch entstanden sind. Die **Zyste der Bartholinischen Drüse** ist selbstverständlich im allgemeinen makroskopisch bereits klar erkennbar.

Kleine **Talgretentionszysten** werden häufiger gesehen. Sehr wichtig erscheint mir auch die genaue kolposkopische Untersuchung der Vulva bei Klagen über Juckreiz. Oftmals erkennt man die feinen erosiven Veränderungen erst mit dem Kolposkop. Das Auftreten eines **Herpes genitalis** ist in den letzten Jahren häufiger zu beobachten.

Die **Kraurosis vulvae** (Lichen sclerosus et atrophicus vulvae) tritt vor allem bei der älteren Frau in der Menopause und Postmenopause auf. Sie stellt eine ausgesprochene Hautatrophie dar. Nach GRIMMER entsteht als sekundäre Epithelhyperplasie auf dem Boden der Kraurosis die Leukoplakie. Aus diesen Veränderungen können Präkanzerosen und echte Karzinome hervorgehen. Auch bei jüngeren Patientinnen in der Geschlechtsreife kommen solche grobe Leukoplakieformen vor. Es handelt sich histologisch hier meist um ein Ca in situ oder Morbus Bowen (s. Abb. 60). Bei Auftreten von bläulichen Knoten im Bereich der Vulva muß man auch einmal an ein Melanom denken. Dieser besonders bösartige Hauttumor ist erfreulicherweise an der Vulva selten (s. Abb. 58).

Deshalb sollte man mehr als bisher auch die Vulva kolposkopisch untersuchen.

Weiter finden wir an der Vulva die zahlreichen Formen der Entzündung (auf Einzelheiten kann hier nicht eingegangen werden). Ich verweise auf die zusammenfassende Darstellung von H. GRIMMER: Gut- und bösartige Erkrankungen der Vulva.

Großes Ovulum Nabothi.
Abb. 33

Im Bereich der vorderen Muttermundslippe, den Zervikalkanal bedeckend, findet sich eine große Schleimretentionszyste. Solche großen Zysten sieht man verhältnismäßig selten, sie enthalten gelblichen Schleim und sind häufig mehrkammerig. Die baumzweigartigen Gefäße zeigen einen völlig regulären Verlauf und sind als absolut gutartig zu bezeichnen (53jährige Patientin).

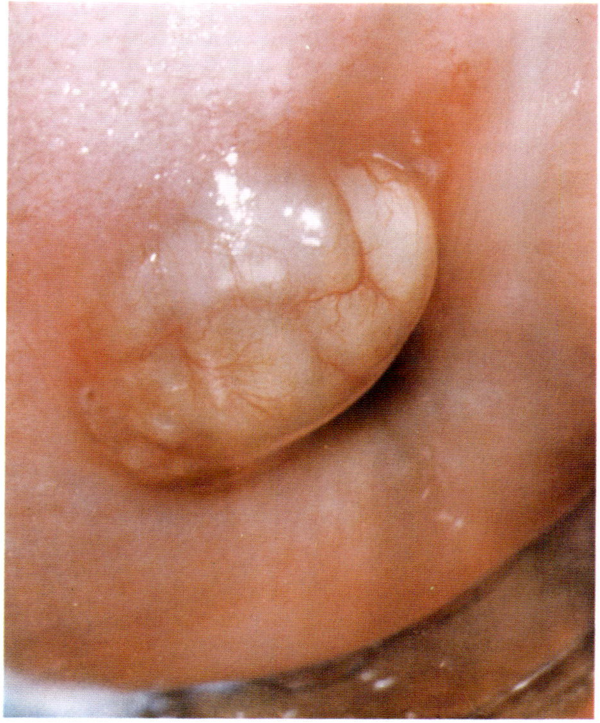

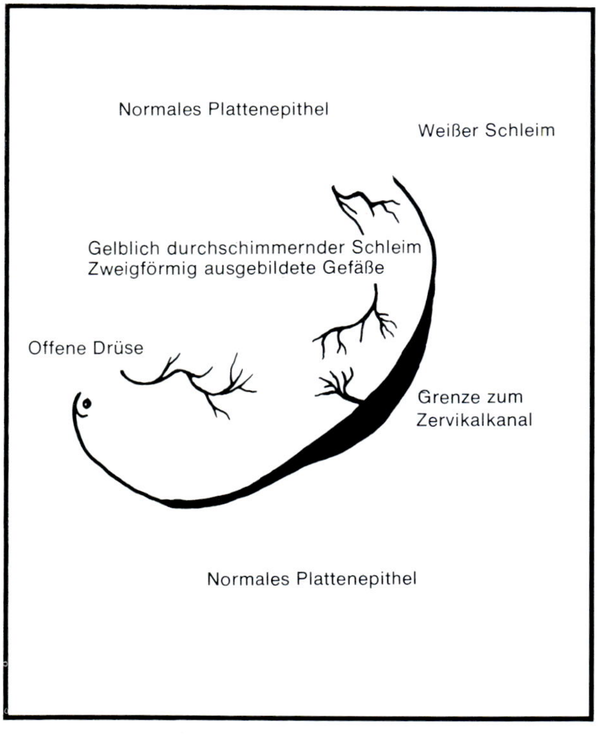

Großer Zervixpolyp. Abb. 34

Der Polyp, dessen Oberfläche zum größten Teil von metaplastischem, entzündlichem Plattenepithel bedeckt ist, zeigt aber auch noch Reste von Zylinderepithel. An der vorderen Muttermundslippe fällt weiter ein zarter Mosaikbezirk auf, an der hinteren eine zarte Leukoplakie.
Bei der 49jährigen Nullipara waren bereits früher zweimal histologisch gutartige Zervixpolypen abgetragen worden.

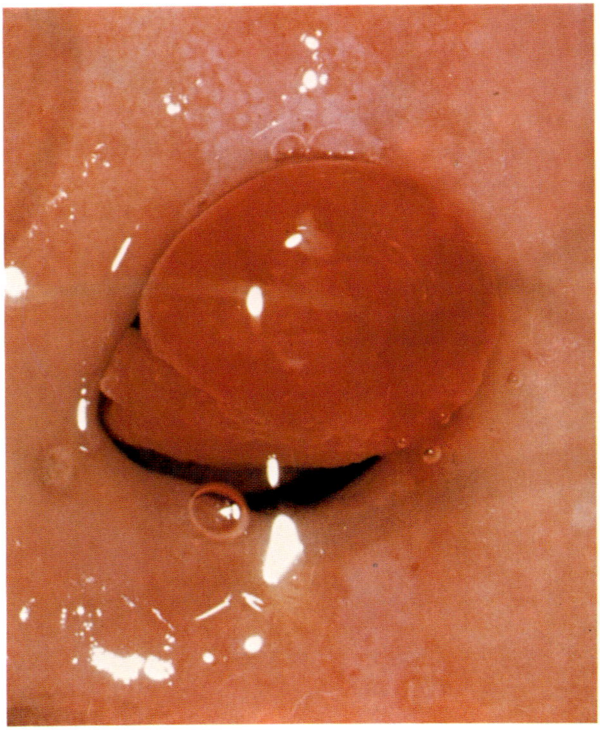

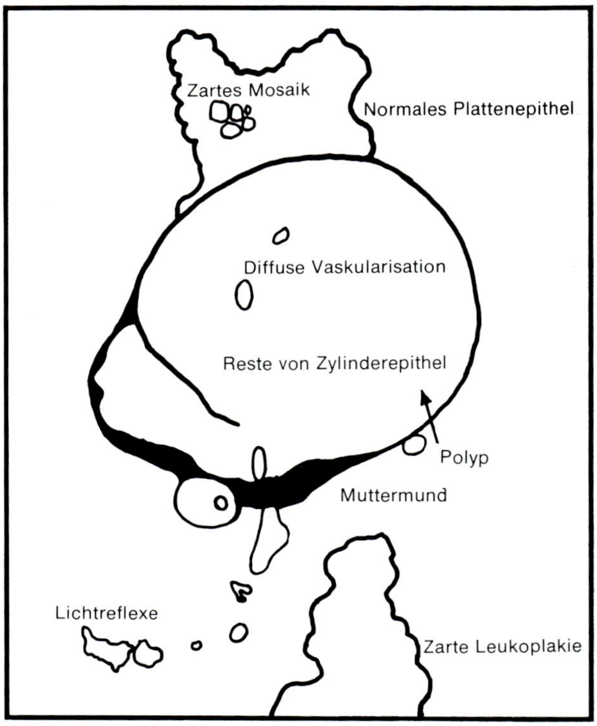

Großer Polyp im Zervikalkanal.
Abb. 35

Der Polyp ist an der Oberfläche entzündlich verändert und leicht blutend. Er imponiert als Tumor. Bei solchen großen Polypen handelt es sich meistens um Polypen des Corpus uteri. Die histologische Diagnose ergibt selbstverständlich erst endgültig Klarheit über die Art des Polypen. In diesem Falle hat es sich histologisch um einen Korpuspolyp gehandelt, 45jährige Multipara.

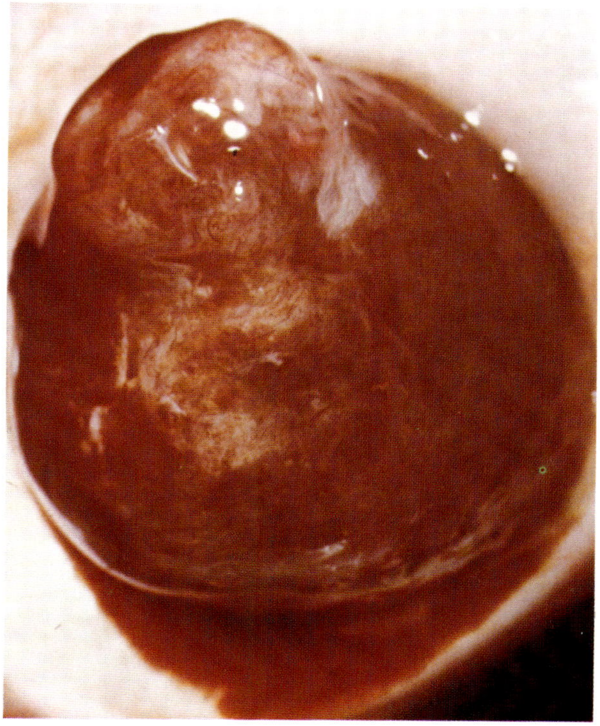

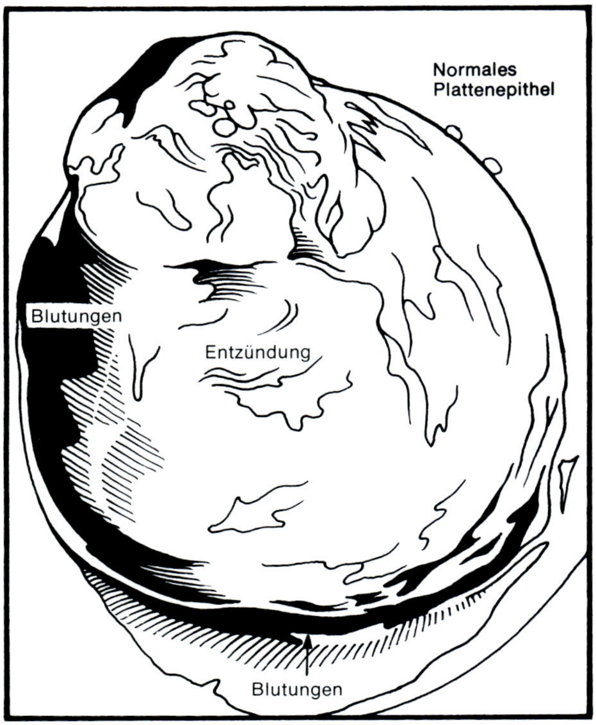

Großer Korpuspolyp. Abb. 36

Dieser große, den äußeren Muttermund völlig ausfüllende Polyp hat zur Erweiterung des Zervikalkanals geführt. Im kolposkopischen Bild kann man selbstverständlich nicht unterscheiden, ob es sich um einen Zervixpolyp oder um einen Korpuspolyp handelt. Die Oberfläche des Polypen ist zum Teil mit metaplastischem Plattenepithel, zum Teil mit Zylinderepithel bedeckt.
Histologisch handelt es sich um einen Korpuspolyp.
Bei der 45jährigen Patientin mit rezidivierenden starken Blutungen waren bereits früher zweimal Korpuspolypen entfernt worden. Jetzt erfolgte die vaginale Uterusexstirpation.

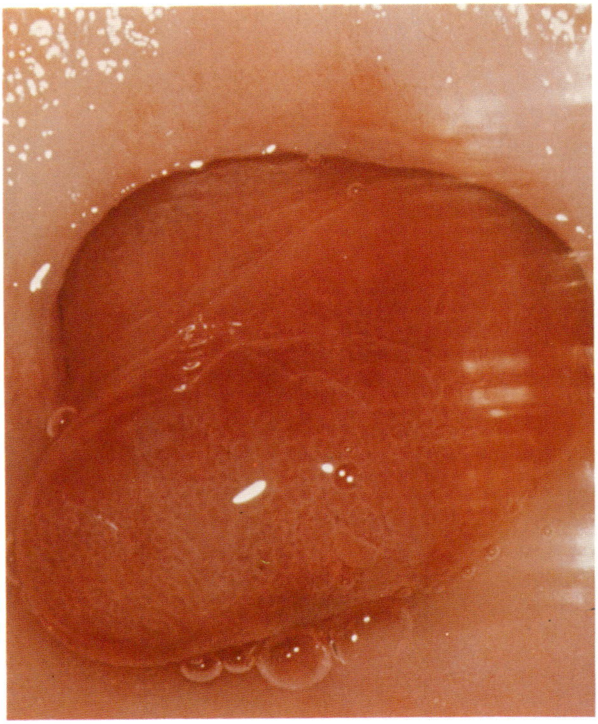

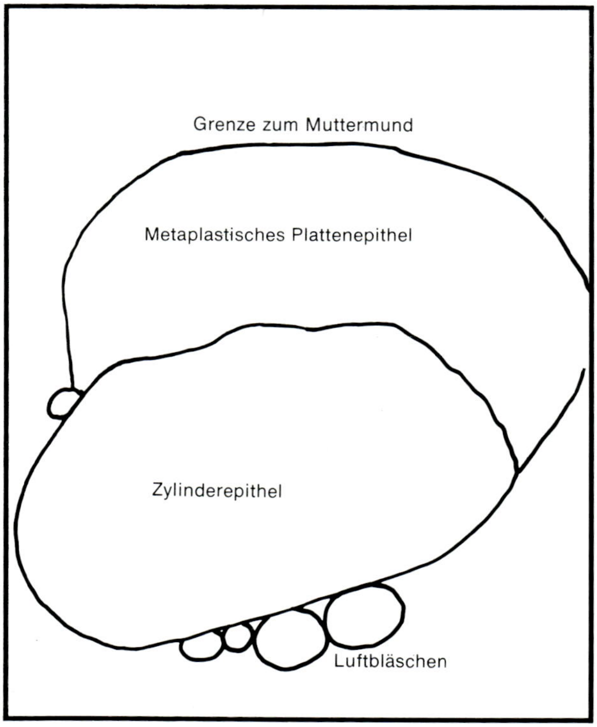

Granulationspolyp Abb. 37

Im Scheidenstumpf (nach Uterusexstirpation) blutendes Granulationsgewebe, im Kolposkop als Polyp imponierend. Rechts im Bild beginnt das Plattenepithel über das entzündliche Granulationsgewebe zu wachsen.
Ein solcher Befund kann dem Unerfahrenen differentialdiagnostische Schwierigkeiten bereiten. Im allgemeinen kann man diese entzündlichen Granulationspolypen durch Ätzungen mit Arg. nitr. rasch zum Verschwinden bringen.

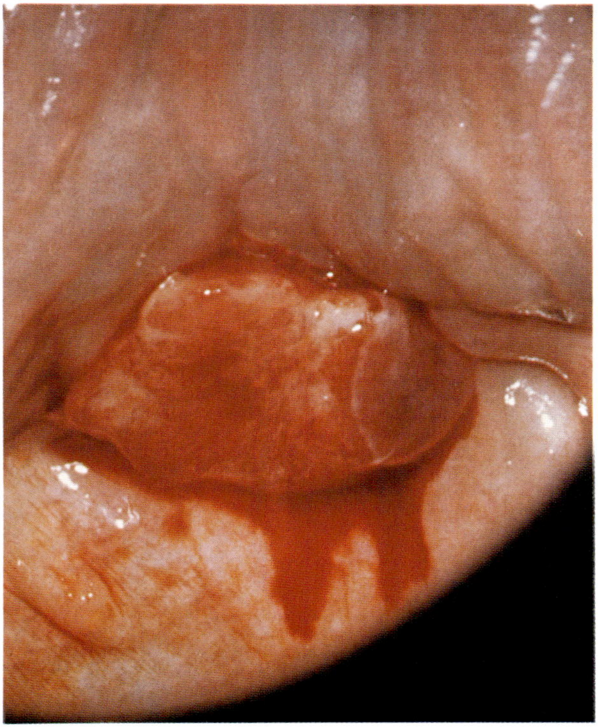

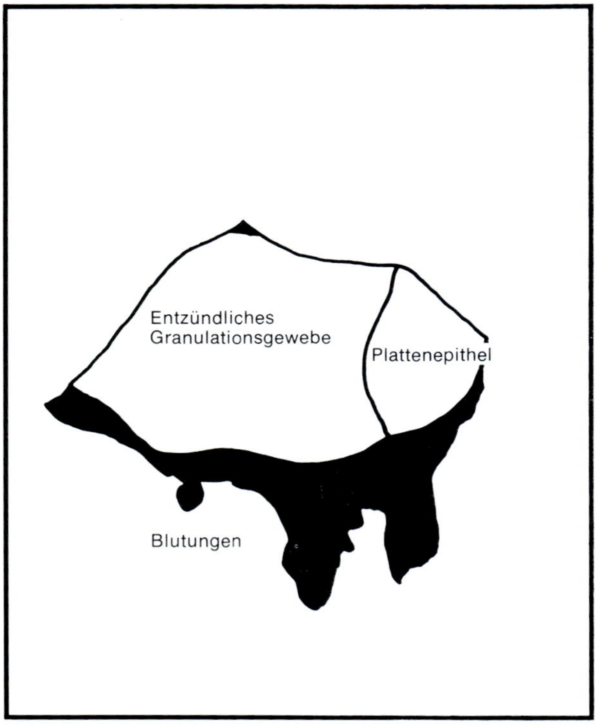

Als Polyp imponierende große polypöse Umwandlungszone. Abb. 38

Diese hat den äußeren Muttermund völlig ausgefüllt. Vorn kann man gerade noch spaltförmig den Rand des äußeren Muttermundes erkennen. Das polypartige Gebilde ist von metaplastischem Plattenepithel und Zylinderepithel bedeckt.

Solche hochgradig proliferativen Veränderungen findet man immer wieder einmal bei bestimmten Patientinnen mit Ovulationshemmereinnahme, in letzter Zeit sind diese durch die Reduzierung des Östrogen- und Gestagengehaltes in den Präparaten selten geworden.

Die 28jährige Nullipara hatte seit Jahren die Pille genommen (s.a. Abb. 39 sowie 24, 25).

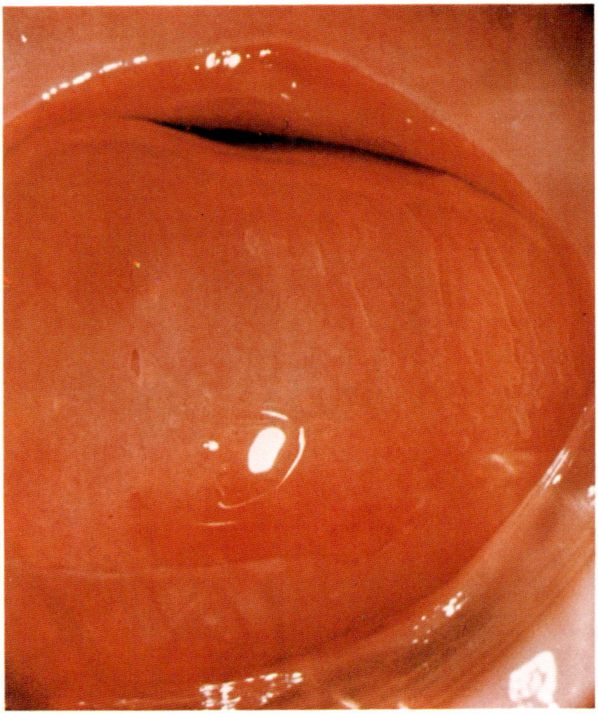

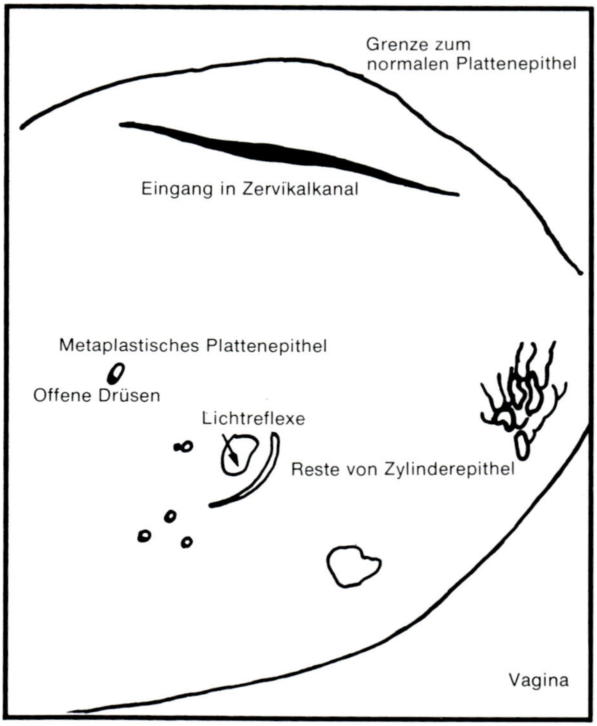

Kleine Umwandlungszone (Transformationszone).
Abb. 39

Bei der gleichen Patientin wie in Abb. 38 sieht man jetzt eine kleine Ektopie mit Umwandlung, die keiner Behandlung mehr bedarf.
Vor $^1/_2$ Jahr war die Abtragung der großen polypösen Umwandlungszone erfolgt. Gleichzeitig wurden die Ovulationshemmer abgesetzt.
Später, nach Eintreten einer Gravidität, setzte sofort wieder das proliferative Wachstum an der Zervix ein.
Nach Beendigung der Gravidität sind die proliferativen Veränderungen zurückgegangen.

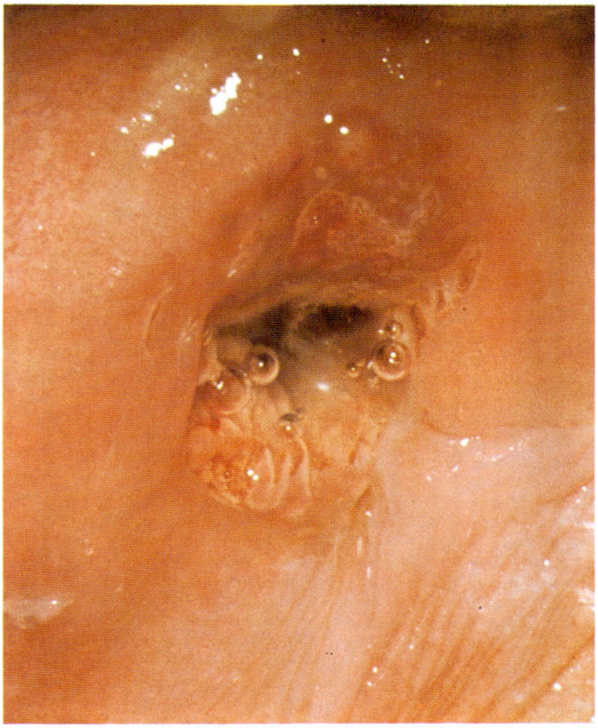

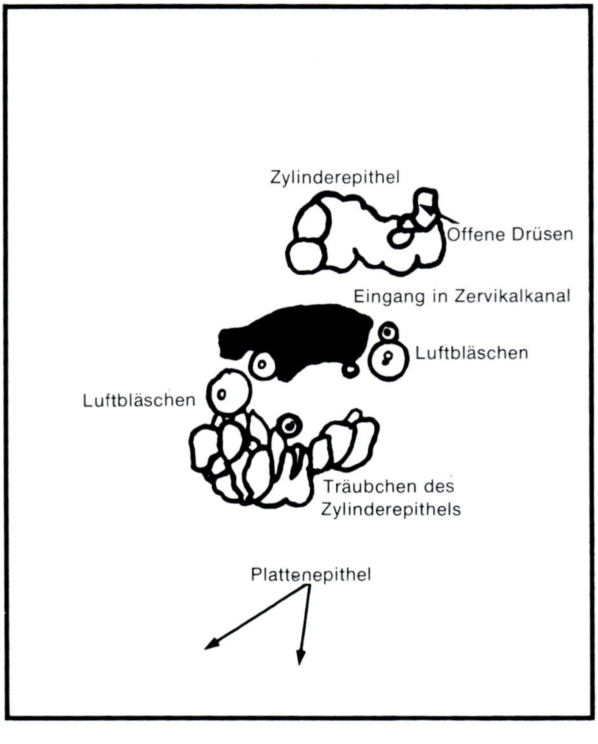

Deziduapolyp. Abb. 40

Aus dem Zervikalkanal ragt ein großes, leicht blutendes, polypartiges Gebilde mit starker Schleimabsonderung. Einzelheiten sind nicht sicher zu erkennen. Ein solcher Befund macht häufig differentialdiagnostische Schwierigkeiten (weitere Erklärungen finden sich im Text zu Abb. 41). 33jährige II.-Gravida (Mens III).

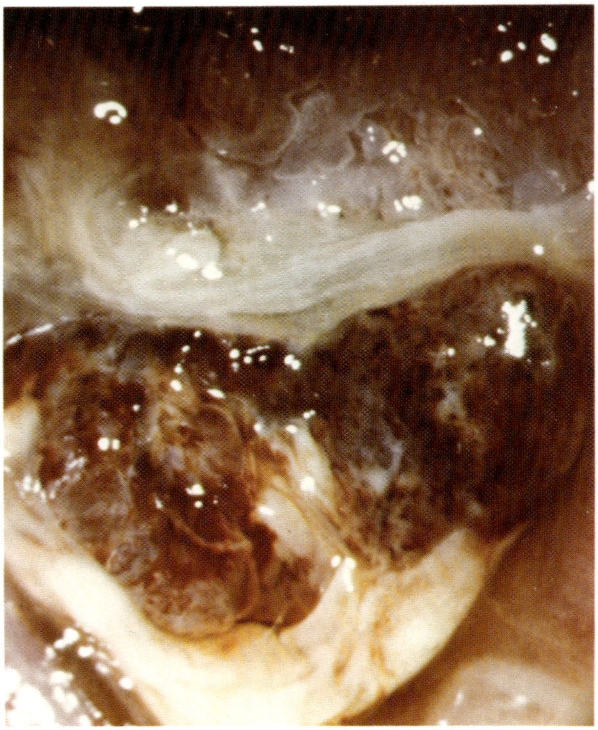

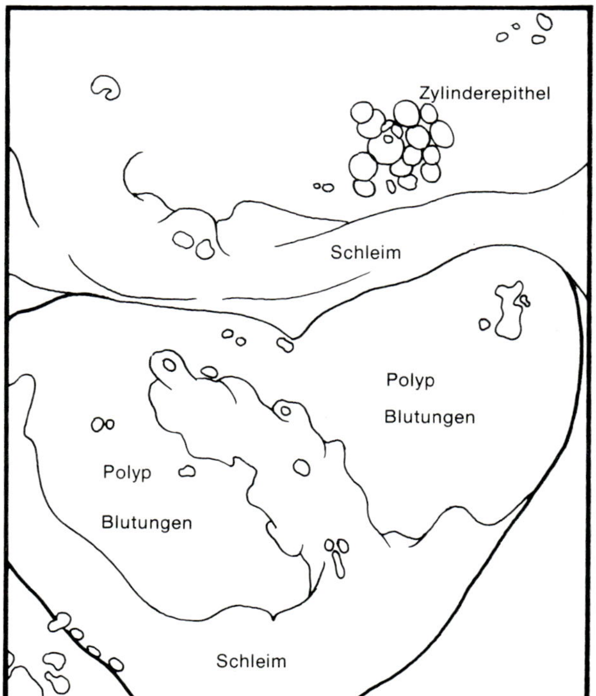

Deziduapolyp. Abb. 41

Der Zervikalkanal ist von einem zum Teil essigweißen polypösen Gebilde mit Gefäßatypien ausgefüllt. Man sieht Reste von Zylinderepithel. Dieser Befund bereitet dem Kolposkopiker in der Beurteilung außerordentliche Schwierigkeiten. In einem solchen Falle bleibt auch bei negativem Zellabstrich nach Papanicolaou nichts anderes übrig, als eine gezielte Biopsie aus dem Tumor vorzunehmen. Bei der 23jährigen II.-Gravida handelte es sich histologisch um eine stark entzündlich veränderte heterotope Deziduabildung im Bereich einer zervikalen Ektopie.

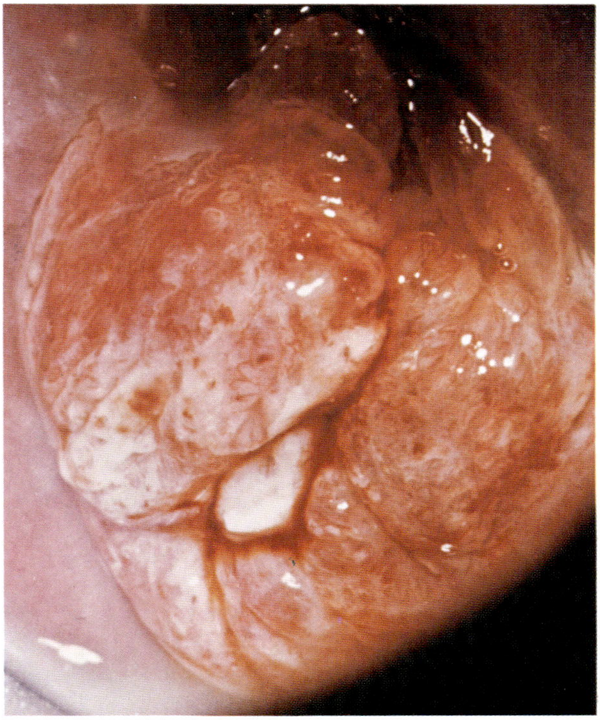

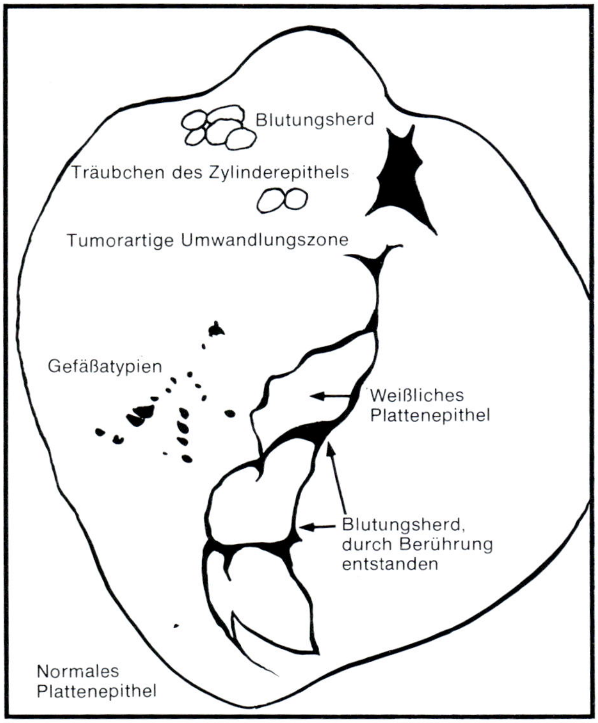

Scheidenendometriose.
Abb. 42

Im Bereich der hinteren Scheidenwand findet sich an der Spitze eines klinisch tastbaren, spangenförmigen Knotens ein bläulicher Knoten und darunter eine bläuliche Verfärbung der Scheidenhaut. Bei der 29jährigen II-Para bestehen Zwischenblutungen und ziehende Schmerzen. Histologischer Befund: Scheidenendometriose.

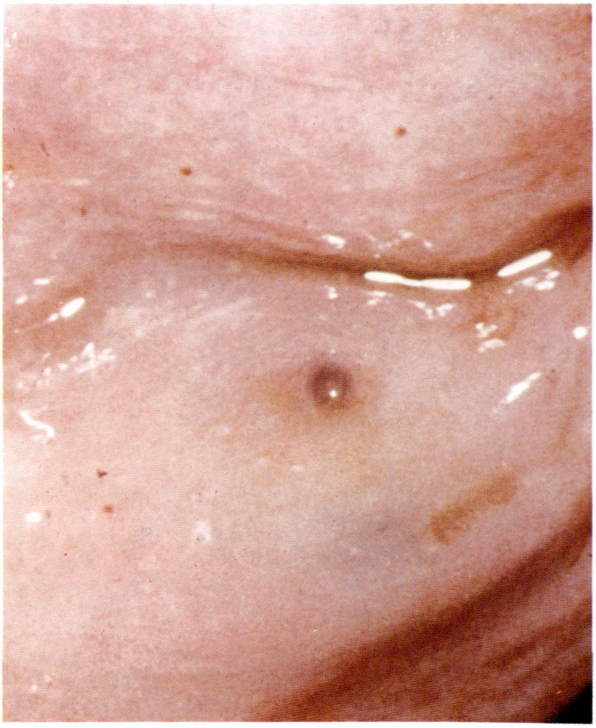

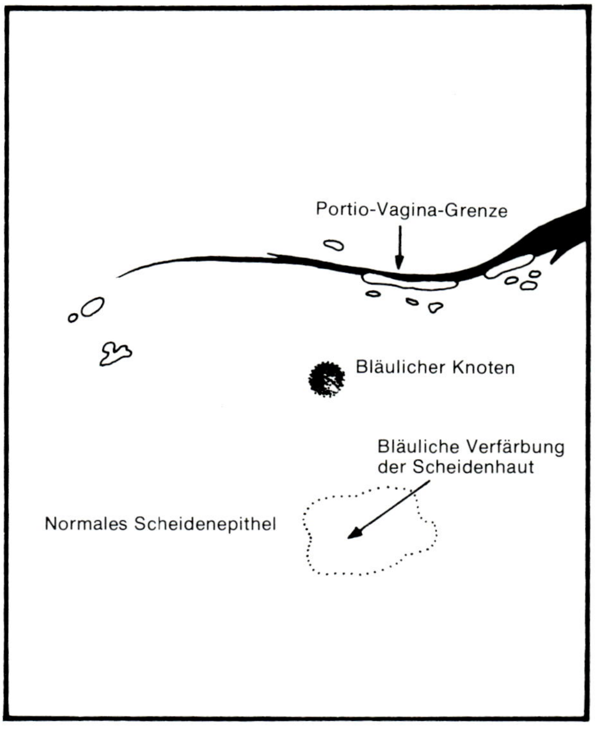

Zyste in der Vagina.
Abb. 43

Diese große Zyste im vorderen Scheidendrittel, die zu keinerlei Beschwerden geführt hat, ist bei der 54jährigen Patientin mit 3 Geburten wahrscheinlich traumatisch nach einer Geburt entstanden. Sie ist nun schon viele Jahre nachweisbar. Würde man sie eröffnen, so käme sicherlich neben Schleim auch altes, organisiertes Blut zutage.

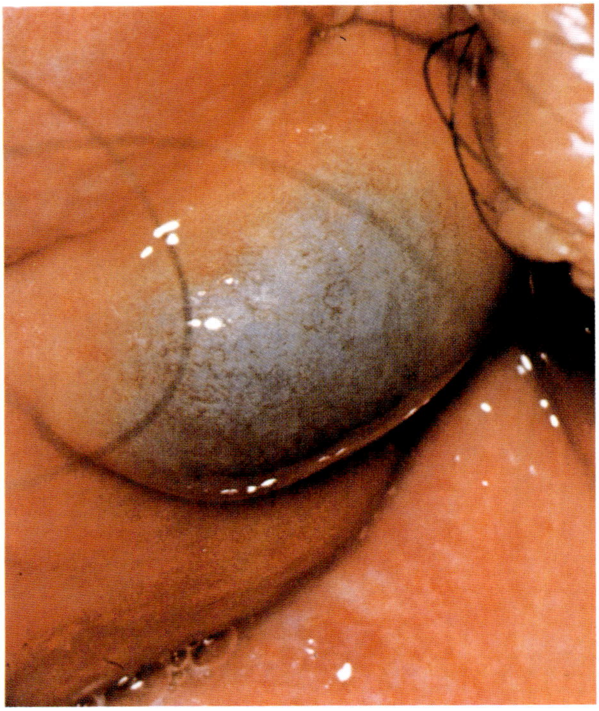

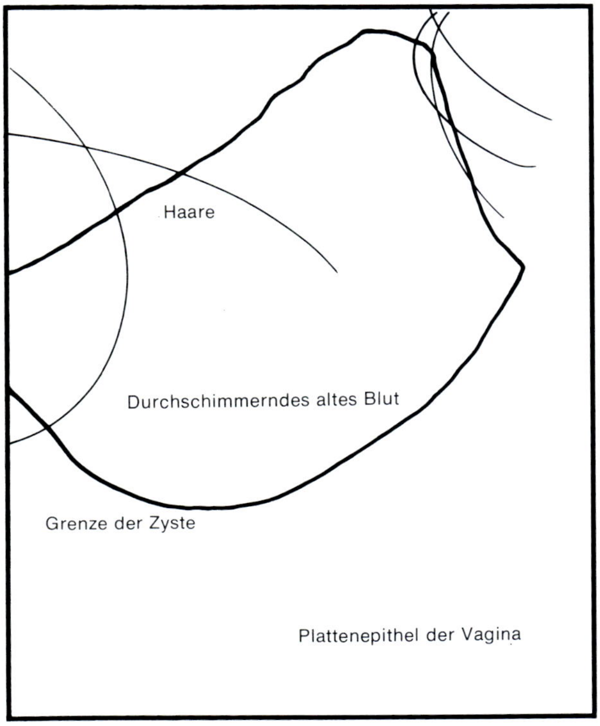

Angeborene Scheidenzyste in der seitlichen Vaginalwand, nahe an der Grenze zur Cervix uteri. Abb. 44

Histologisch gelingt hier häufig der Abstammungsnachweis nicht. In diesem Falle handelte es sich um eine Zyste des Gartnerschen Ganges (Wolfschen Ganges). Die Zyste hatte bei der 25jährigen Patientin keinerlei Beschwerden verursacht und war rein zufällig entdeckt worden.

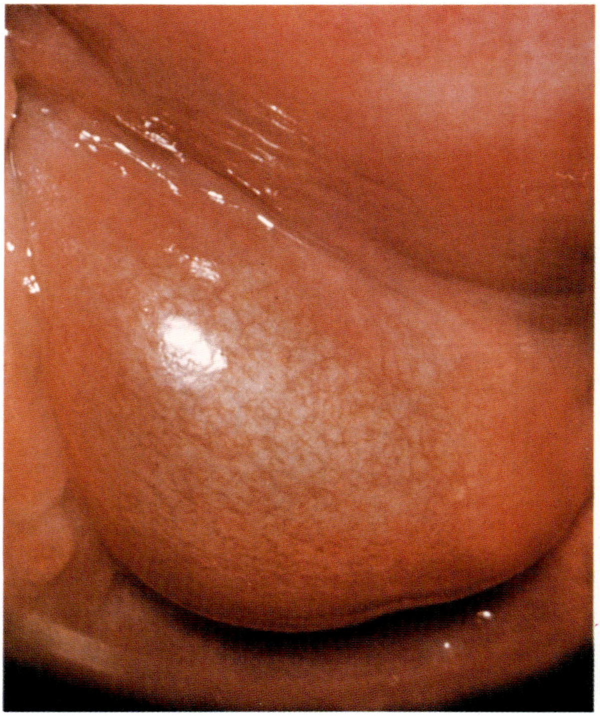

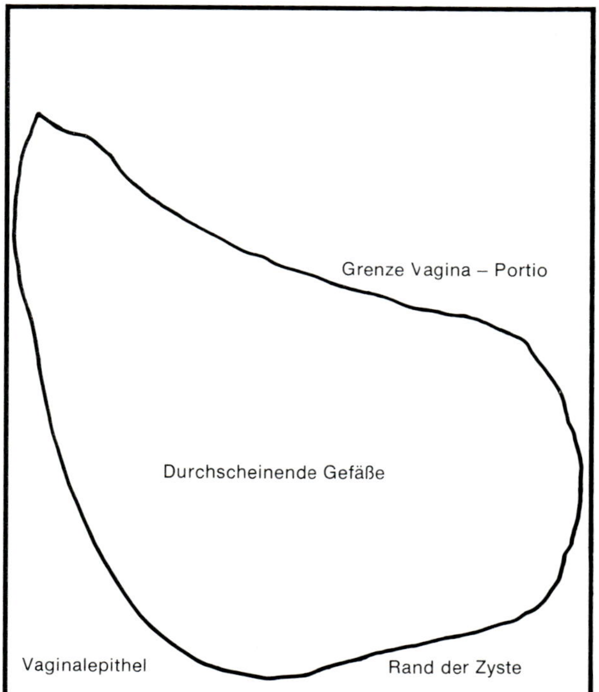

Adenosis vaginae. Abb. 45

Im Bereich der hinteren Vaginalwand sieht man dicht hinter der Portio Zylinderepithel und umgewandeltes Plattenepithel sowie reichlich Vaskularisation.
Histologischer Befund:
Ektopie mit Plattenepithelmetaplasien (weitere Erläuterungen s. Kap. 2.a).
40jährige Nullipara.

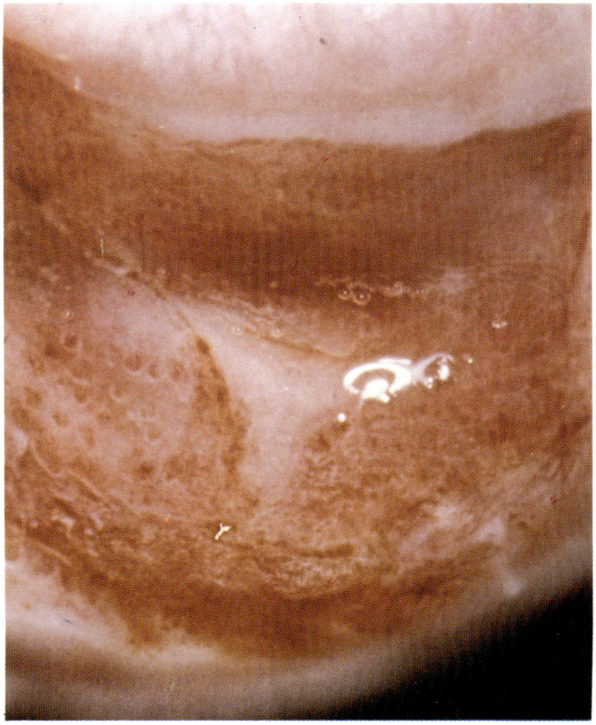

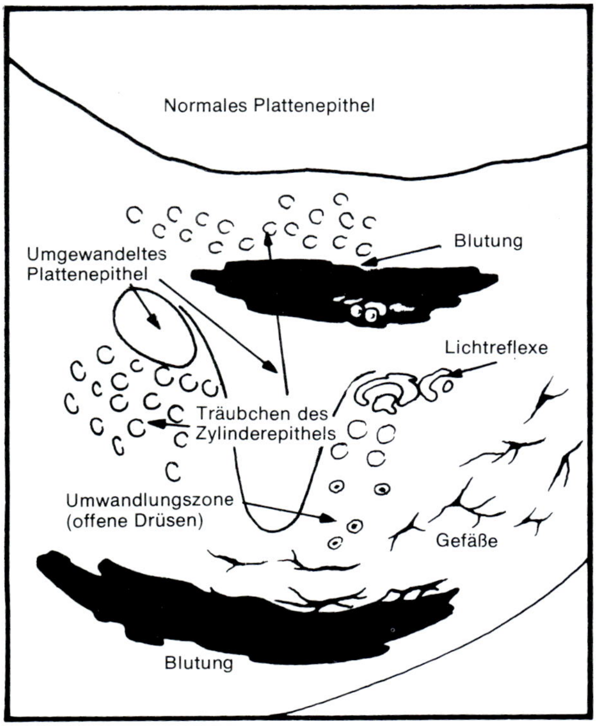

Intaktes Hymen bei einem 8jährigen Mädchen. Abb. 46

Verletzungen am Hymenalring lassen sich naturgemäß kolposkopisch klarer feststellen als mit bloßem Auge.
In diesem Fall war die Frage eines Stuprums abzuklären.
Mit Hilfe des Kolpophotogrammes konnte die Unverletztheit des Hymens bewiesen werden.

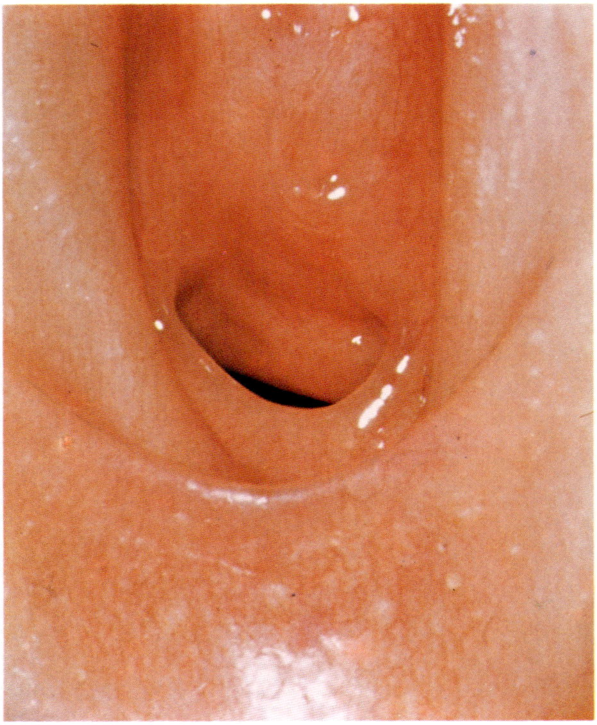

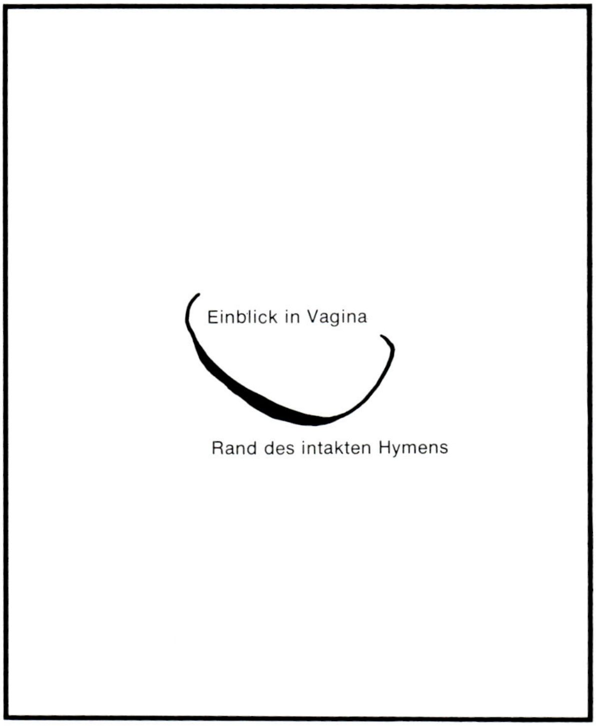

Großer Urethralpolyp. Abb. 47

Proximal dieses Polypen findet sich noch ein kleinerer Lappen. Der Polyp ist zum größten Teil mit metaplastischem Plattenepithel bedeckt. Weiter sieht man kleine, zarte Mosaikbezirke, die auf Entzündung hinweisen.
Dieser große Polyp hatte bei der 68jährigen Patientin Vorfallgefühl und Schmerzen beim Wasserlassen verursacht. Er wurde deshalb abgetragen.

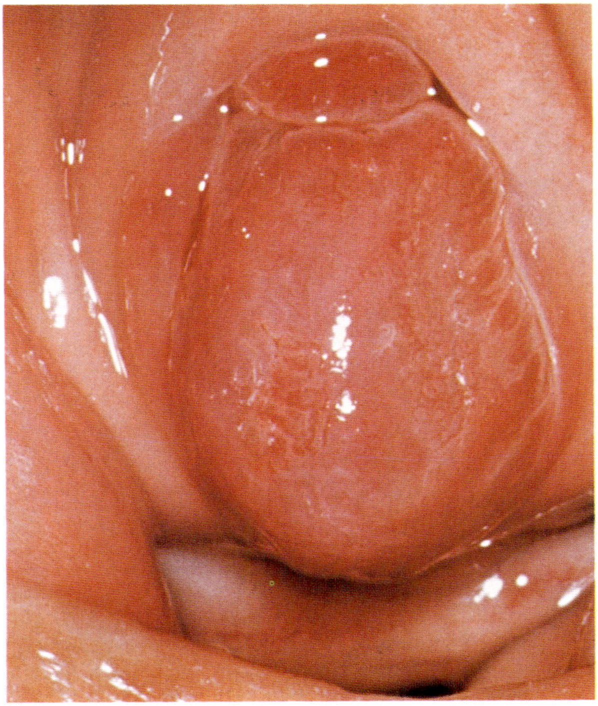

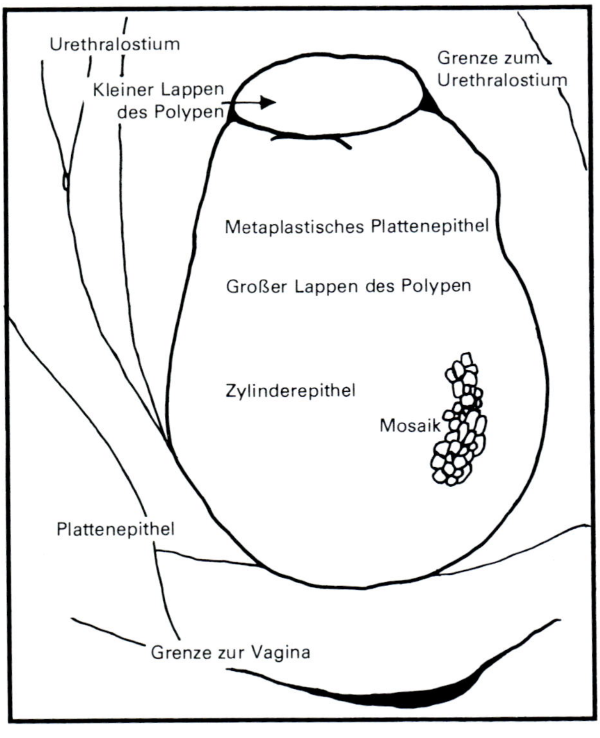

Zustand nach Marsupialisation einer Bartholinischen Zyste links. Abb. 48

Im unteren Drittel der linken kleinen Labie ist die kleine Drüsenöffnung gerade erkennbar. In der Umgebung ist das Epithel punktförmig gerötet (33jährige Patientin).

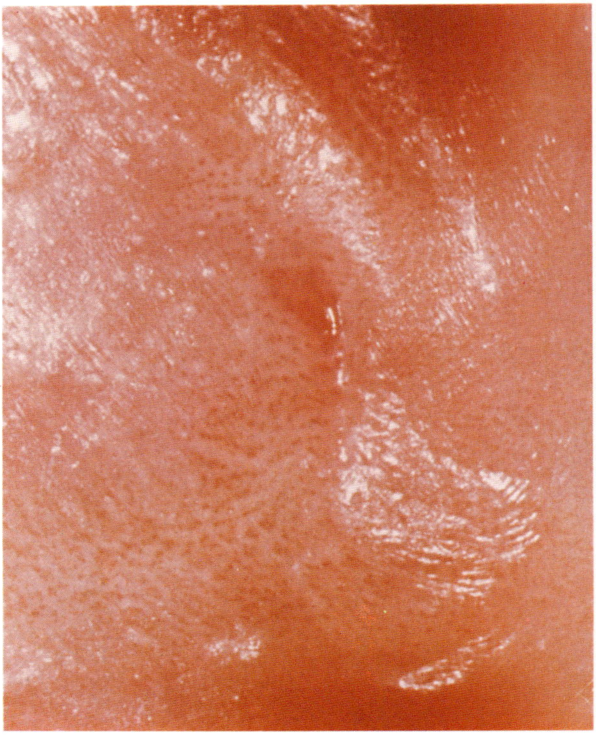

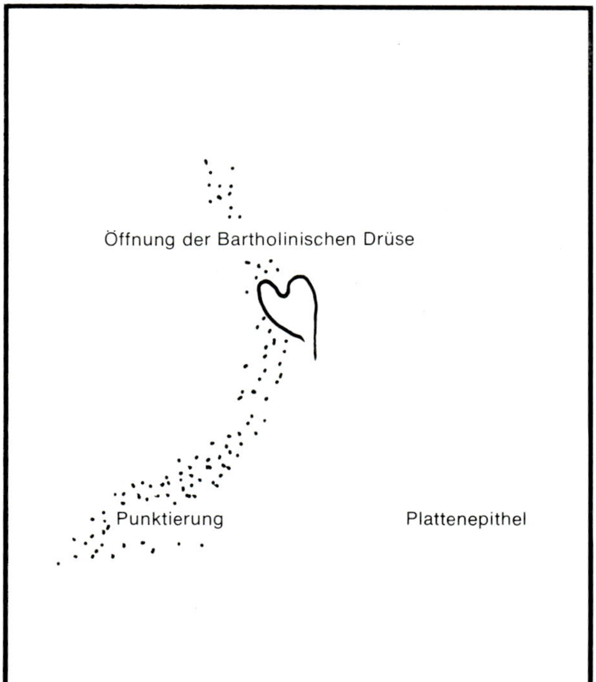

Erosio vulvae. Abb. 49

Im Bereich der hinteren Kommissur ist dieser sehr schmerzhafte Epitheldefekt nach einer Geburt entstanden.
Nach lokaler Behandlung erfolgte bei der 24jährigen Patientin rasche Abheilung.

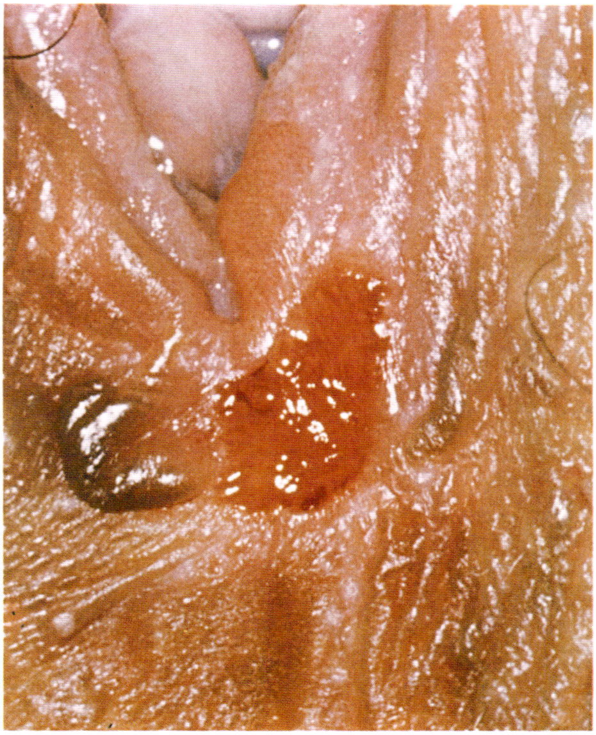

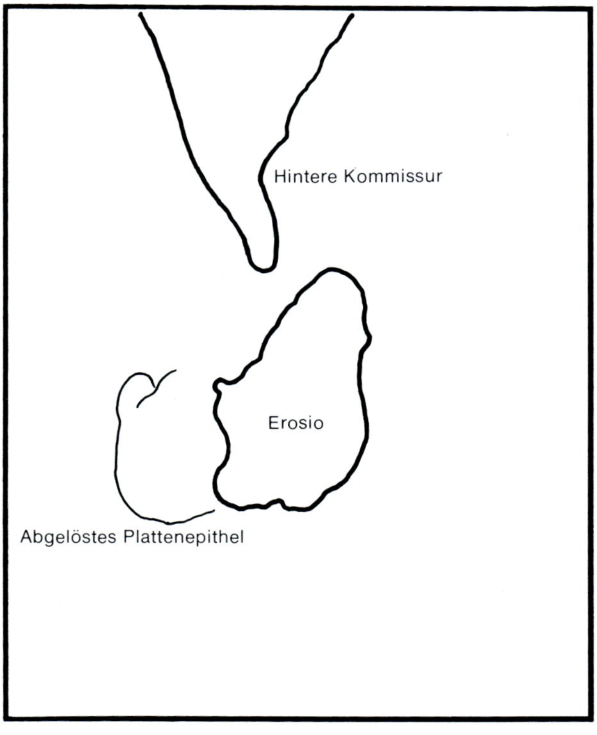

Vaginalzyste. Abb. 50

Im Bereich der hinteren Kommissur hat sich eine kleinkirschgroße Zyste entwickelt, die von der Patientin als außerordentlich störend empfunden wird. Man sieht den gelblichen Schleim durchschimmern. Die Zystenwand ist sehr dünn, die Gefäße zeigen einen baumzweigartigen Verlauf und sind völlig unverdächtig. Diese Zyste ist mit größter Wahrscheinlichkeit traumatisch nach einer Episiotomie entstanden.
Histologischer Befund: Teils mit Plattenepithel, teils mit einreihigem Zylinderepithel ausgekleidete Zyste.

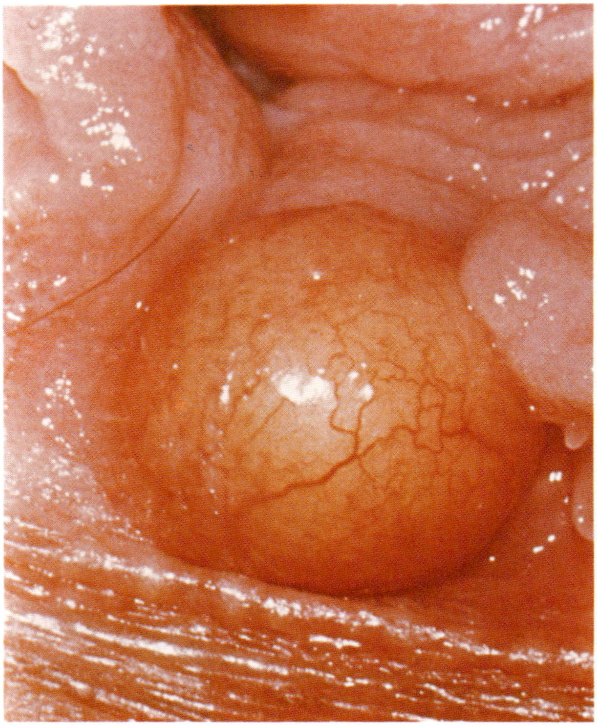

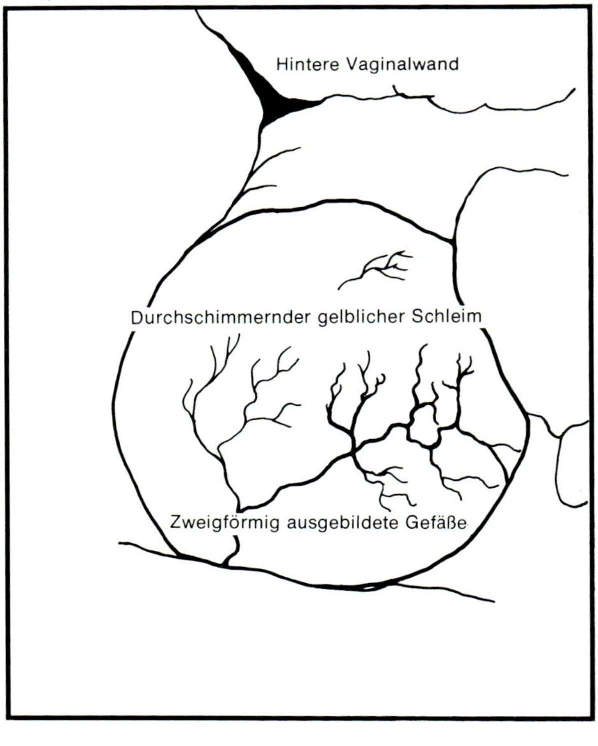

Akute Vulvitis mit Erosionen und Knötchenbildung. Abb. 51

Im Bereich der Vulva links, nahe am Introitus sieht man kleine Ulzera, mit bloßem Auge kaum erkennbar. Weiter sind kleine Knotenbildungen nachweisbar.
Bei der 42jährigen Nullipara besteht starker Juckreiz und Brennen am Scheideneingang.

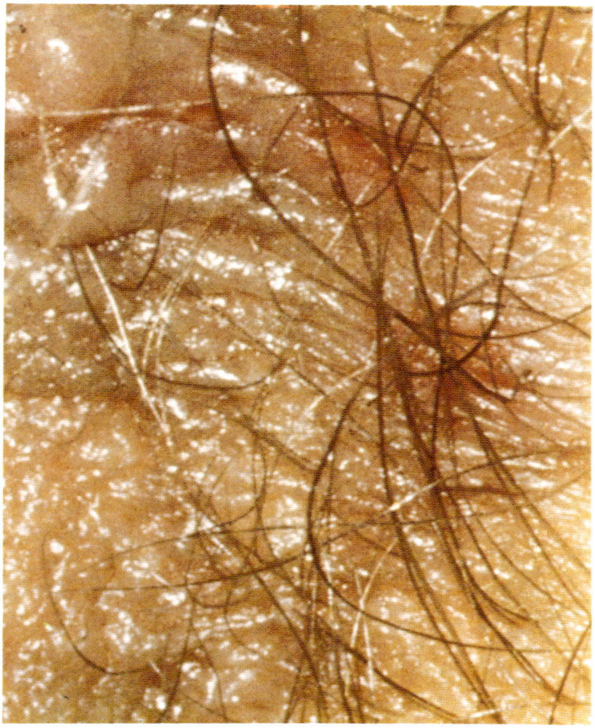

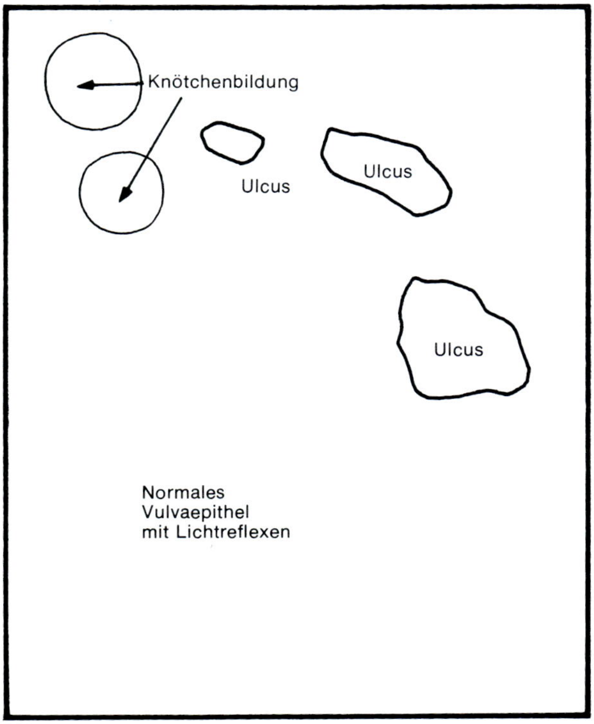

Varizen an der Vulva. Abb. 52

62jährige Patientin in der Postmenopause, keine Beschwerden.

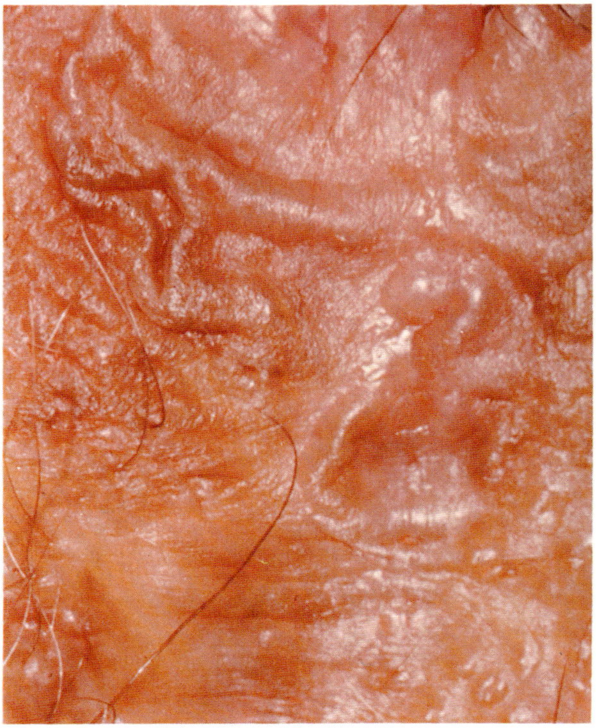

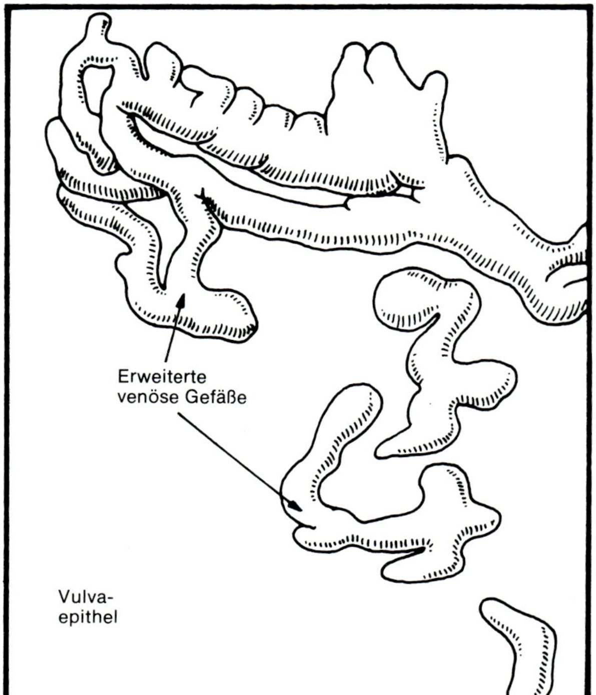

Herpes simplex abortivus. Abb. 53

39jährige II-Para mit starkem Juckreiz und Pickelbildung an der Vulva. Man erkennt Herpes-Bläschen und Erosionen.

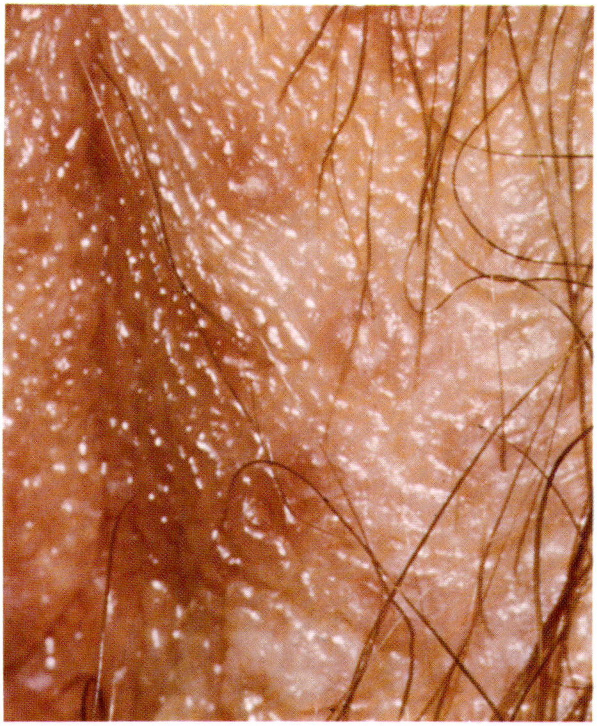

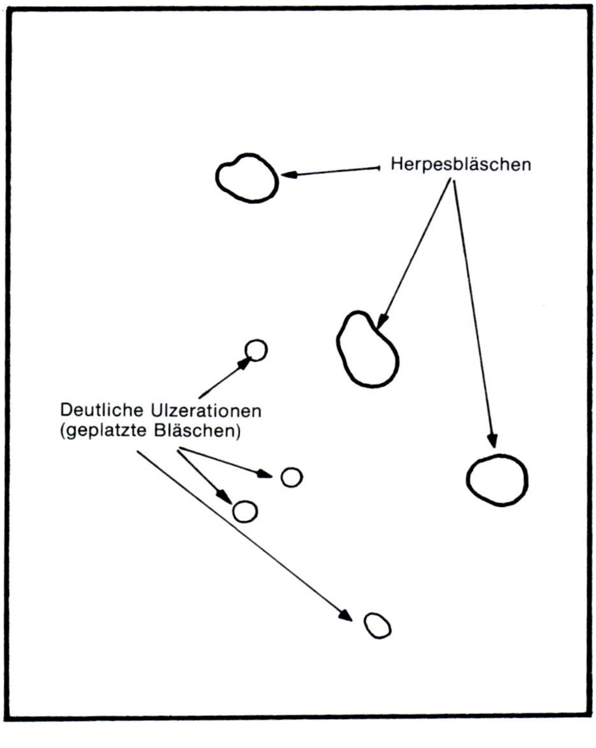

Aphthen an der Vulva. Abb. 54

Die weißlichen Plaques mit gerötetem Hof sind außerordentlich stark juckend.
Sie heilten nach lokaler Kortisonbehandlung bei der 30jährigen Patientin rasch ab.

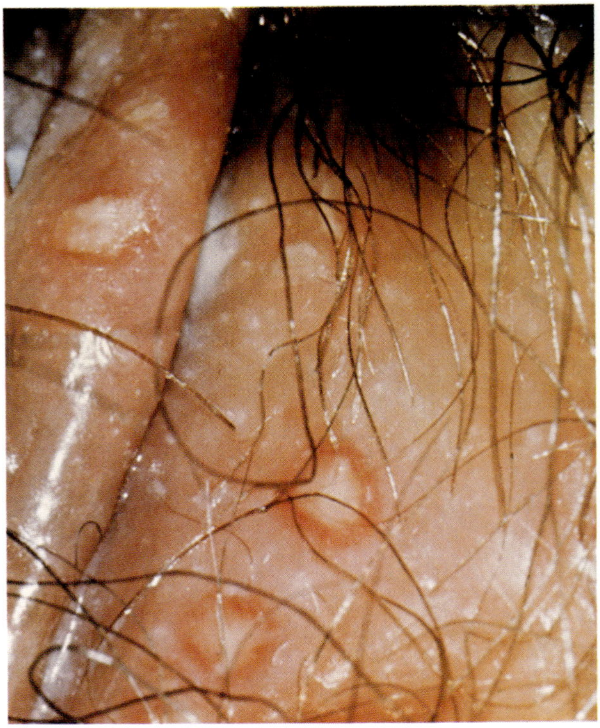

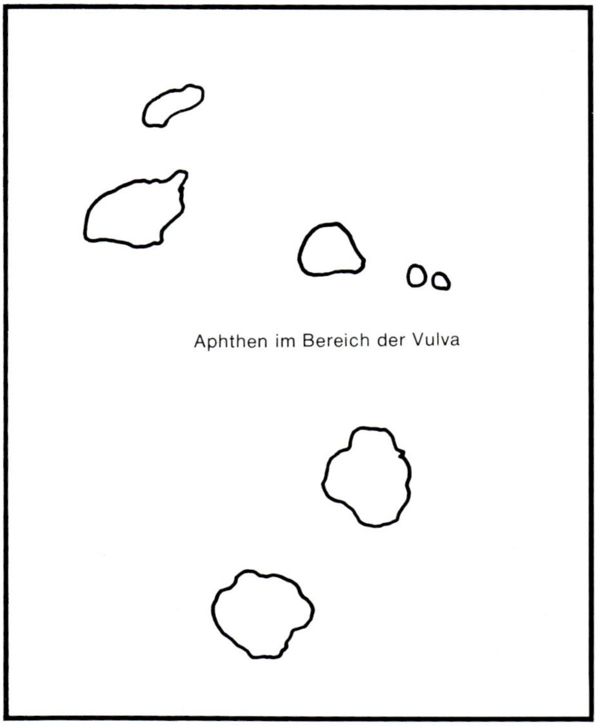

Neurodermatitis circumscripta vulvae = Lichen chronicus simplex Vidal. Abb. 55

Seit rund 8 Jahren besteht bei der 45jährigen Patientin im Bereich der linken großen Labie ein ovaler, weißlich glänzender, lichenifizierter Herd. Eigentliche Beschwerden sind nicht vorhanden. Die Therapie bestand in Umspritzungen des Hautbezirkes mit Kortikosteroid – Kristallsuspension.

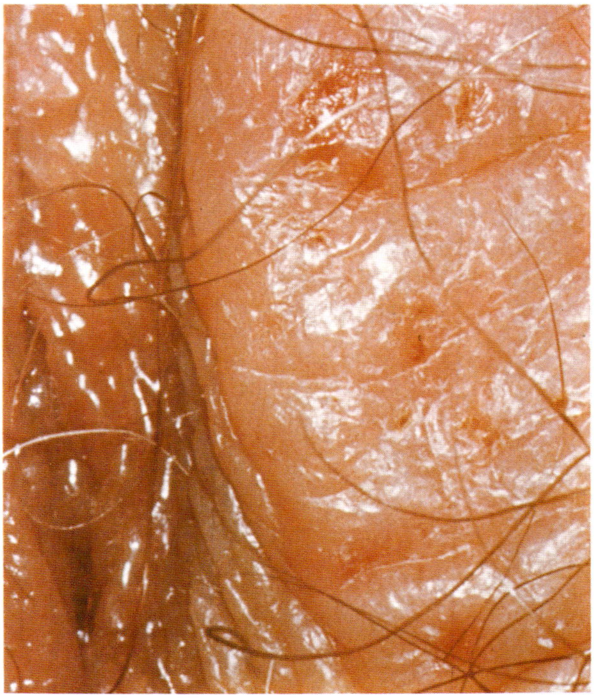

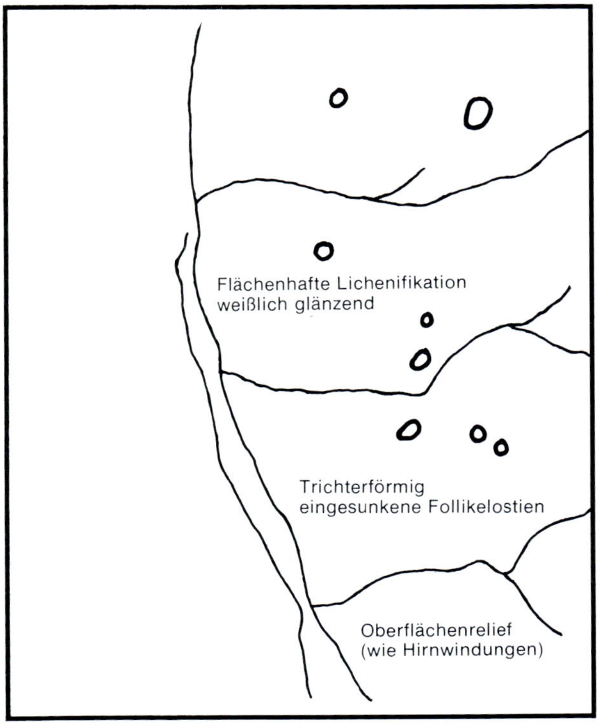

Kraurosis vulvae mit sekundärer Leukoplakie. Abb. 56

Das sekundär stark verdickte, verhornende, weißliche Plattenepithel zeigt eine scharfe Grenze zum normalen, blaßroten Plattenepithel der Vulva.
Bei der 67jährigen Patientin bestehen keinerlei Beschwerden.

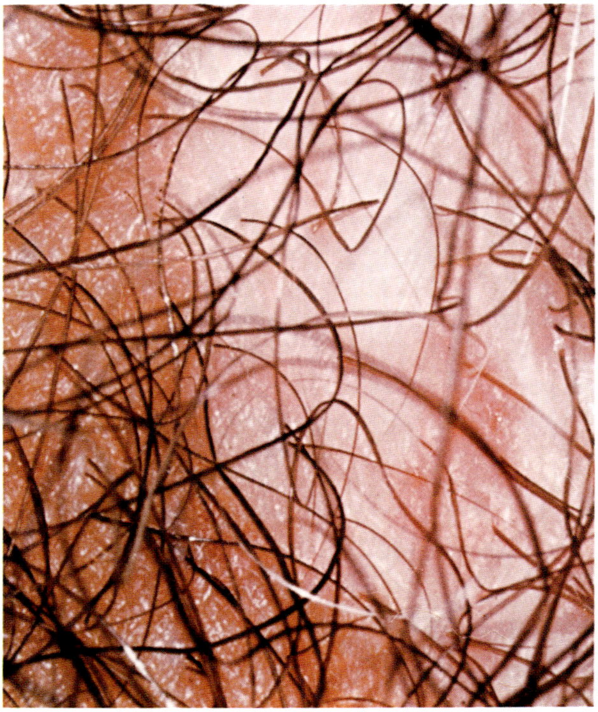

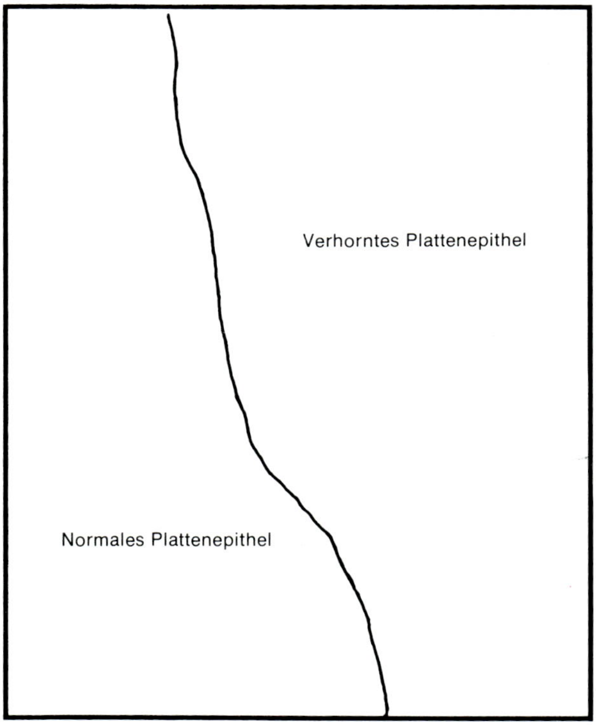

Angiokeratom (gutartige Teleangiektasie). Abb. 57

Rechts an der Vulva findet sich ein kirschgroßer oberflächlich ulzerierter Knoten. Um ein Melanom sicher auszuschließen, muß ein solcher Knoten immer weit im Gesunden exzidiert werden. 37jährige III-Para ohne Beschwerden.

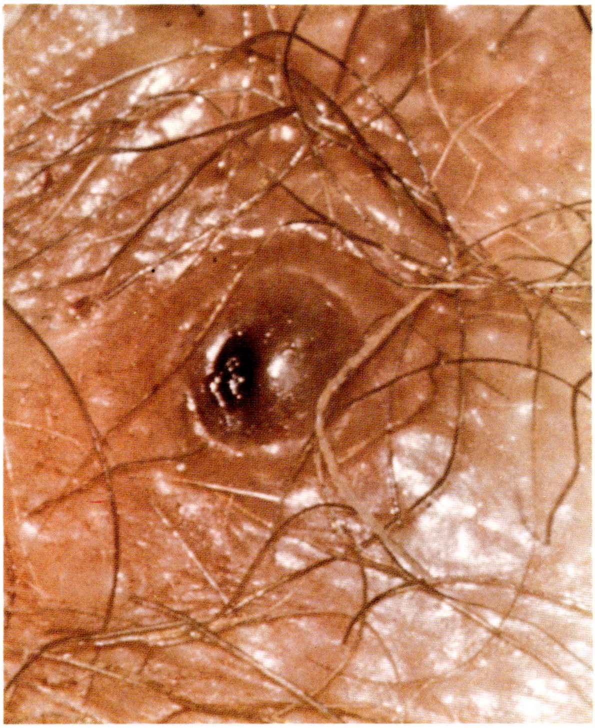

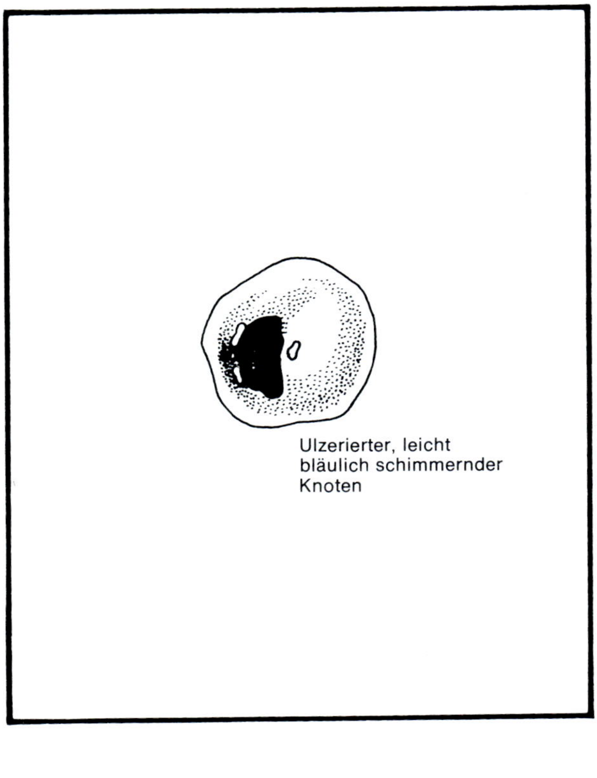

Erbsengroßer bläulicher Knoten im Bereich der rechten großen Labie, histologisch: Melanom.
Abb. 58

64jährige Patientin in der Postmenopause, seit kurzem wurde an der Vulva eine schmerzhafte Geschwulst beobachtet. Histologischer Befund: Ulzeriertes noduläres malignes Melanom der rechten Labie. Level IV, Tiefenwachstum 1,5 mm.

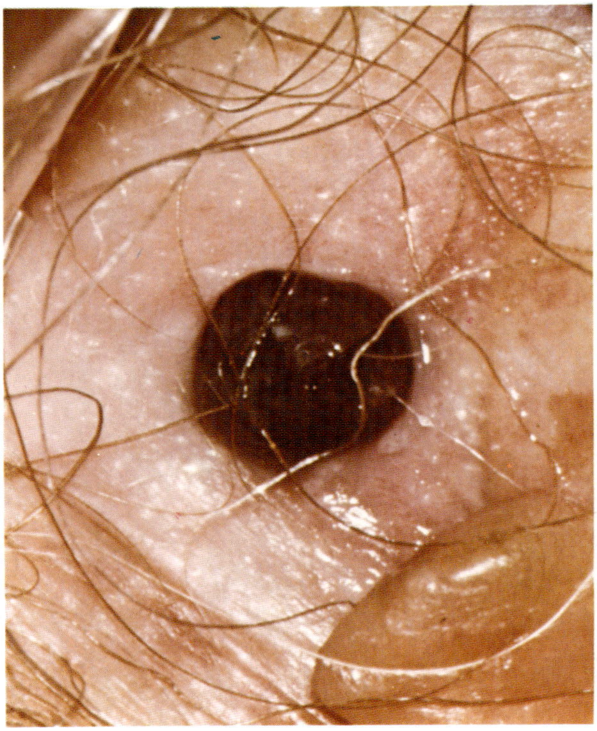

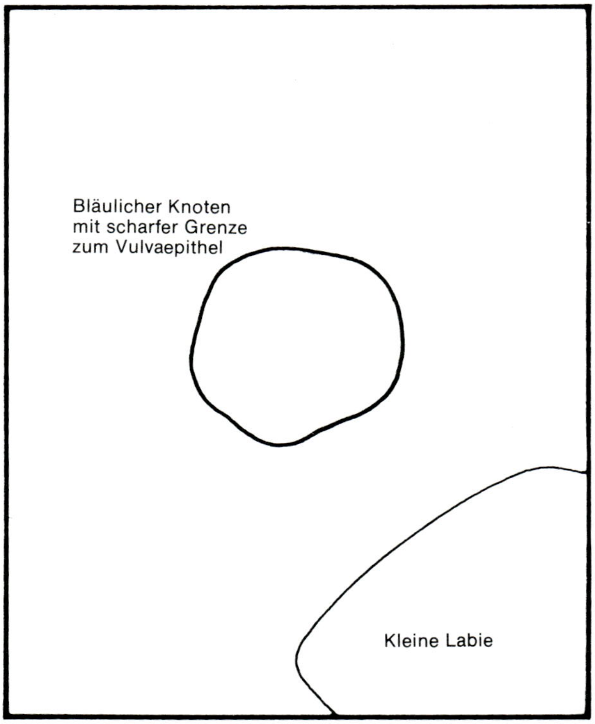

Zustand nach Exzision des Tumors $^{1}/_{4}$ Jahr nach Operation (s. Abb. 58). Abb. 59

Unauffällige reizlose Narbenbildung.
Regelmäßige Nachuntersuchungen haben bisher keinen Anhalt für ein Rezidiv oder Metastasenbildung ergeben (Beobachtungszeit 3 Jahre).

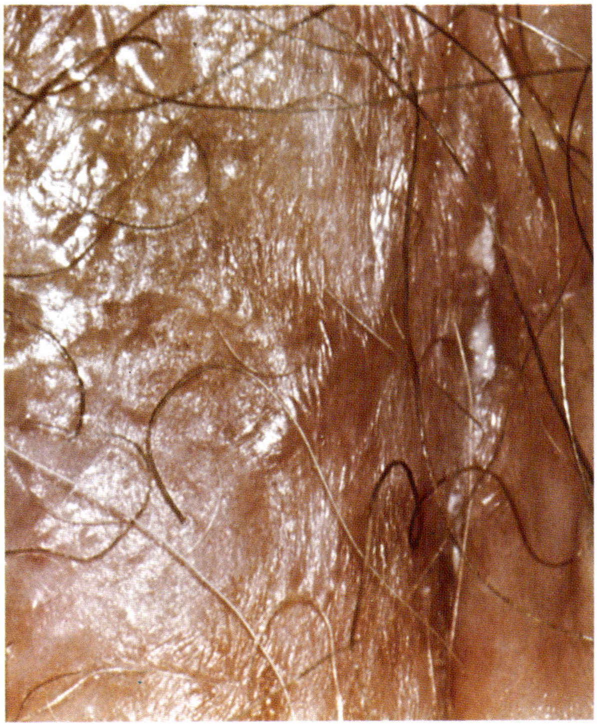

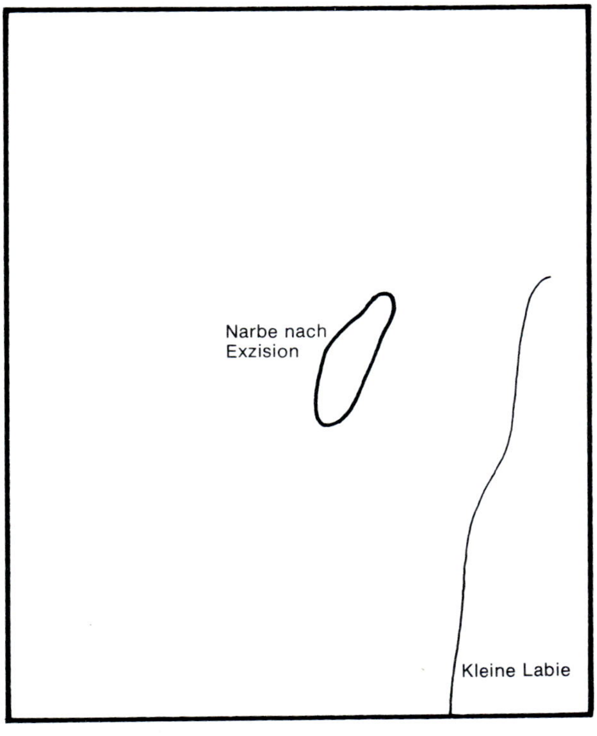

Grobe Leukoplakie der Vulva – Morbus Bowen. Abb. 60

Im Bereich der hinteren Kommissur und am Damm finden sich schollige, weißliche Beläge. Bei der jetzt 29jährigen Patientin war vor 5 Jahren wegen grober Leukoplakie der Portio, histologisch: Carcinoma in situ, eine Uterusexstirpation durchgeführt worden. Jetzt erfolgte eine ausgiebige Exzision des atypischen Epithelbezirkes.

Histologischer Befund:
Carcinoma in situ – Morbus Bowen

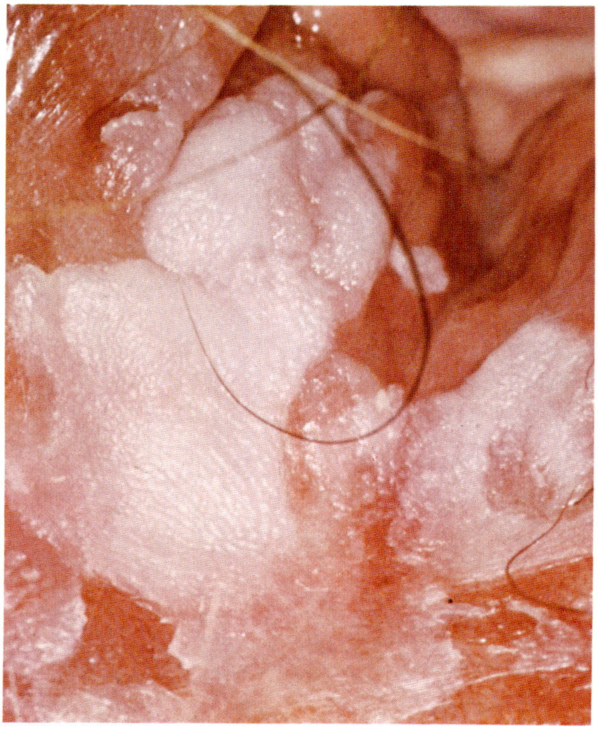

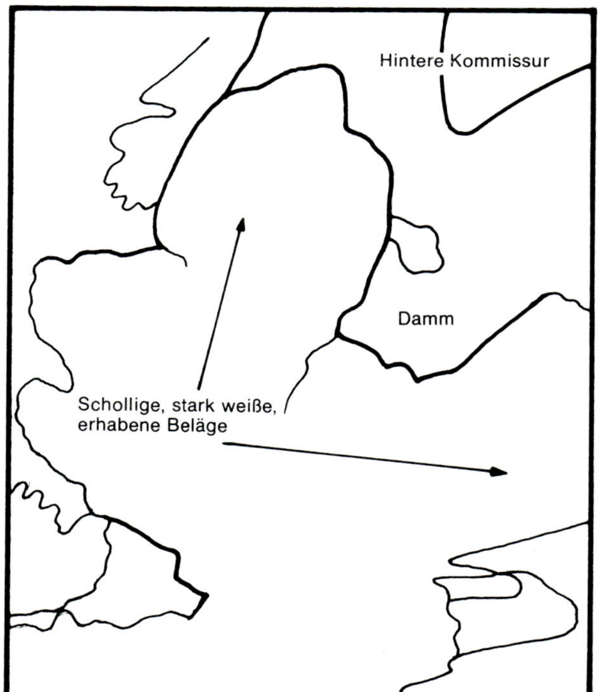

b) Papillome, Kondylome

In die Gruppe „verschiedene Befunde" gehören auch die kolposkopisch in verschiedener Größe und Form nachweisbaren, gar nicht so selten auftretenden warzenförmigen (**Kondylom**) bzw. papillomatösen Veränderungen (**Papillom**). Man findet sie im Bereich von Portio, Vagina und Vulva. Eine Unterscheidung des Kondyloms vom Papillom ist im kolposkopischen Bild nicht leicht.
Nach HAMPERL gehören diese histologisch meistens gutartigen Tumoren zur Gruppe der fibroepithelialen Geschwülste der mit Plattenepithel überzogenen Schleimhäute. Dies trifft bekanntlich für Portio, Vagina und Vulva zu. HAMPERL beschreibt die anatomische Beschaffenheit dieser Tumoren so: Der Plattenepithelüberzug ist verdickt, die in das Epithel hineinragenden Bindegewebspapillen sind entsprechend verlängert, so daß die zwischen ihnen liegenden Epithelzapfen eine besondere Mächtigkeit erreichen. Der Tumor ragt beetartig hervor. Das Epithel kann aber auch zwischen den Papillen einsinken, dann wird die Oberfläche uneben und stellt sich feinzottig dar. Schließlich kann jede bindegewebliche, gegen die Oberfläche zu vorgetriebene Papille kleine seitliche (sekundäre) Papillen bilden. Es entstehen dann plumpe oder schmale Zotten mit abgerundeten oder spitz zulaufenden Enden. Der Tumor nimmt blumenkohlartigen Charakter an.
Die Ätiologie der Kondylome ist infektiös meist durch ein Virus bedingt. Häufig finden sich entzündliche Veränderungen mit Fluor als Nebenbefund, auch die Gonorrhoe kann die Ursache sein.
Nach THOMSEN und HUMKE sind die spitzen Kondylome von Bakterien und Spirillen besiedelt, auch Hefepilze sind nachweisbar.
Sind die Kondylome bzw. Papillome sekundär entzündlich verändert, was aus den eben beschriebenen Gründen gar nicht so selten ist, dann bereitet die Beurteilung des kolposkopischen Bildes große Schwierigkeiten. Oft sieht man Gefäßatypien an den Spitzen der Papillen. Solche Befunde müssen histologisch abgeklärt werden, auch bei negativem Zellabstrich nach Papanicolaou.
THOMSEN und HUMKE haben zwar die prämaligne Entartung eines Papilloms als Rarität bezeichnet. Ich muß aber doch hinzufügen, daß hier selbstverständlich der histologische Begriff des Papilloms gemeint ist. Finden wir im kolposkopischen Bild papillomatöse Veränderungen, so sollte man lieber einmal zuviel als zuwenig eine gezielte Biopsie durchführen! In den bisher von mir beobachteten Fällen fanden sich sowohl Dysplasien als auch Carcinomata in situ. Auch andere Autoren u. a. MADEJ haben Dysplasien und Carcinomata in situ beschrieben.

Papillomatöser Tumor mit Gefäßatypien. Abb. 61

Im Bereich der hinteren Muttermundslippe findet sich ein ausgedehnter papillomatöser Bezirk mit reichlich Gefäßatypien (Haarnadelkapillaren). Das Epithel färbt sich essigweiß. Die 19jährige Patientin nimmt seit 3 Jahren perorale Antikonzeptiva ein. Der Zellabstrich nach Papanicolaou ist III.
Histologischer Befund: Kondylom.

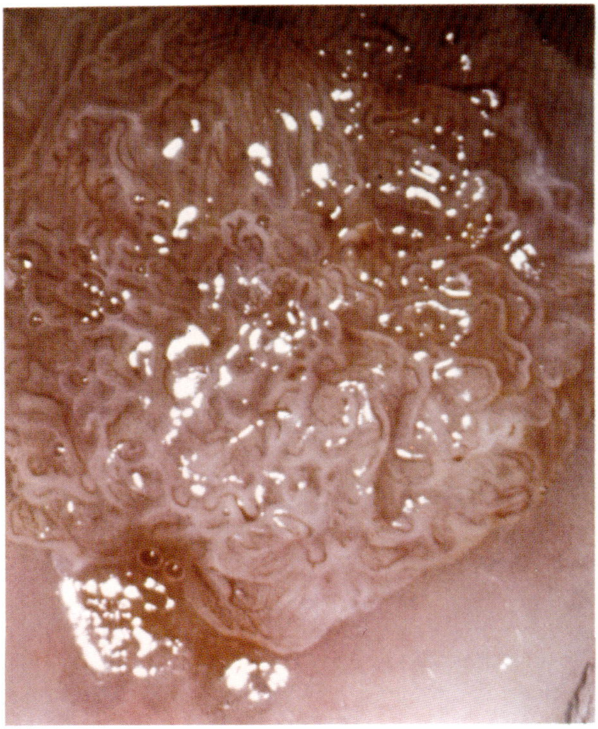

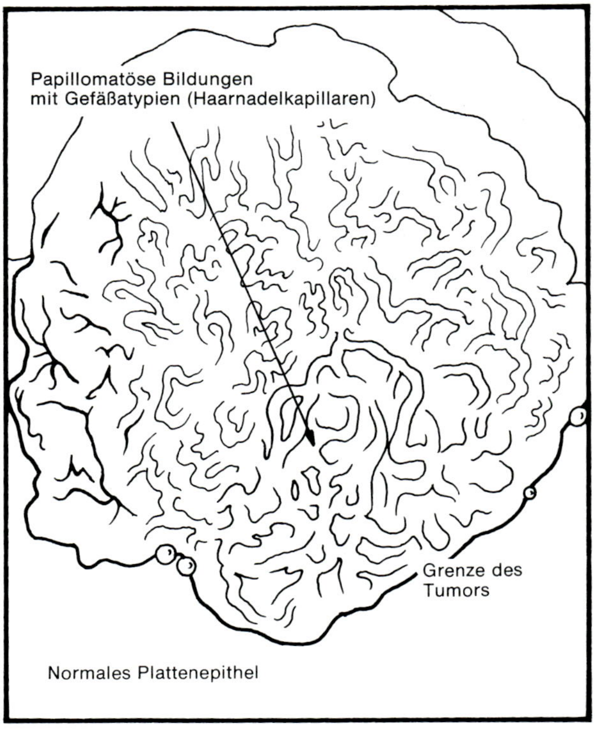

Papillom. Abb. 62

Im Bereich der vorderen Muttermundslippe findet sich ein Papillom mit atypischen Gefäßen (Haarnadelkapillaren). Darunter schließt sich eine stark proliferative, aber unverdächtige Ektopie an. Weiter sieht man am Rande des Papilloms Mosaik- und Punktierungsbezirke.

Dieser Befund muß auch bei negativem Zellabstrich nach Papanicolaou immer histologisch abgeklärt werden.

Die 24jährige Patientin hatte 6 Jahre Ovulationshemmer eingenommen und entzog sich leider der weiteren Beobachtung.

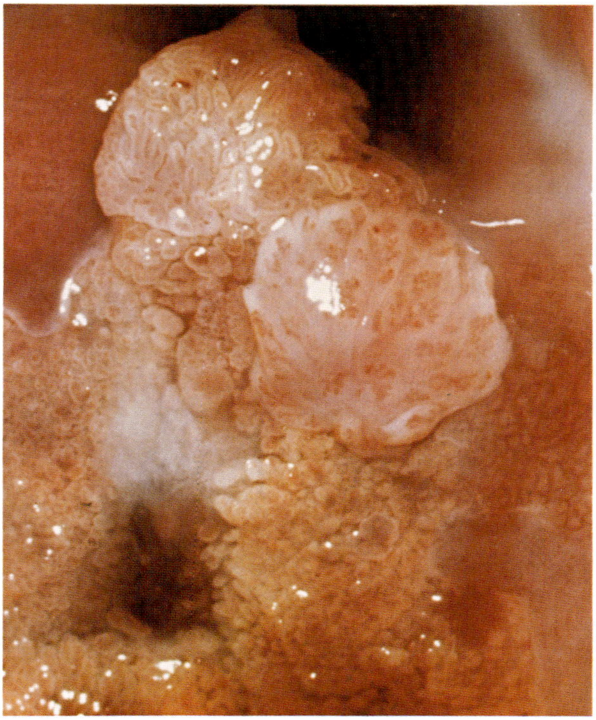

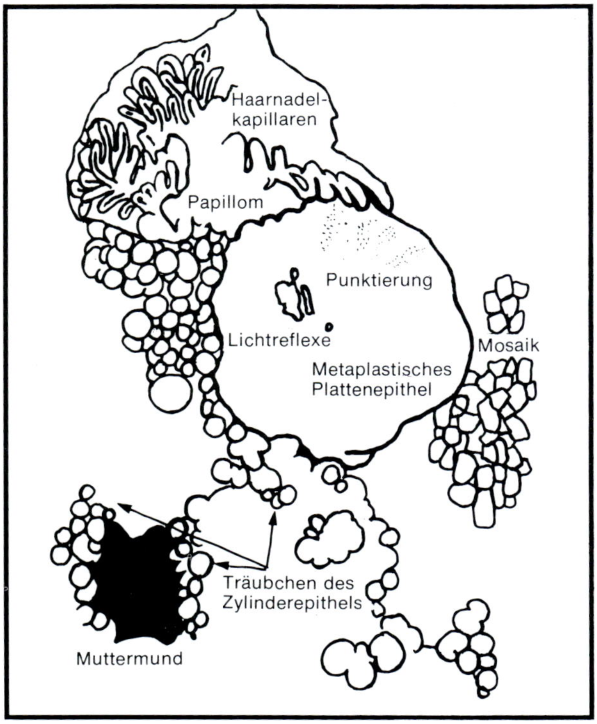

Papillom. Abb. 63

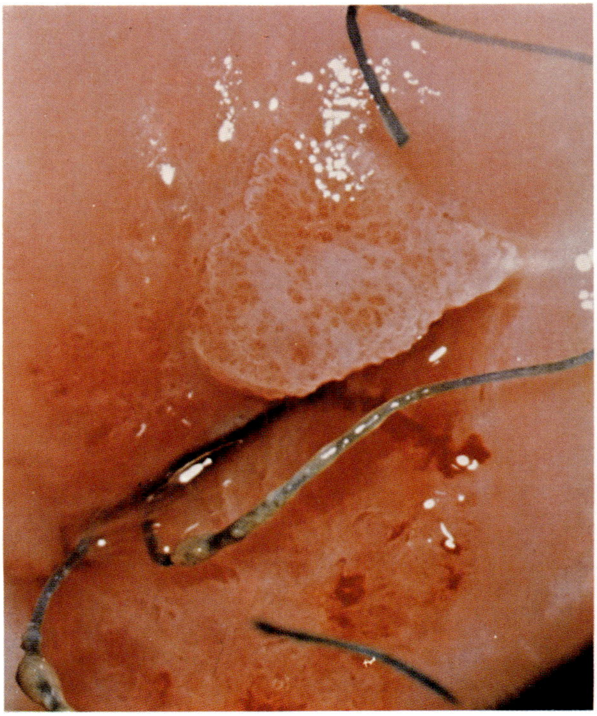

Papillomatöser Bezirk mit Gefäßatypien (Punktierung) im Bereich der vorderen Muttermundslippe. Weiter findet sich eine unverdächtige Umwandlungszone. Bei der 24jährigen Patientin war vor 2 Jahren ein Intrauterinpessar eingesetzt worden.

Ein solcher Befund ist kolposkopisch immer verdächtig und muß auch bei negativem Zellabstrich nach Papanicolaou histologisch abgeklärt werden.

Die gezielte Biopsie ergab histologisch eine chronisch-entzündliche Ektopie mit Überwanderung durch stark verdicktes Plattenepithel, welches zum Teil in die Schleimdrüsenausführungsgänge eingewachsen ist.

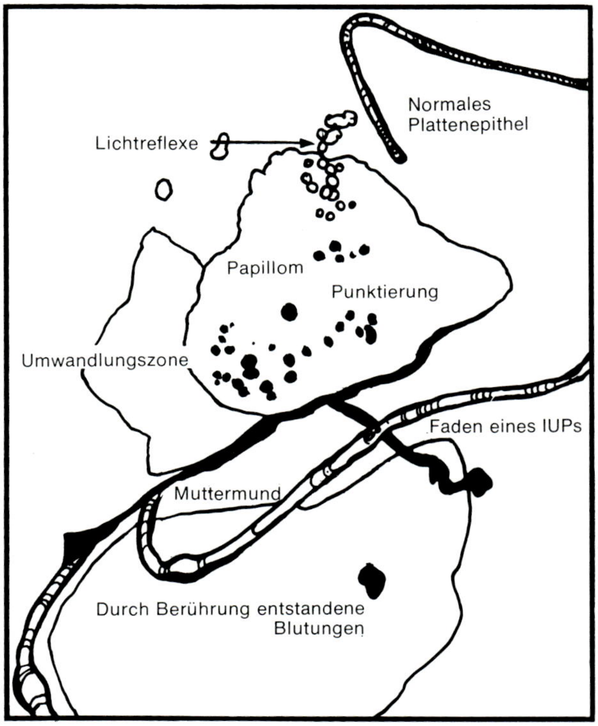

Papillom. Abb. 64

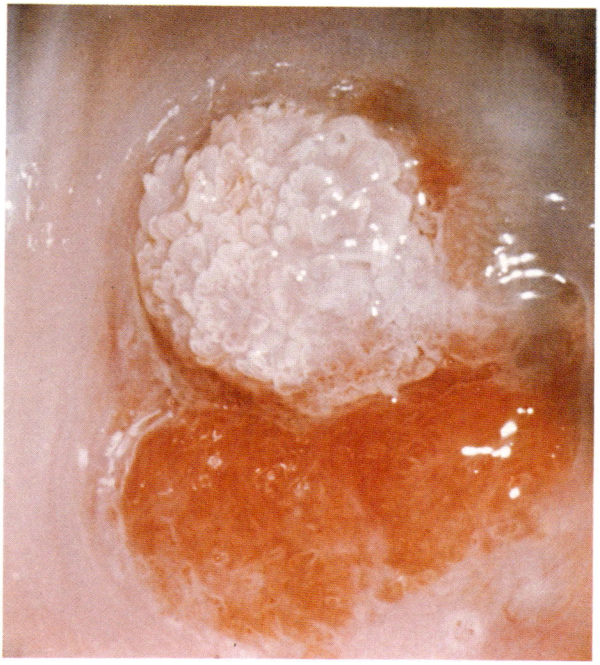

Im Bereich der vorderen Muttermundslippe fällt die starke weißliche Verfärbung des Papilloms mit geringer Vaskularisation auf. Diese weißliche Verfärbung deutet auf eine Verhornung hin. Als Nebenbefund sieht man eine unverdächtige Ektopie mit Umwandlung.

Die 18jährige Nullipara nimmt seit $^{1}/_{2}$ Jahr Ovulationshemmer ein.

Histologisches Ergebnis der gezielten Biopsie: Ektopie mit papillärer Schleimhauthypertrophie und Überwanderung durch verdicktes Plattenepithel im Zustand der Akanthose und Parakeratose. Zum Teil ist das Plattenepithel in die Mündungen der Drüsenausführungsgänge eingewachsen (leichte Dysplasie).

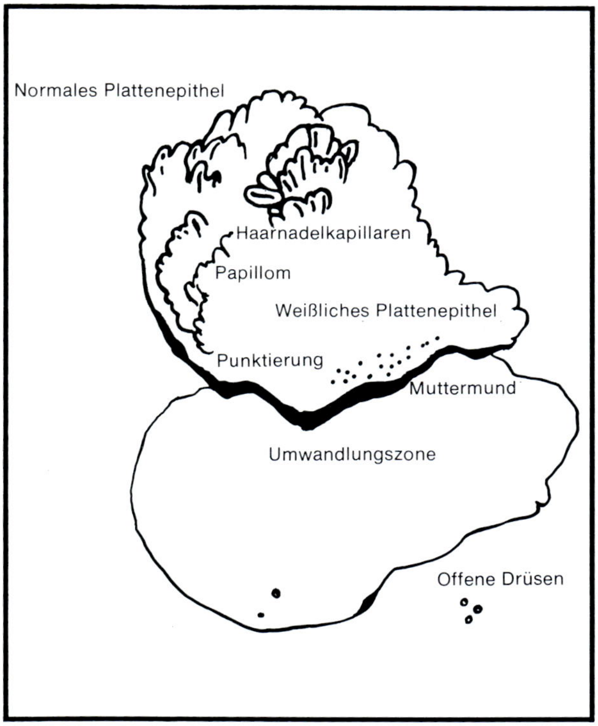

Kondylom. Abb. 65

Im Vaginalstumpf sieht man einen kirschkerngroßen weißlichen, warzenförmigen Tumor.
Der Tumor zeigt an seiner Oberfläche deutlich zottenartige Struktur. An der Spitze dieser Zotten sind punktförmige Gefäße erkennbar.
Bei der 23jährigen I-Para wurde früher eine vaginale Uterusexstirpation wegen Carcinoma in situ durchgeführt. Es besteht starker Fluor, verursacht durch eine Candidainfektion.

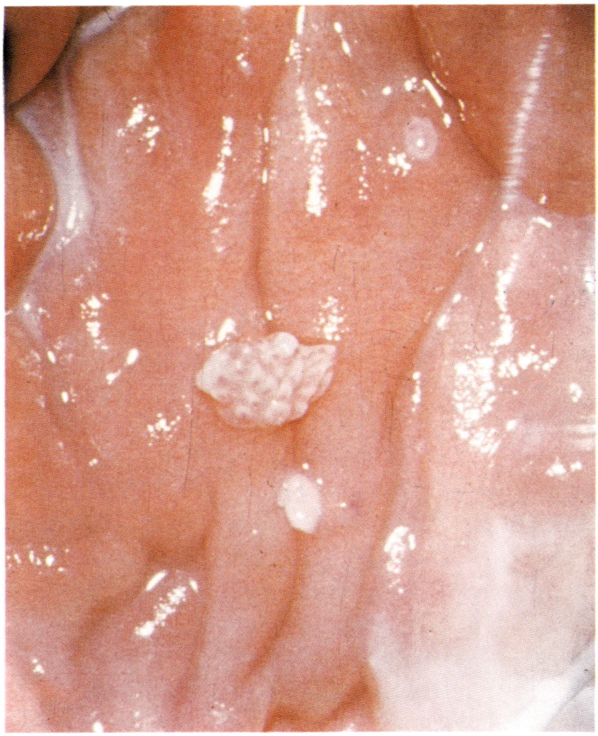

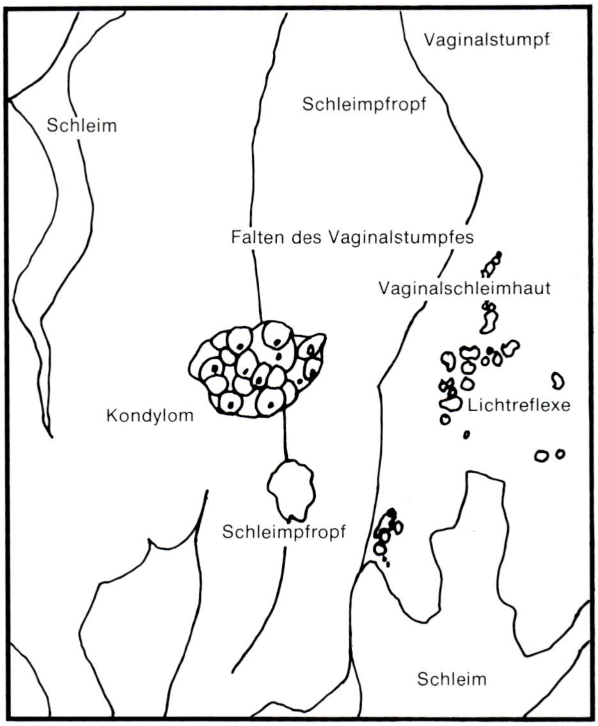

Papillom mit Mosaik und Punktierung. Abb. 66

Im Bereich der gesamten Portio finden sich papillomartige Veränderungen, die randständig Mosaik und Punktierung aufweisen (Bildausschnitt vordere Muttermundslippe). Ein solcher Befund zeigt, daß im Plattenepithel bereits eine gewisse Verhornungstendenz besteht. Immerhin ist dieser Befund bei der 22jährigen Nullipara so auffällig, daß man unbedingt eine histologische Abklärung durchführen muß. Die histologische Untersuchung des Konisates ergab eine Dysplasie leichten Grades.

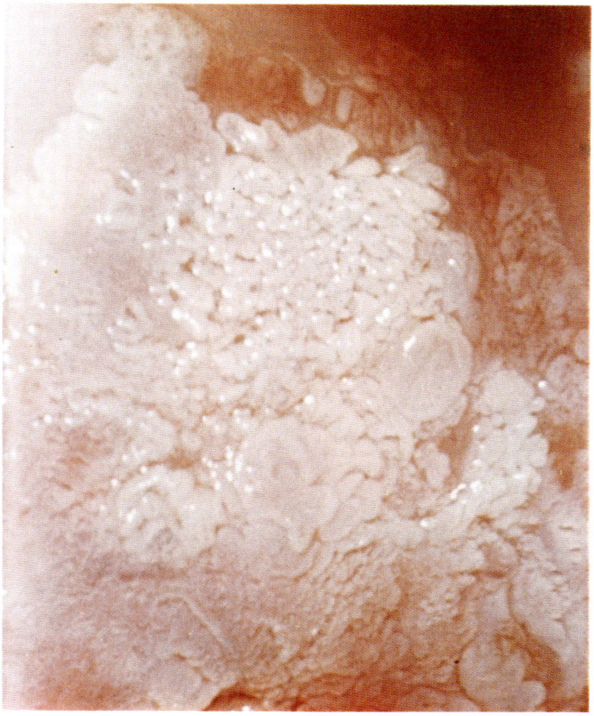

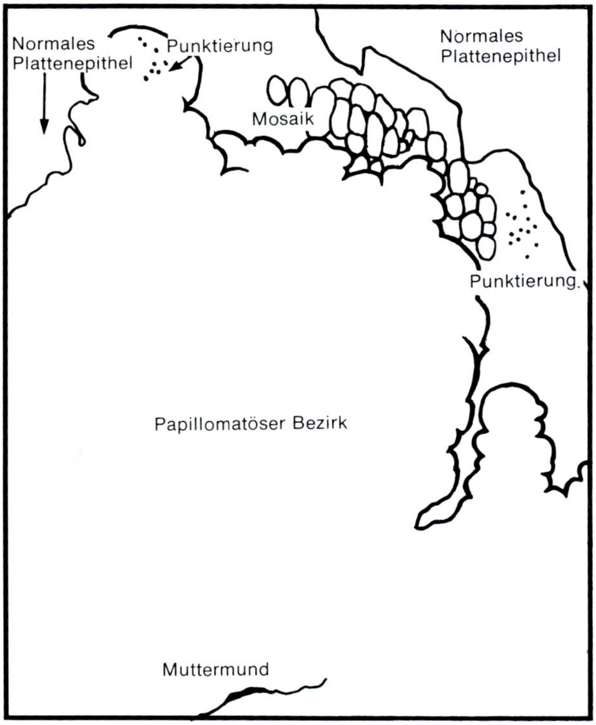

Kondylome an der Vulva. Abb. 67

Bei der 21jährigen Nullipara werden seit kurzer Zeit mehrere größere Knoten im Vulvabereich beobachtet. Es besteht starker Juckreiz mit Fluor. Bei der Ausdehnung des Befundes wurde eine Exzision mit Elektrokoagulation durchgeführt. Histologischer Befund: Condylomata acuminata.

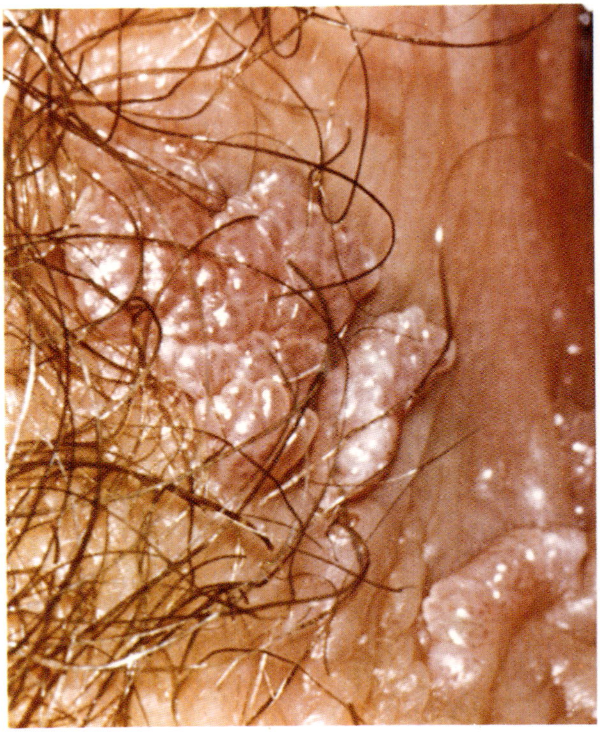

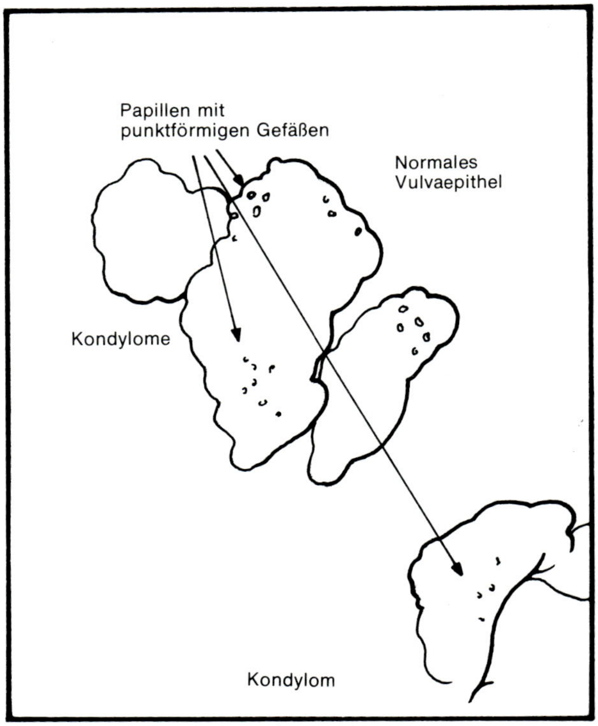

Erosio

Die Erosio stellt einen echten Epitheldefekt dar. Im Kolposkop erkennt man sofort das freiliegende, leicht blutende Stroma. Nach HAMPERL können infolge einer Entzündung bzw. Mazeration des Plattenepithels durch Reiz des Zervikalsekrets solche echten Substanzverluste entstehen.

Histologisch zeigt der Grund der Erosio häufig ein entzündliches, völlig infiltriertes Granulationsgewebe. Besondere Aufmerksamkeit muß dem Rand einer solchen Erosio gelten. Auf seine Beschaffenheit, die flach oder wallartig sein kann, ist zu achten, weiter auch auf Gefäßbildungen.

Die Erosio entsteht traumatisch, z.B. nach Geburten, oder auch mechanisch durch Spekulumdruck, vor allem bei älteren Patientinnen. Häufig kann man das abgehobene Plattenepithel am Rand noch zum Teil erkennen. Der Erfahrene wird solche traumatisch entstandenen Erosionsbildungen im allgemeinen gleich als gutartig beurteilen. Auch nach Kohabitationsverletzungen kommen Erosionen oder sogar größere Ulzera vor. Nach MESTWERDT und WESPI schaffen die erhöhte Vulnerabilität des Epithels und Hyperämie in der Schwangerschaft besonders günstige Voraussetzungen für die Entstehung einer Erosio. Schließlich müssen noch die auf Pessardruck entstandenen Erosiobildungen bei älteren Patientinnen erwähnt werden. Spezifische Erosionen (Tuberkulose, Lues) sind außerordentlich selten.

Man muß wissen, daß die Erosio bzw. das Ulkus durchaus den Beginn einer prämalignen bzw. malignen Epithelveränderung darstellen kann! Daher gilt: Wenn eine Erosio oder ein Ulkus nach lokaler Behandlung nicht in kürzester Zeit (etwa 3 bis 4 Wochen) abheilt, muß eine histologische Abklärung auch bei negativem Zellabstrich nach Papanicolaou erfolgen! COUPEZ u. Mitarb. fanden immerhin bei der echten Erosio in 11,3% Malignität. SEIDL gibt den Malignitätsindex der Erosio mit 10,9 bis 20% an.

Ohne Benutzung des Kolposkops kann der Untersucher eine echte Erosio von einer Ektopie oder Umwandlungszone nicht unterscheiden. Er sieht im allgemeinen nur einen roten Fleck, der fälschlicherweise immer noch häufig als Erosion bezeichnet wird. Ich habe schon erwähnt, daß bei jeder kolposkopischen Untersuchung die Anwendung der 3%igen Essigsäure obligatorisch ist. Erst mit ihrer Hilfe kann man den Epitheldefekt mit dem freiliegenden, meist hochroten Stroma klar erkennen, und die Veränderungen des Plattenepithelrandes können jetzt erst gedeutet werden.

Auch für die Erosio bestehen gewisse Eingliederungsschwierigkeiten, denn man könnte sie durchaus auch zu den atypischen bzw. abnormen kolposkopischen Befunden rechnen. SEIDL hat als Vertreter der Arbeitsgemeinschaft „Cervix uteri" in seinem Nomenklaturvorschlag von 1979 (s. S. 22) die Erosio in die abnormen Befunde eingereiht, wobei unterschieden wird: Erosio – nicht verdächtig, Biopsie unnötig, dagegen Ulkus-Exophyt verdächtig, Biopsie nötig.

Da der internationale Arbeitskreis für Nomenklatur die Erosio weiterhin in die Gruppe „verschiedene Befunde" eingereiht hat, habe ich mich ebenfalls danach gerichtet.

Erosio. Abb. 68

Bei einer 60jährigen Patientin in der Postmenopause findet sich ein Epitheldefekt mit Verlust des Plattenepithels und darunter zum Vorschein kommendem Bindegewebe mit reichlich Gefäßbildung. Der Befund wurde bei einer Routineuntersuchung rechts im Scheidengewölbe, an der Grenze zur Portio, festgestellt, keine Beschwerden. Eine solche Veränderung muß immer ganz besonders aufmerksam verfolgt werden. In diesem Falle heilte die Erosio nach lokaler Östrogenbehandlung rasch ab (s. Abb. 69).

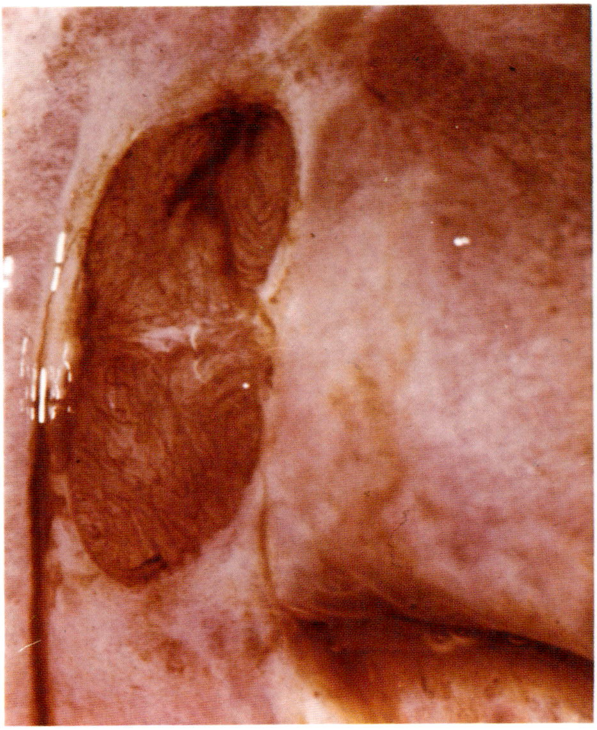

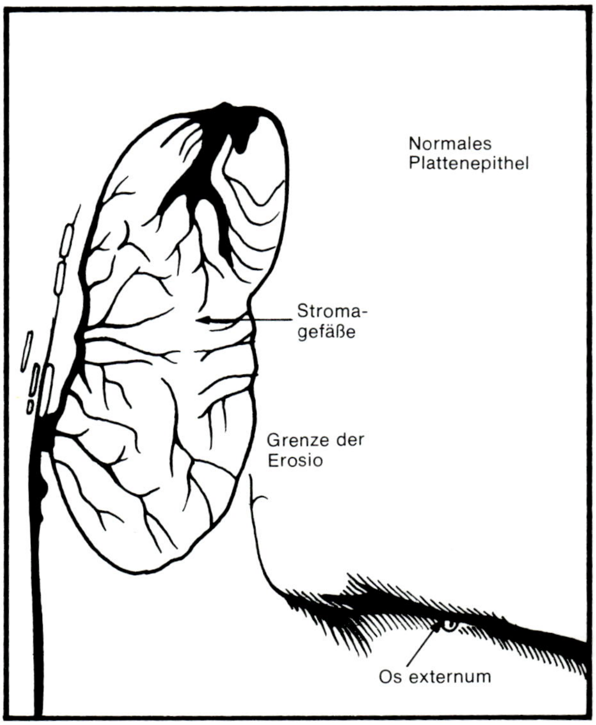

Narbenbildung, Zustand nach lokaler Östrogenbehandlung einer Erosio (s. Abb. 68). Abb. 69

3 Wochen nach Erhebung des Erstbefundes erkennt man nach der lokalen Östrogenbehandlung rechts im Scheidengewölbe deutlich die Narbe. Im oberen Anteil bei etwa 10 Uhr ist noch ein winziger Gewebsdefekt nachweisbar.

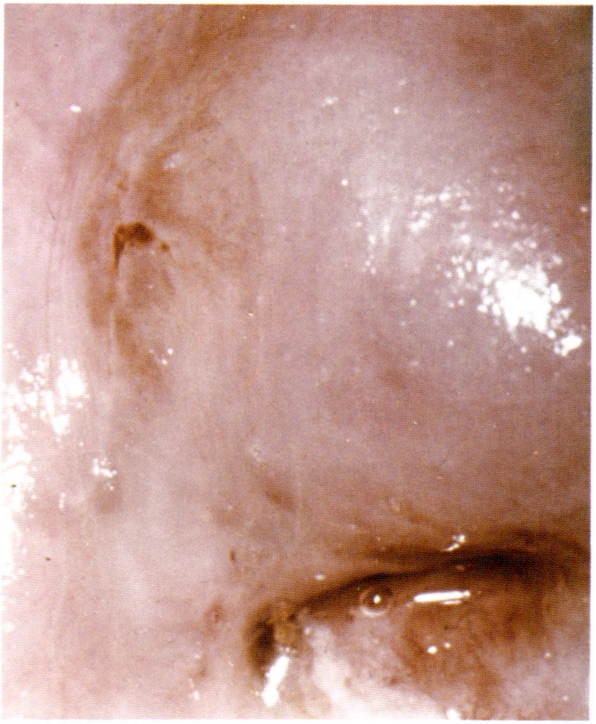

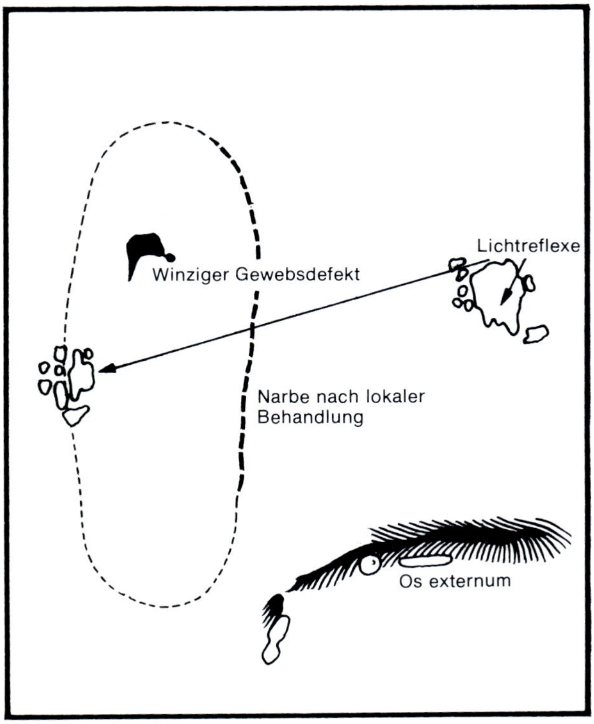

Erosio. Abb. 70

Im Bereich der hinteren Muttermundslippe sind mehrere Erosionen nachweisbar. Das Plattenepithel hat sich von seiner Unterlage abgehoben, an den Rändern dieser frischen Erosionen kann man noch Reste von Plattenepithel sehen. Diese Form der Erosionsbildung bei der 44jährigen Patientin ist artifiziell, wahrscheinlich durch Spekulumdruck entstanden.

Später durchgeführte kolposkopische Kontrollen ergaben gute Abheilung.

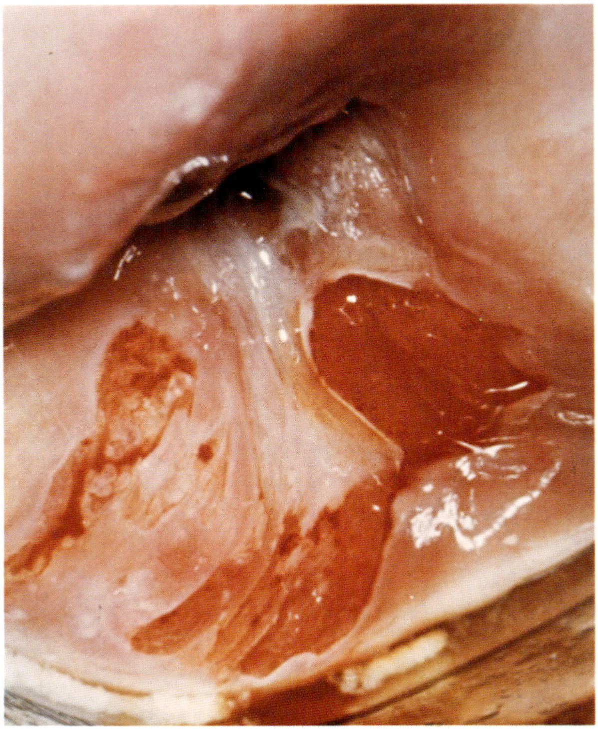

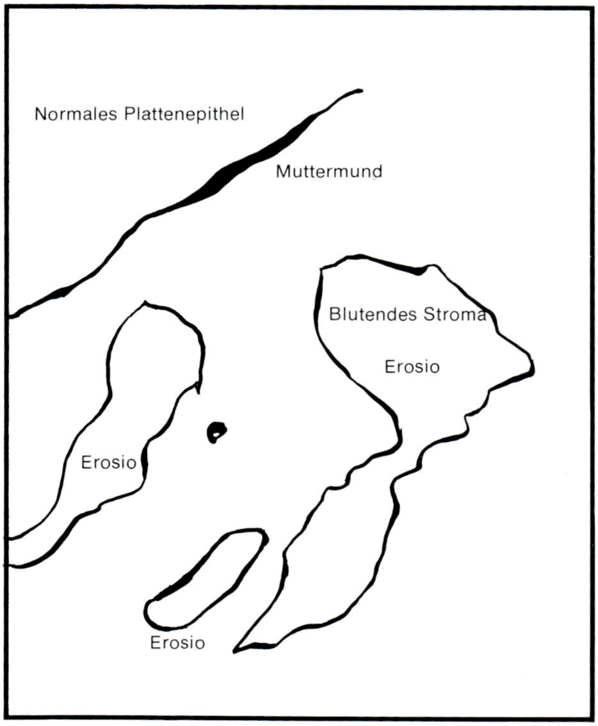

Erosio. Dekubitalulkus bei Totalprolaps einer 80jährigen Patientin. Abb. 71

Solche Veränderungen sieht man bei alten Patientinnen, die jahrelang ein Pessar getragen haben, häufiger. Sehr gut erkennbar ist auch hier wieder die Grenze zum Plattenepithel, welches deutliche Verhornungstendenz aufweist. Im Bereich des Ulkus erkennt man das etwas gelblich aussehende Stroma mit Gefäßen.

Auch hier gilt wie für alle erosiven Veränderungen: Erfolgt nach lokaler Behandlung keine Abheilung, so ist unbedingt eine histologische Abklärung durchzuführen!

Bei dieser Patientin erfolgte später eine subtotale Kolpokleisis nach Labhardt mit Portioamputation.

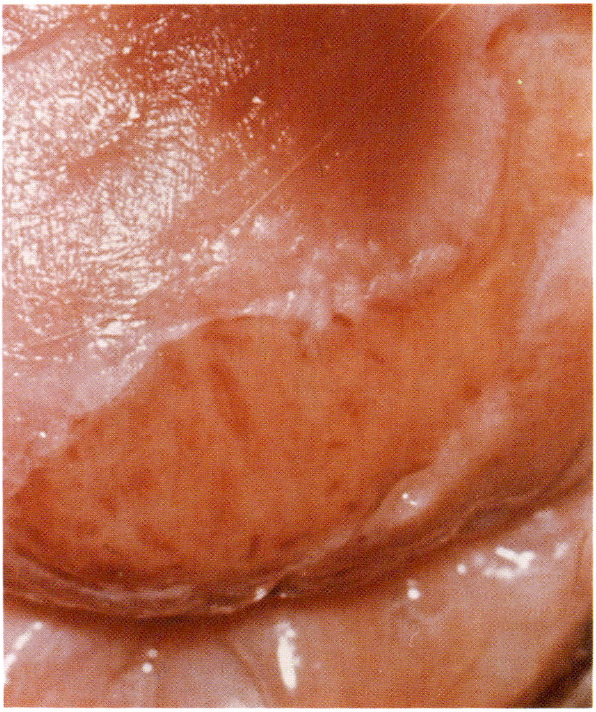

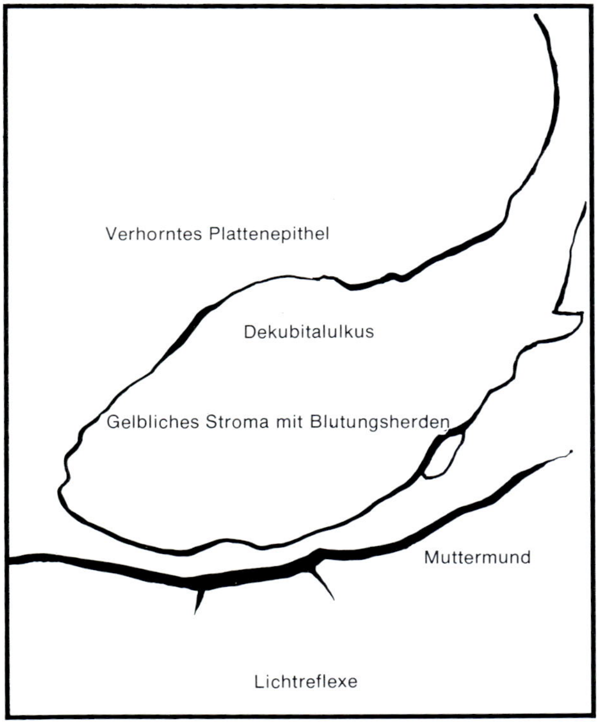

Erosio. Dekubitalulkus bei einer 81jährigen Pessarträgerin.
Abb. 72

Man erkennt auch hier deutlich das gefäßreiche Stroma und den scharf begrenzten Rand zum Plattenepithel. Diese ausgedehnte Erosio wurde nach Entfernung des Pessars lokal behandelt. Es erfolgte völlige Abheilung, danach wurde das Weichgummipessar wieder eingesetzt.

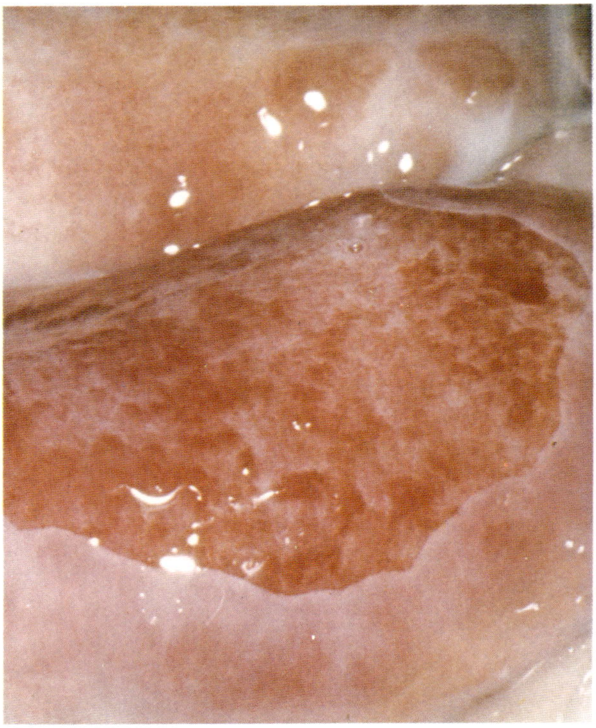

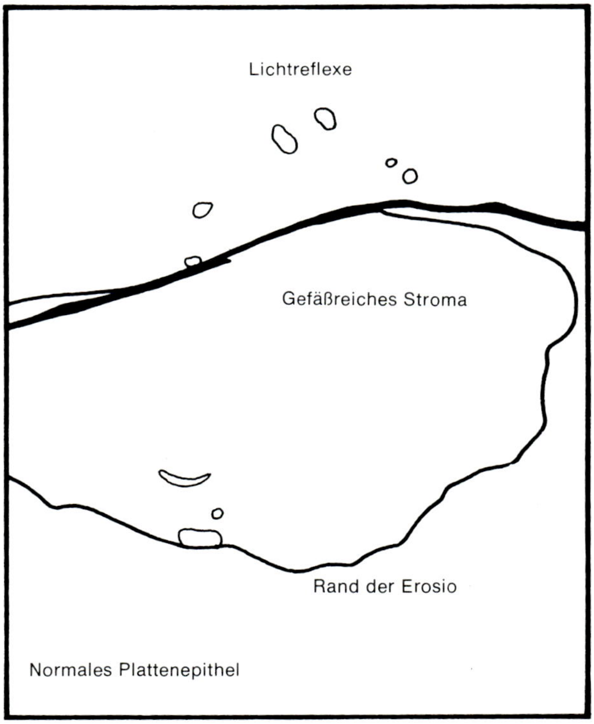

Erosio. Kleine Ulzera im Vaginalstumpf, Zustand nach früherer Uterusexstirpation.
Abb. 73

Diese leicht blutenden Epitheldefekte waren bei der 44jährigen Patientin durch Kohabitationsverletzung entstanden. Auf lokale Behandlung erfolgte rasche Abheilung.

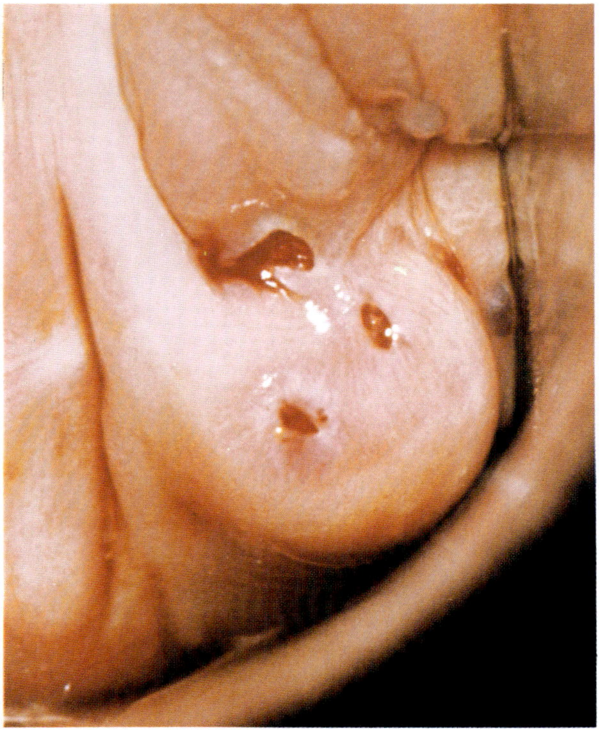

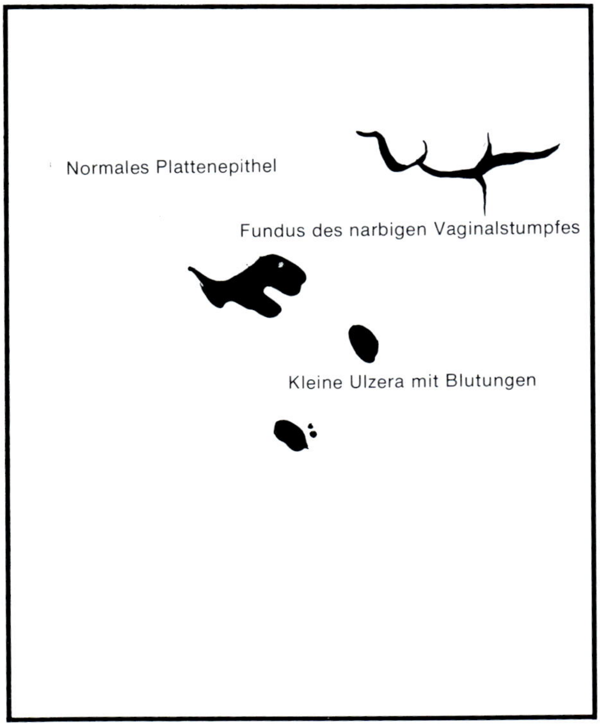

d) Entzündung

Entzündliche Veränderungen im Bereich von Zervix, Vagina und Vulva sind sehr häufig festzustellende kolposkopische Befunde. Nach COUPEZ findet man sie bei etwa 30% aller Untersuchungen.

Zervix und Vagina reagieren außerordentlich leicht auf entzündliche Reize mit einer starken Vermehrung der Gefäße.

Bei der Kolpitis finden sich im Vaginalsekret die verschiedensten Keime (auf Einzelheiten kann hier nicht eingegangen werden). Zwei Formen werden unterschieden: Die **diffuse Kolpitis** zeigt eine gleichmäßig stark gerötete Schleimhaut, oft ist diese auch geschwollen. Einzelheiten sind im Kolposkop nicht erkennbar. Bei der **punktförmigen** bzw. **fleckförmigen Kolpitis** sind die Gefäßherde entweder als Punkte oder aber als Flecken auf der Schleimhaut verstreut zu sehen.

An der Portio treten im Rahmen von Ektopie und Umwandlungszone mehr oder weniger stark ausgebildete Gefäßvermehrungen auf. Die Deutung solcher sekundär entzündlicher Veränderungen an der Zervix ist nicht immer ganz leicht. Hier bestehen die gleichen Schwierigkeiten wie bei der Deutung eines entzündlichen zytologischen Abstriches. Man sollte es sich daher zur Regel machen, immer eine kolposkopische Kontrolle nach lokaler Behandlung durchzuführen. Dem Betrachter fällt häufig gleichzeitig an der Zervix das Auftreten von trübem Zervixschleim auf, dieser Befund läßt eine **Zervizitis** vermuten. Solche Patientinnen klagen meistens über Fluor und auch über Schmerzen. Eindeutige Kriterien, die einen entzündlichen Prozeß an der Zervix vom atypischen Epithel klar unterscheiden, gibt es leider nicht. Manchmal kann die unscharfe Begrenzung zum normalen Epithel ein Hinweis für Gutartigkeit sein. Leider hilft uns auch die Schillersche Jodprobe in solchen Fällen nicht weiter, da sie sowohl bei Entzündungsprozessen wie auch beim atypischen Epithel negativ ausfällt.

Im Rahmen der Entzündung muß die **Vulvitis** kurz erwähnt werden. Man findet sie als eine außerordentlich schmerzhafte Schwellung und Rötung im Bereich der Vulva. Die Vulvitis kann sekundär bei Zervizitis und Kolpitis entstehen.

Die Ursachen dieser entzündlichen Veränderungen sind manigfaltig: Infektiöse Allgemeinerkrankungen, mechanische und traumatische Ursachen (Kohabitationen, Scheidenspülungen, Pessare u. a.) können auslösende Wirkung haben. Eine sehr wichtige Rolle spielen die verschiedensten Keime sowie Pilze und Trichomonaden, die durch den Nativabstrich am besten im Phasenkontrastmikroskop sicher differenziert werden können.

Auch auf allergischer Basis, z.B. durch Medikamente oder Kosmetika, können Entzündungen entstehen.

Abschließend müssen in diesem Zusammenhang noch die durch **Östrogenmangel** bedingten Entzündungen erwähnt werden. Sie werden im Kapitel 2.e ausführlich abgehandelt.

Stark entzündlich veränderte polypöse Ektopie mit Umwandlung.
Abb. 74

Solche proliferativen Veränderungen sieht man wie schon mehrfach erwähnt vor allem bei und nach Graviditäten sowie bei Einnahme von Ovulationshemmern. Tritt sekundär wie in diesem Fall eine Entzündung dazu, kann die Beurteilung des kolposkopischen Bildes Schwierigkeiten bereiten.
Eine lokale Behandlung muß erfolgen, danach wird nochmals kolposkopiert. Hier wurde eine Kauterisation mit dem Koagulator nach Semm durchgeführt.
Es erfolgte Abheilung (s. Abb. 75). (22jährige Patientin, 8 Wochen nach Entbindung.)

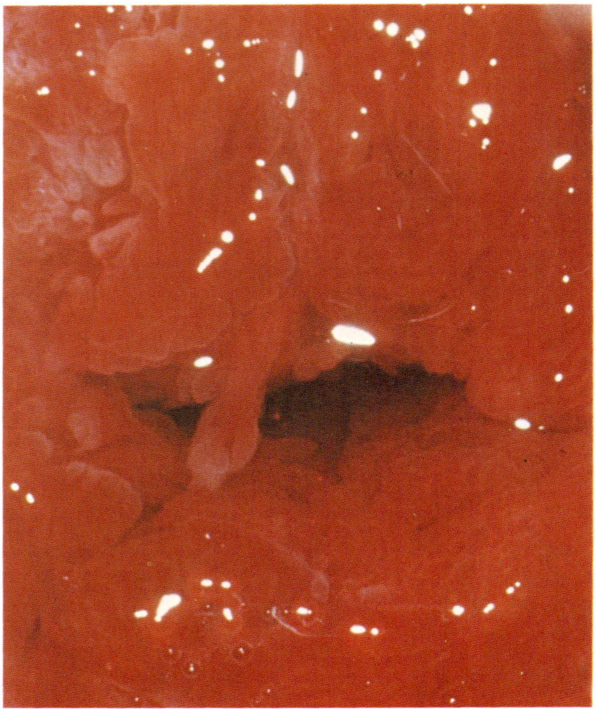

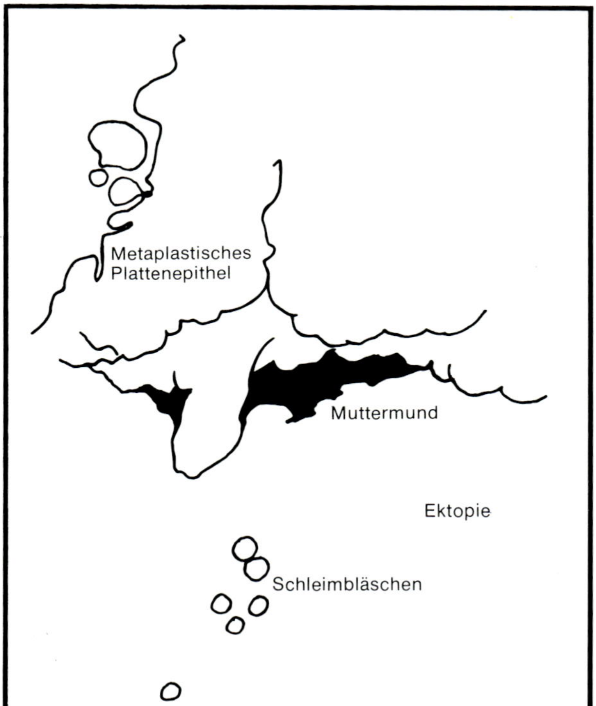

Zustand nach zweimaliger Kauterisation (s. Abb. 74). Abb. 75

Nach zweimaliger Kauterisation mit dem Koagulator nach Semm sind die stark entzündlichen Veränderungen völlig abgeheilt.

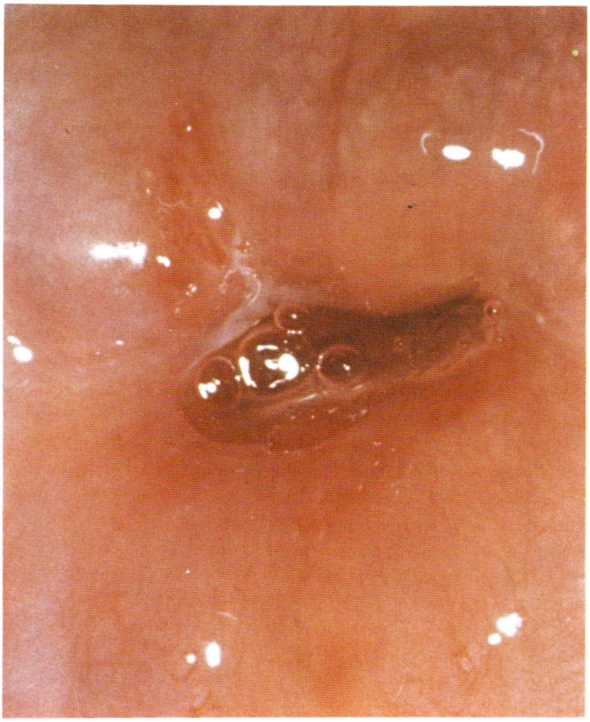

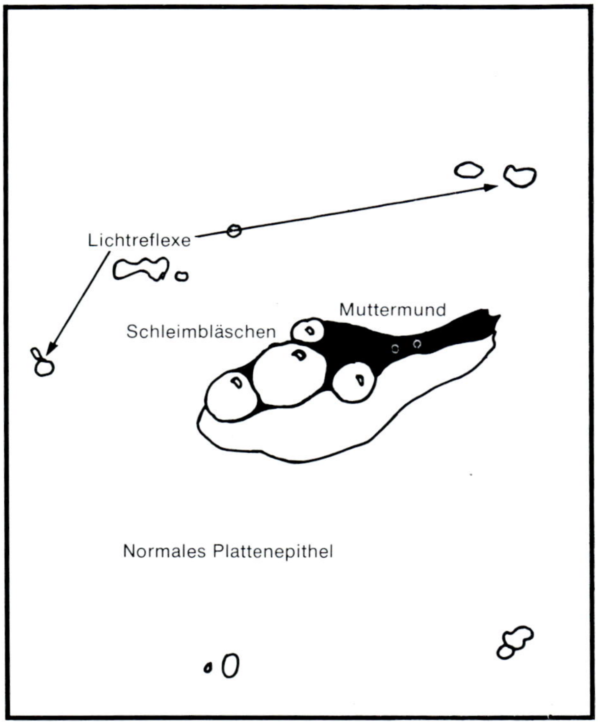

Entzündung. Abb. 76

Diffuse Vaskularisation, zum Teil mit Punktierung im Bereich der vorderen und hinteren Muttermundslippe. Zum Teil sind die Gefäße leicht atypisch (bizarr-abgerissen). Einzelheiten sind nur sehr schwer erkennbar.
Ursache dieser starken Entzündung ist ein durch Trichomonadeninfektion bedingter Fluor bei der 30jährigen Patientin.

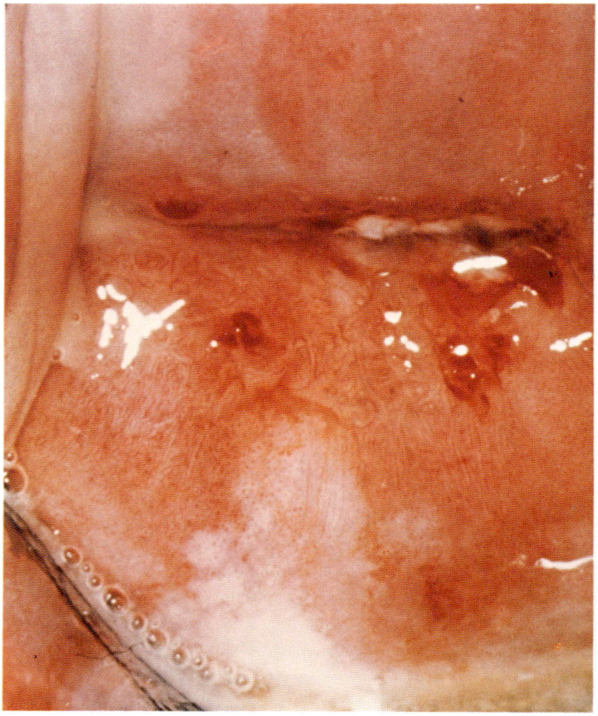

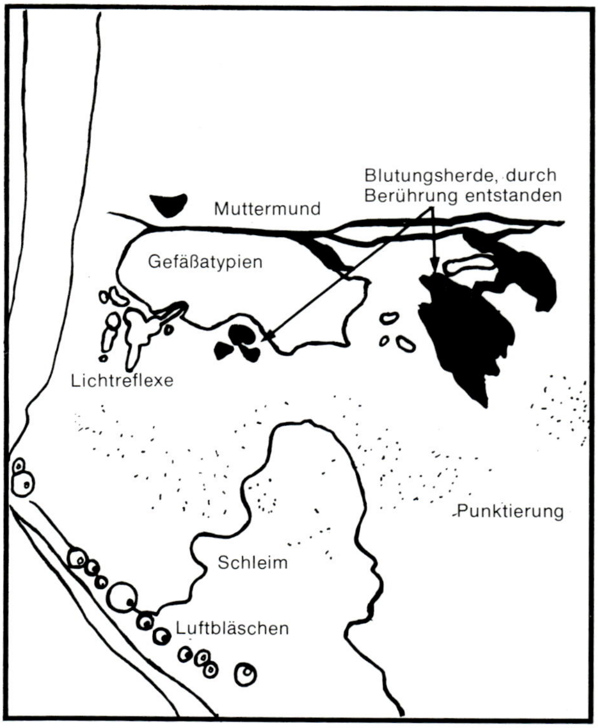

Entzündung. Abb. 77

Entzündlich bedingte, vorwiegend punktförmige Vaskularisation im Vaginalstumpf. Zustand nach früherer Uterusexstirpation. Auch in diesem Falle ist eine Trichomonadeninfektion die Ursache der starken Entzündung bei der 46jährigen Patientin.

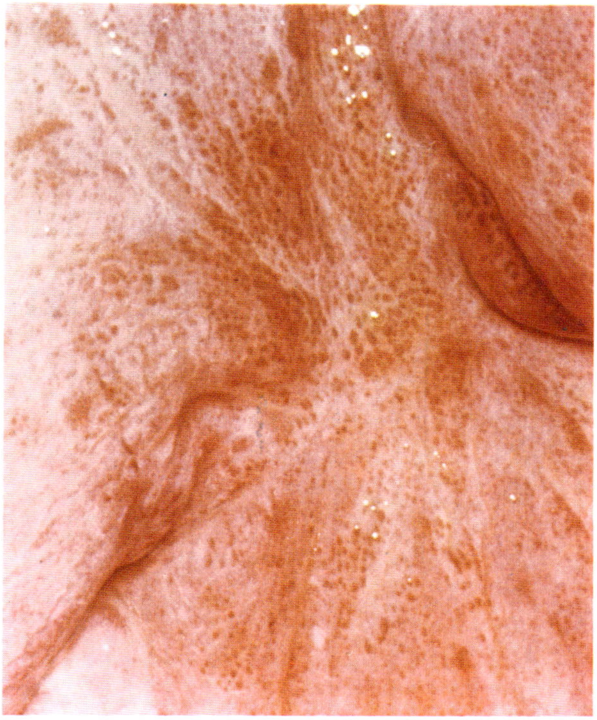

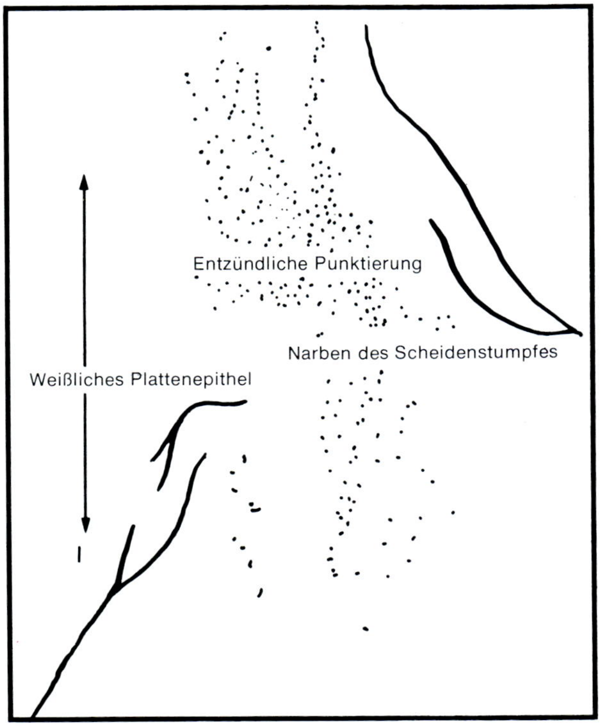

Erosio mit starker Entzündung. Abb. 78

Im Bereich der hinteren Muttermundslippe sieht man deutlich den Rand einer ziemlich ausgedehnten, leicht blutenden Erosio. Zum äußeren Muttermund hin wächst vom Rande her Plattenepithel ein. Durch die starke Entzündung bedingt, sind weitere Einzelheiten nicht erkennbar.
Hier gilt, wie auch schon vorher mehrfach betont: Nach Behandlung der Entzündung muß eine erneute kolposkopische Kontrolle erfolgen; ist die Erosio dann nicht abgeheilt, so muß histologisch abgeklärt werden.
Die 31jährige Patientin nimmt seit 2 Jahren Ovulationshemmer ein.

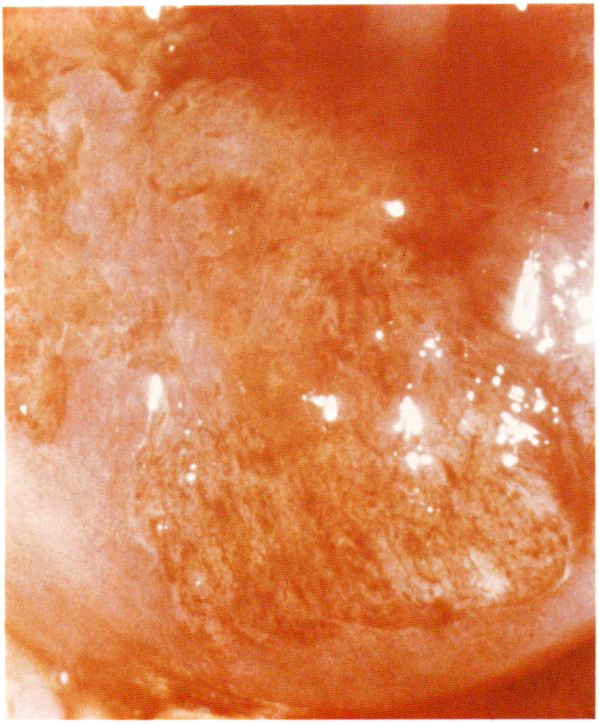

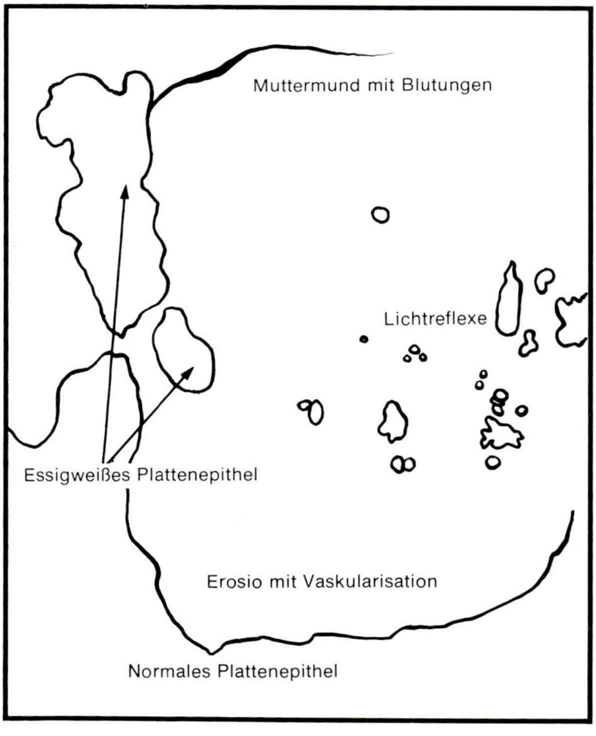

Schwere erosive Entzündung an der Portio (nach Verätzung).
Abb. 79

Solche schweren entzündlichen Veränderungen mit Erosionsbildung und zum Teil polypösen Schleimauflagerungen sowie schwärzlichen Blutungen und Nekrosen sieht man verhältnismäßig selten. Man hat den Eindruck einer Verätzung. In einem solchen Fall ist die kolposkopische Beurteilung nicht möglich. Man muß lokal behandeln und danach wieder kolposkopieren. Bei der 27jährigen Nullipara hatte die Benutzung eines Intimsprays zu diesem hochgradigen entzündlichen Bild geführt.
Histologischer Befund: Echte Erosio mit starker, teilweise granulierender Entzündung.
Nach lokaler Behandlung klangen die entzündlichen Erscheinungen völlig ab.

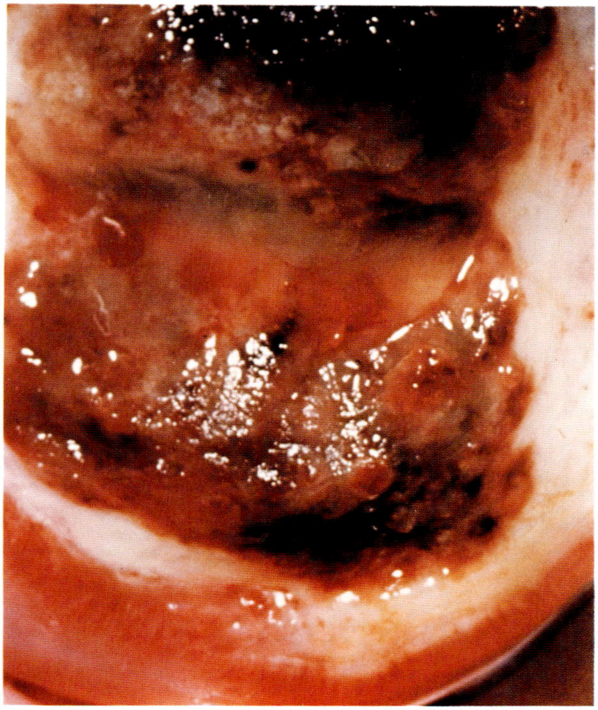

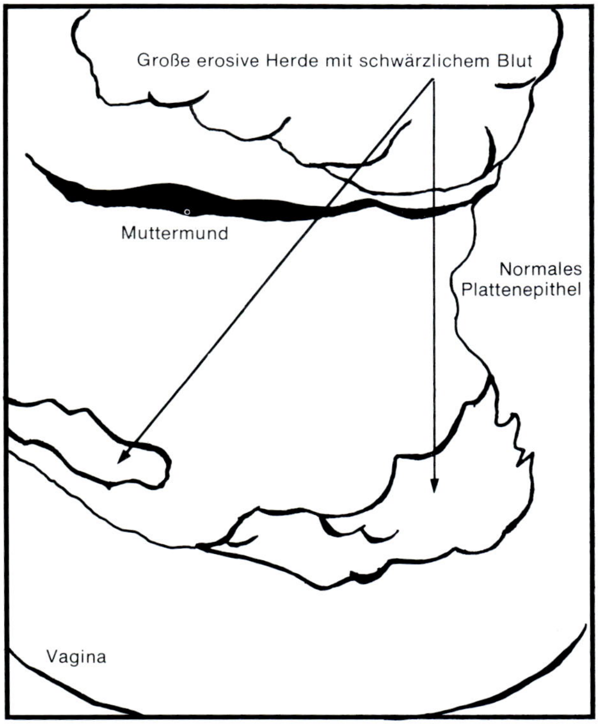

Akute diffuse Kolpitis
(s. a. Abb. 81). Abb. 80

Vagina und Portio sind erheblich entzündlich gerötet, die Schleimhaut ist geschwollen und blutet bei der geringsten Berührung.
Bei der 68jährigen Patientin bestehen Kontaktblutungen und Schmerzen bei Kohabitation. Dieser Zustand ist vor allem durch Östrogenmangel entstanden.
Nach lokaler Östrogenbehandlung klangen die Beschwerden rasch ab.

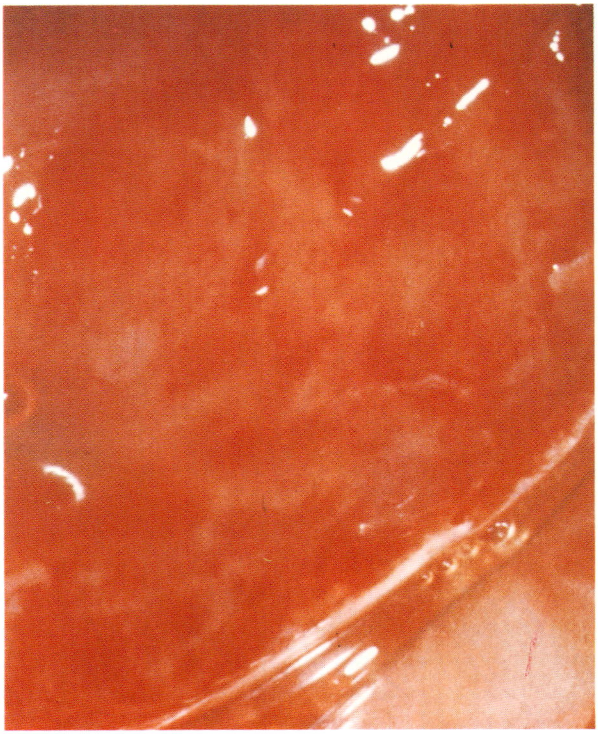

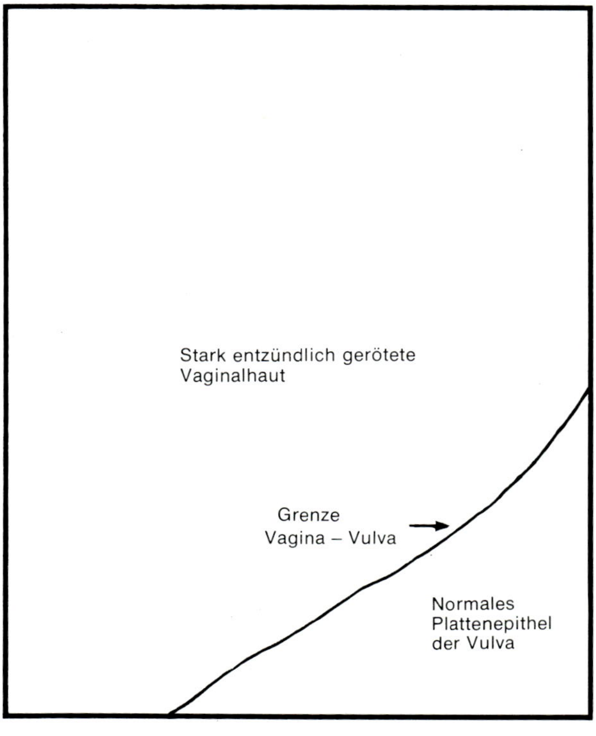

Zustand nach lokaler Östrogenbehandlung wegen Kolpitis
(s. a. Abb. 80). Abb. 81

Die starke entzündliche Rötung ist bei der 68jährigen Patientin abgeklungen. Man sieht jetzt die normale Vaginalhaut.
Die Patientin ist beschwerdefrei.

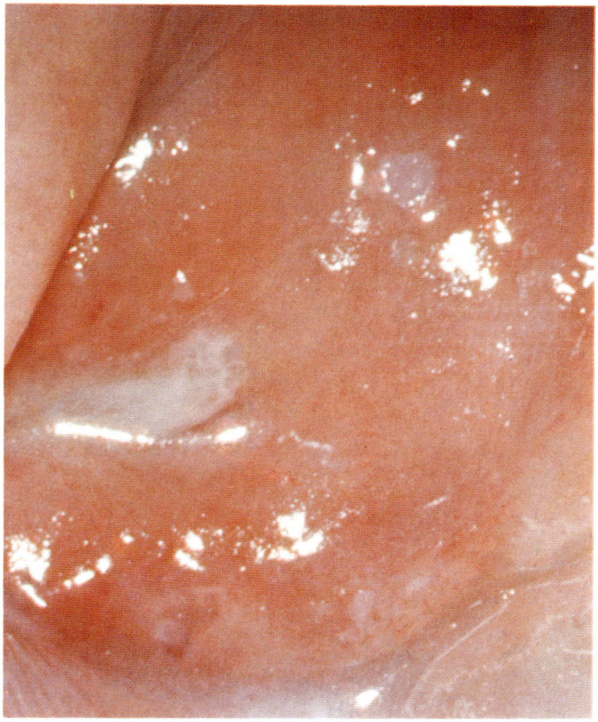

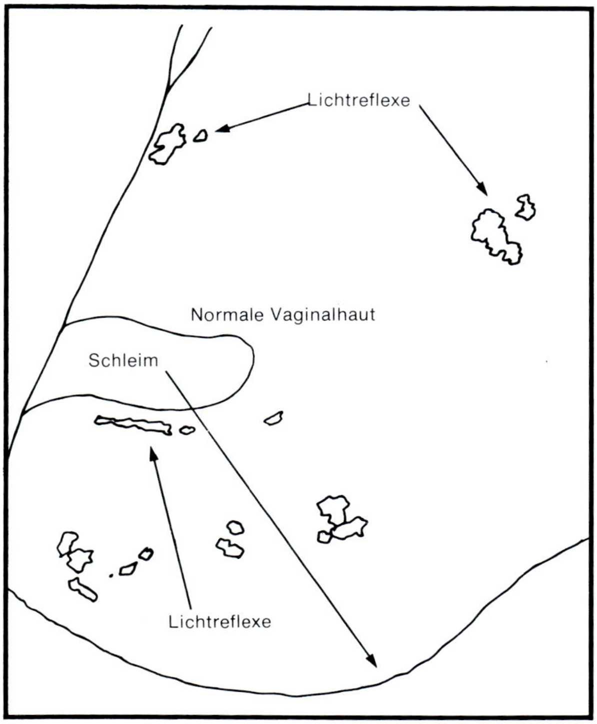

Diffuse Kolpitis. Abb. 82

Portio und Vagina sind gleichmäßig stark gerötet. Man sieht deutlich die zarte Punktierung, das heißt, man findet reichlich rote Punkte, die den Spitzen von Papillen mit ihren Kapillarschlingen entsprechen (Wespi).
Es handelt sich bei der 50jährigen Patientin um eine Trichomonadeninfektion (s. a. Kap. D. 3.a).

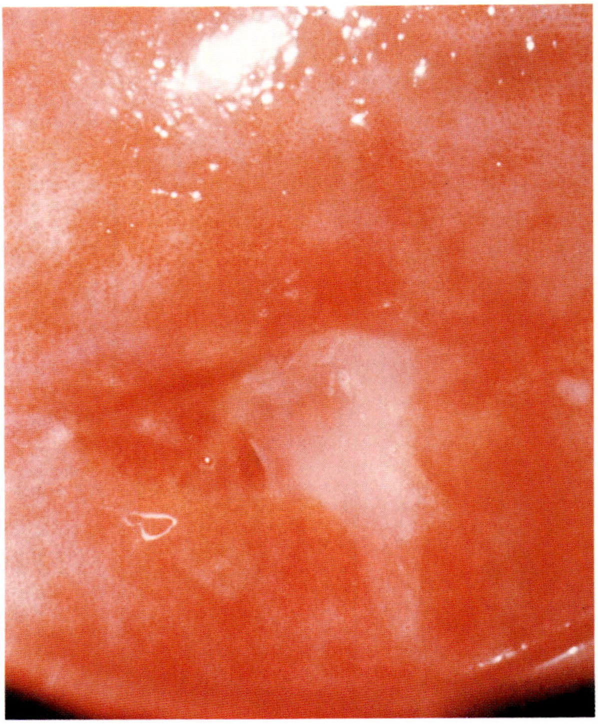

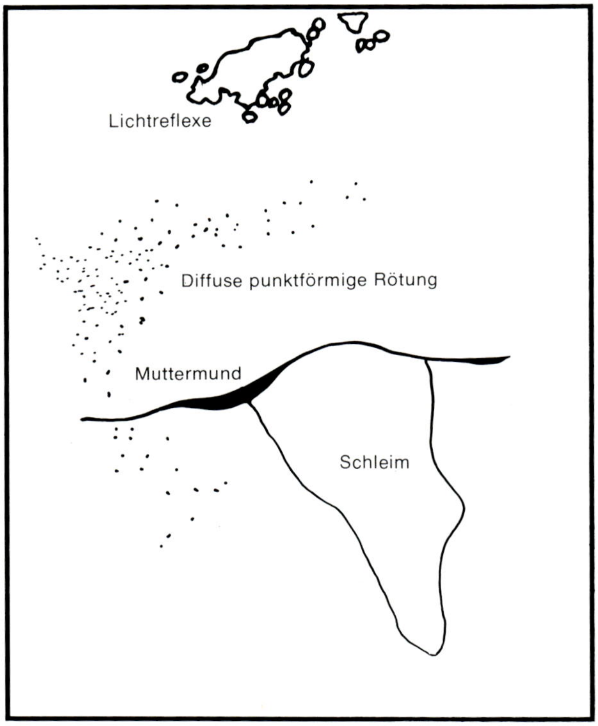

e) Atrophische Veränderungen

Atrophische Veränderungen im Bereich von Vulva, Vagina und Zervix findet man gewöhnlich nach Erlöschen der ovariellen Funktion, vor allem in der Postmenopause.

Nach HAMPERL entsteht eine **Atrophie** dann, wenn die Zelle weniger Nährmaterial aufnimmt, dabei tritt eine Größenverminderung auf, es kommt zum Schwund von Protoplasma, und auch der Kern verkleinert sich. Neben der Verminderung der Nahrungszufuhr kann die Zelle aber auch atrophieren, wenn ein bestimmtes Alter erreicht ist, man spricht dann von der senilen Atrophie. Schließlich muß als dritte Möglichkeit die Inaktivitätsatrophie erwähnt werden. Die vierte Möglichkeit ist die Druckatrophie, sie führt rein mechanisch zu einer Schädigung der Zelle.

Wir haben es hier also hauptsächlich mit der senilen Atrophie zu tun. Nach Erlöschen der ovariellen Funktion reifen die Zellen infolge des Östrogenmangels nicht aus. Vor allem die oberste Hautschicht, das Stratum lucidum (Wabenzellschicht), kann völlig verschwinden. Das vorwiegend aus Basal- und Stachelzellschicht bestehende Epithel ist ganz dünn, darunter sieht man die feinen Blutgefäße durchschimmern. Infolge dieser mangelhaften Ausreifung fehlt das Glykogen, und damit geht der natürliche Säureschutz der Scheide verloren. Sekundär tritt häufig eine Entzündung dazu (Abschn. 2.d).

Das atrophische Epithel ist außerordentlich leicht verletzlich, und man findet die verschiedensten Veränderungen im kolposkopischen Bild: Neben fleckförmigen Blutungsherden werden auch diffuse Blutungen sowie kleine Erosionen beobachtet. Weiter können die Gefäße auch als feine, rötliche Punkte diagnostische Schwierigkeiten bereiten, sie entsprechen dem Bild der zarten Punktierung beim atypischen Epithel, die, wie wir wissen, im allgemeinen harmlos ist.

Nach Verabfolgung von lokal wirkenden östrogenhaltigen Substanzen, evtl. ergänzt durch perorale Östrogene und durch entzündungshemmende Präparate, klingen solche Veränderungen im allgemeinen rasch ab.

Diese Befunde lassen sich besonders gut kolposkopisch mit Hilfe der Photodokumentation verfolgen.

Atrophisches Epithel.
Abb. 83

Die blaßrote Farbe und das Durchschimmern der Gefäße vor allem im Bereich der vorderen Muttermundslippe deuten auf ein verdünntes Plattenepithel hin.
Solche atrophischen Veränderungen wie in diesem Falle ohne Beschwerden treten bei Patientinnen in der Menopause und Postmenopause auf, das heißt, wenn die Östrogenproduktion zum Erliegen kommt. Bei der 53jährigen II-Para ist der äußere Muttermund grübchenförmig zusammengeschrumpft.

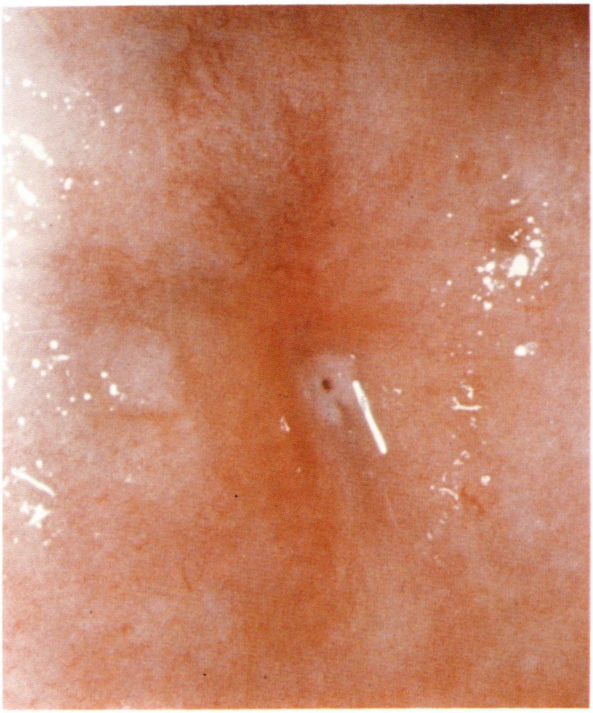

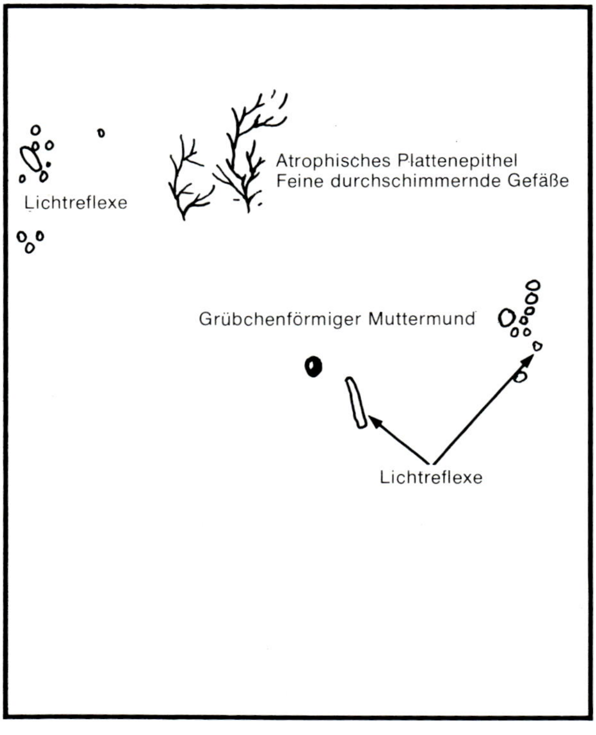

Multiple Blutungsherde bei Atrophie. Abb. 84

Infolge der Atrophie ist das Plattenepithel so dünn ausgeprägt, daß bei geringster Berührung sofort Blutungen aus den darunterliegenden leicht verletzlichen Gefäßen entstehen (65jährige Patientin in der Postmenopause).

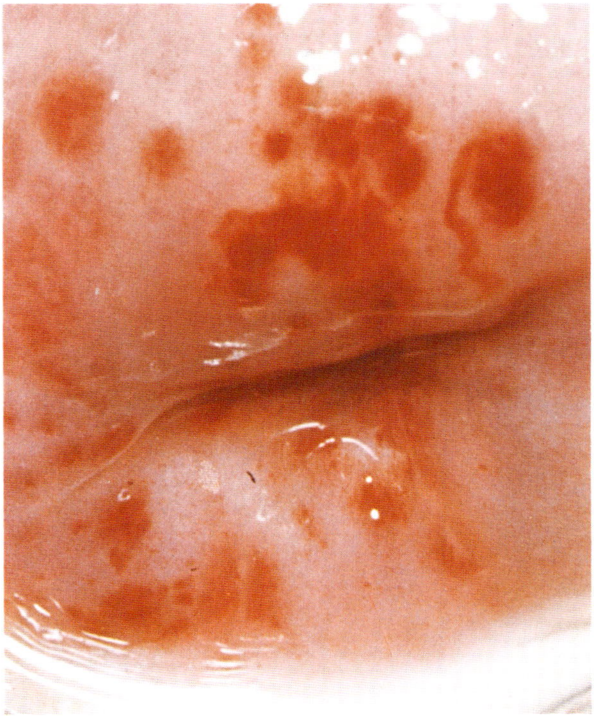

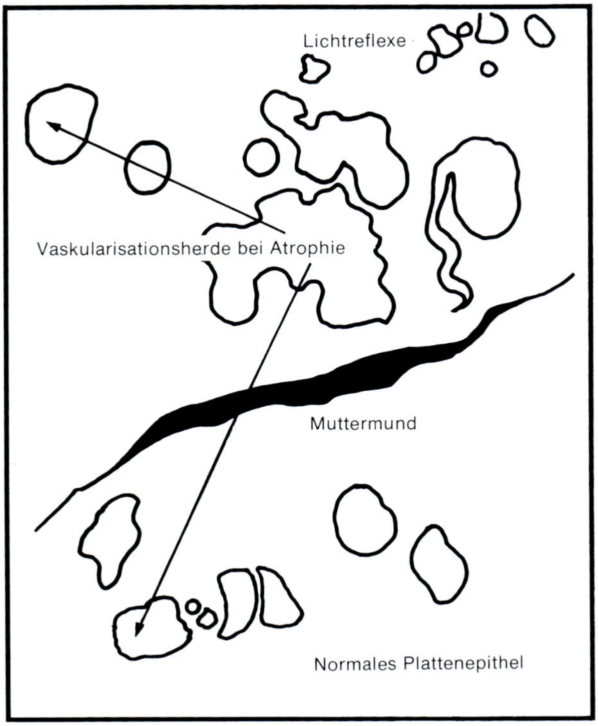

Atrophisches Epithel (**Vaginalstumpf**). Abb. 85

Die geringe Vaskularisation und Schleimbildung sind völlig unverdächtig.
Bei der 51jährigen Patientin wurde früher eine Totalexstirpation mit Röntgennachbestrahlung wegen Kollumkarzinom Ib durchgeführt.

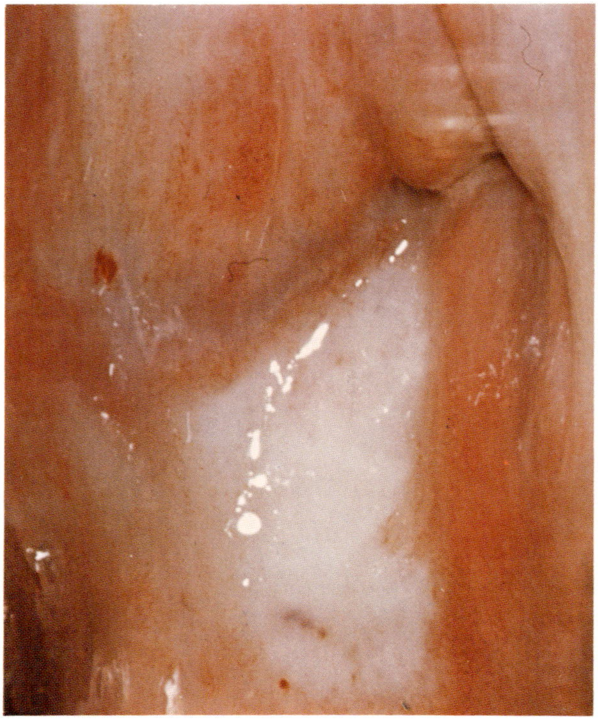

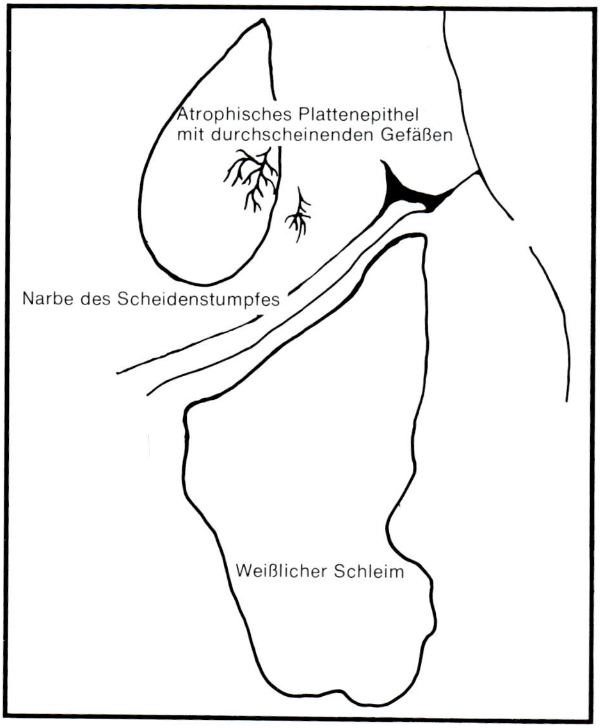

Atrophisches Epithel mit zahlreichen Vaskularisationsherden.
Abb. 86

Im Bereich der hinteren Muttermundslippe sieht man zahlreiche Vaskularisationsherde. Sie sind wiederum durch die leichte Verletzlichkeit des ganz dünnen Plattenepithels entstanden. Im Bereich der vorderen Muttermundslippe sieht man mehr petechiale Blutungsherde. Außerdem findet sich im Zervikalkanal ein kleiner Polyp, der von Plattenepithel bedeckt ist (70jährige Patientin).

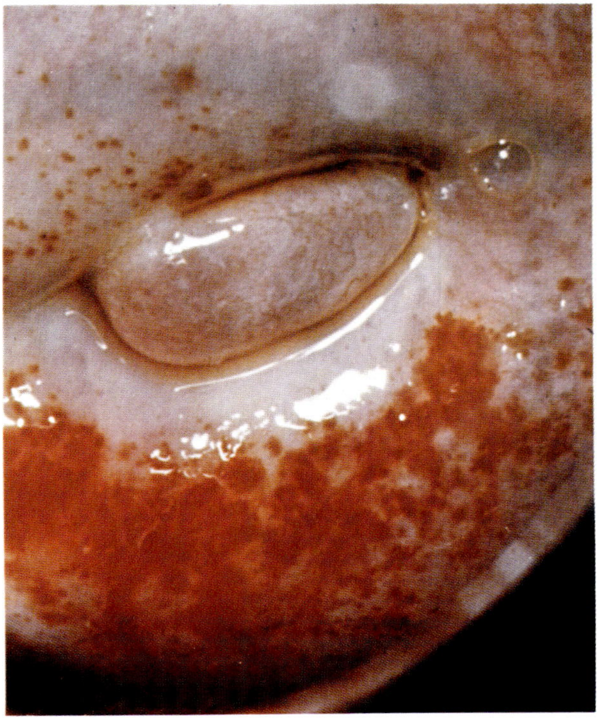

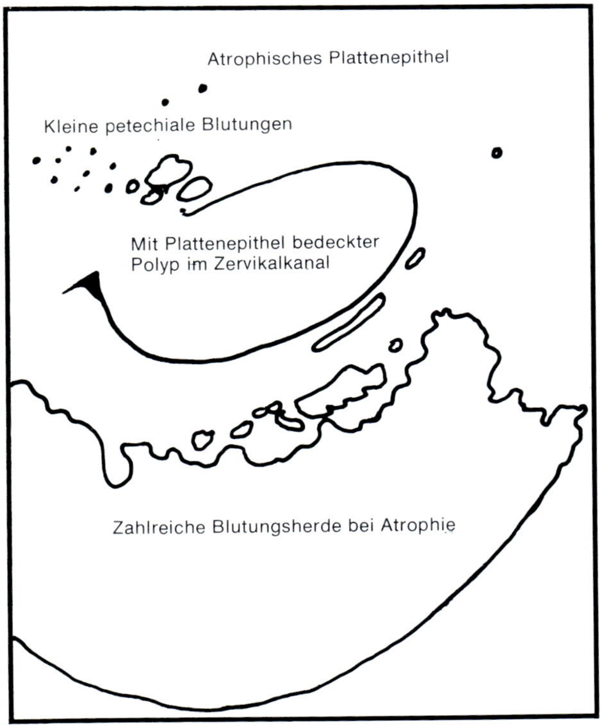

f) Jodnegativer Bezirk

Der Vollständigkeit halber muß im folgenden auf den jodnegativen Bezirk eingegangen werden. Die **Schillersche Jodprobe** wurde bereits im einleitenden Text (Kap. B. II) beschrieben.

Nach meinen Erfahrungen muß sie nicht bei jeder kolposkopischen Untersuchung angewendet werden, da sie unspezifisch ist. STAFL und KOLSTAD betonen ebenfalls, daß nach ihrer Erfahrung der Schillersche Test bei der Auswertung des kolposkopischen Bildes wenig oder gar nicht hilft. Sie gehen sogar noch weiter und behaupten, daß durch die Anwendung der Jodprobe die feinen Veränderungen, die für eine exakte kolposkopische Diagnose erforderlich sind, zerstört werden! Auch SEIDL mißt ihr nur einen bedingten Wert zu. Seinen Ausführungen ist zu entnehmen, daß sogar bei jodpositiver Portio Atypien bestehen können! Er hält sie für eine zu unspezifische Methode.

COUPEZ u. Mitarb. bezeichnen dagegen die Anwendung der **Lugolschen Lösung** als unentbehrlich. Auch MESTWERDT und WESPI stehen auf dem gleichen Standpunkt. Sie meinen, daß es sog. kolposkopisch stumme, jodnegative Bezirke gibt und betonen, daß gelegentlich Leukoplakie-Grund- und -Felderungsbezirke so zart und unauffällig sind, daß sie, besonders bei der ersten kolposkopischen Untersuchung, nicht entdeckt werden. Diese Meinung kann ich nicht teilen. Einmal sind zarte Punktierung und zartes Mosaik histologisch fast immer gutartig, zum anderen wird nach genügend langer Anwendung von 3%iger Essigsäure (20 bis 30 sec) jeder Punktierungs- bzw. Mosaikbezirk kolposkopisch sichtbar.

Wenn man bedenkt, daß fast jedes entzündliche Epithel, auch das atrophische Epithel, die Ektopie und die sekundär entzündlich veränderte Umwandlungszone jodnegativ sein können, so wird man der Meinung von STAFL und KOLSTAD sowie SEIDL und mir beipflichten.

Das **atypische** bzw. **abnorme Epithel** erkennt man bei Anwendung der 3%igen Essigsäure außerordentlich gut. Die negative Schillersche Jodprobe bedeutet dann nur eine Bestätigung. Ihr Einsatz ist allerdings zwingend notwendig vor Konisationen, zur klaren Markierung des atypischen Epithels und vor der unter dem Kolposkop durchzuführenden gezielten Biopsie.

Für den nicht kolposkopierenden Untersucher (der hoffentlich in Zukunft immer seltener wird) spielt die Schillersche Jodprobe bei der makroskopischen Betrachtung der Portio eine wichtige Rolle. Hier ist sie obligatorisch. Solche Fälle mit jodnegativen Bezirken sollten aber unbedingt einem kolposkopierenden Kollegen zur weiteren Abklärung überwiesen werden!

Da jodnegative Epithelveränderungen, wie schon mehrfach betont, häufige und unspezifische Befunde darstellen, habe ich es nicht für erforderlich gehalten, sie in einem eigenen Kapitel abzuhandeln.

Meines Erachtens ist es ausreichend, wenn ich aus didaktischen Gründen auf 2 Bildbeispiele (Abb. 91 u. 95) hinweise. Jodnegative Farbkolpophotogramme sehen ja praktisch immer wieder gleich aus.

3. Atypische (abnorme) kolposkopische Befunde

a) Punktierung

Nachdem man sich international allgemein auf den kolposkopischen Begriff „Punktierung" geeinigt hat, haben auch wir in Deutschland den alten *HINSELMANNschen Begriff* „Grund" aufgegeben.
Man unterscheidet zwischen zarter und grober Punktierung.
Die **zarte, meist harmlose Punktierung** ist nach WESPI dadurch charakterisiert, daß zahlreiche rötliche Punkte auftreten, entsprechend den Spitzen von Papillen mit ihren Kapillarschlingen. Diese von WESPI auch als „rote Tüpfelung" bezeichnete Veränderung kommt durch das im auffallenden Licht sichtbar werdende Aufleuchten der Kapillarspitzen innerhalb der Bindegewebspapillen zustande. Man sieht diese zarte Punktierung bei jungen Frauen mit ovarieller Insuffizienz öfters, auch bei atrophischen Bildern kommt sie vor. Weiter finden wir sie bei bestimmten Patientinnen mit Einnahme von Ovulationshemmern und bei Entzündung. Wie gesagt sind solche Veränderungen meistens harmlos und bedürfen lediglich einer regelmäßigen kolposkopischen und zytologischen Kontrolle.
Die **grobe Punktierung**, früher als papillärer Grund bezeichnet, ist dagegen immer suspekt und muß auch bei negativem Zellabstrich nach Papanicolaou histologisch abgeklärt werden.

WESPI gibt für die grobe Punktierung folgende Definition: „In einem meist glasigen, gelblichen Epithel finden sich feine Vorwölbungen, als deren Zentren eine etwas erweiterte, oft auch bereits pathologische Kapillarschlinge zu erkennen ist. Dieses Bild zeugt von einem beginnenden exophytischen Wachstum, das in dieser Weise sozusagen ausschließlich beim beginnenden Karzinom vorkommt."

Wie die meisten atypischen Veränderungen ist auch die Punktierung häufig scharf vom normalen Epithel abgegrenzt. Schwierig wird die Beurteilung, wenn die Punktierung in den Zervikalkanal hineinreicht. In solchen Fällen sollte immer eine histologische Abklärung erfolgen.

Nach COUPEZ u. Mitarb. liegt der Malignitätsindex bei der Punktierung bei 8% und die Häufigkeit des Auftretens zwischen 0,8 und 2,75%.

Zarte Punktierung Abb. 87

Der zungenförmige Bezirk im Bereich der vorderen Muttermundslippe ist scharf gegen das normale Plattenepithel abgegrenzt und geht zum Muttermund hin in eine Ektopie mit Umwandlung über. Solche Befunde werden bei jungen Patientinnen mit ovarieller Unterfunktion oder mit Entzündungen häufiger gefunden und sind im allgemeinen harmlos.
Hier handelte es sich um eine 19jährige Patientin mit Einnahme von Ovulationshemmern und Trichomonadeninfektion. Bei negativem Zellabstrich nach Papanicolaou wird nach Behandlung der Trichomonadeninfektion abgewartet. Es genügen regelmäßige halbjährliche Kontrollen.

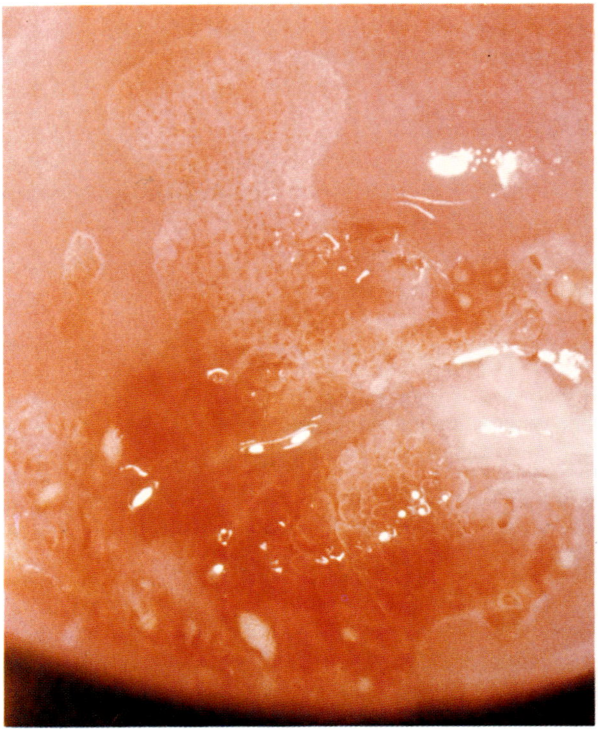

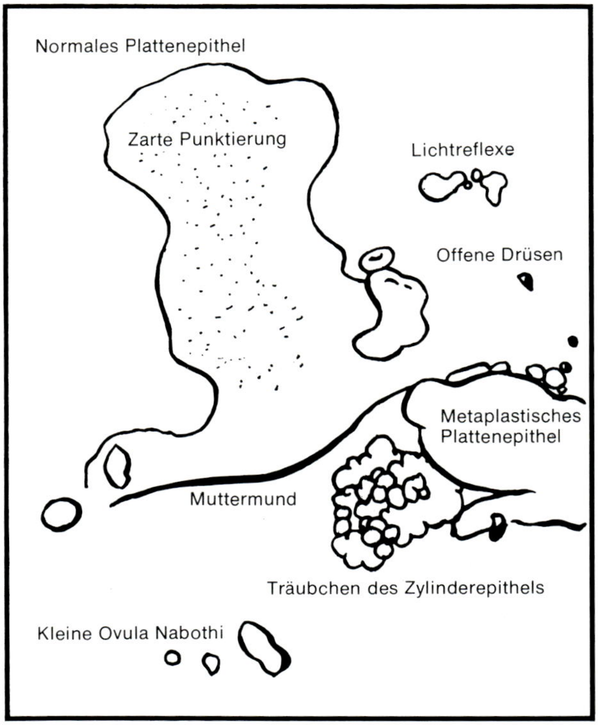

Zarte Punktierung. Abb. 88

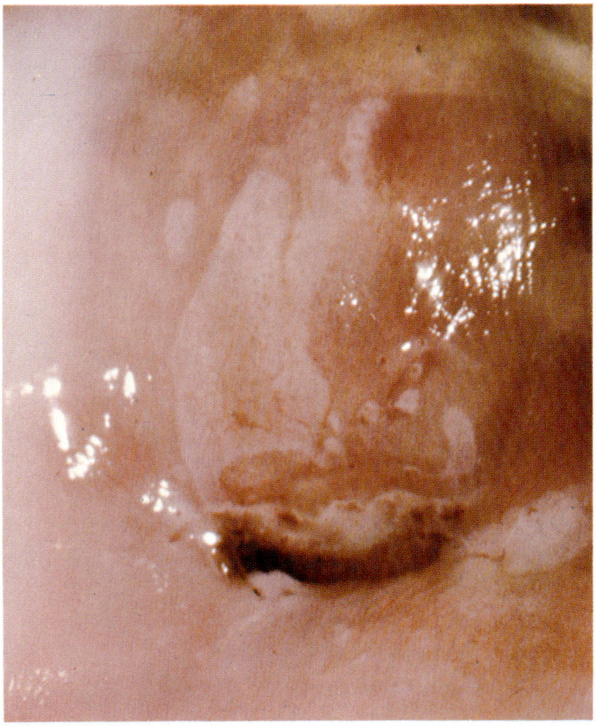

Im Bereich der vorderen Muttermundslippe erkennt man einen zungenförmigen, zarten, im gering essigweißen Epithel liegenden Punktierungsbezirk, zum Os externum hin sind zarte Mosaikstrukturen gerade erkennbar. Weiter sieht man bei etwa 12 bis 1 Uhr einige offene Drüsen als Zeichen, daß hier ein Umwandlungsprozeß abgelaufen ist.
Bei der 39jährigen II-Para genügen bei negativem zytologischen Abstrich halbjährliche Kontrollen.

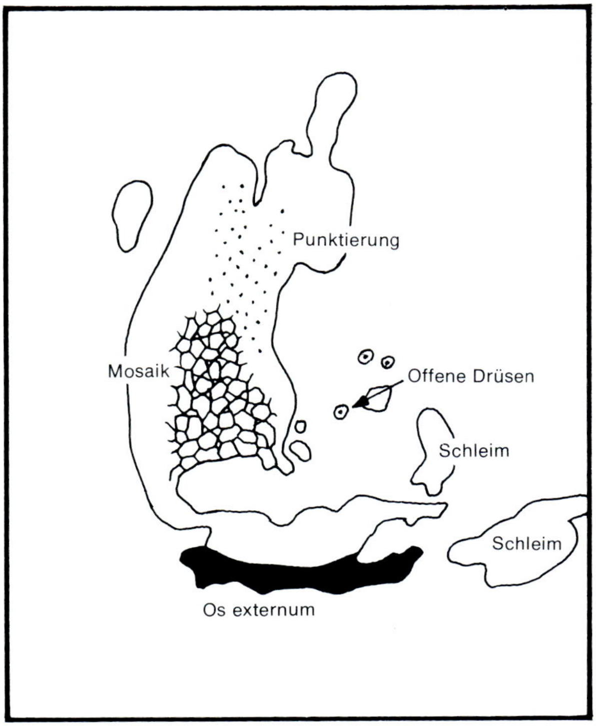

Punktierung. Abb. 89

Scharf begrenzter Bezirk mit Punktierung im Bereich der vorderen Muttermundslippe. Der Bezirk ist sehr ausgedehnt und reicht in den Zervikalkanal hinein. Zum Teil ist die Punktierung bereits grob, das heißt, sie hebt sich leicht vom Oberflächenniveau ab. Bei der 31jährigen I-Para wurde trotz des negativen Zellabstrichs nach Papanicolaou eine histologische Abklärung durch Konisation und Abrasio durchgeführt.
Histologischer Befund: Chronisch-entzündlich veränderte Ektopie mit papillärer Schleimhauthypertrophie und gesteigerter Plattenepithelregeneration mit Leisten- und Papillenbildung (leichte Dysplasie).

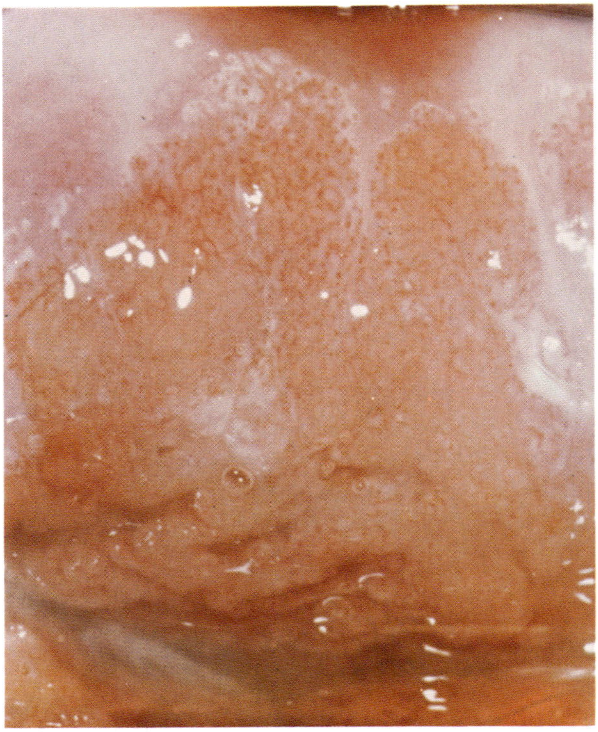

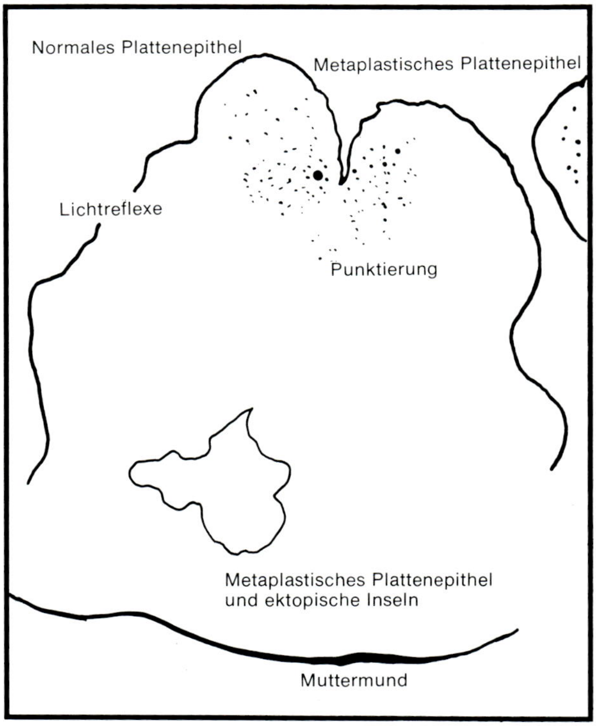

b) Mosaik

Auch hier wurde der alte Hinselmannsche Begriff „Felderung“ aufgegeben und durch das international übliche Wort „Mosaik“ ersetzt. Wir unterscheiden ähnlich wie bei der Punktierung und bei der Leukoplakie zwischen zartem und grobem Mosaik. Die im Abschnitt 3. a gemachten Ausführungen gelten auch für das **zarte Mosaik**. Man findet es also auch als harmlose atypische Veränderung gelegentlich bei Jugendlichen und jungen Frauen mit ovarieller Insuffizienz. Weiter sehen wir es bei Entzündungen und bei Einnahme von Ovulationshemmern. Charakterisiert wird dieser Befund durch kleine oder größere, rundliche, auch rhombische oder quadratische Felder, die durch feine rote Linien begrenzt sind. Nach Glatthaar entsprechen diese Felder histologisch verdickten Epithelpartien, die infolge ihrer geringen Transparenz weißlich erscheinen, oft handelt es sich um Epithelzapfen, die durch Ausfüllung von Zervixdrüsen im Bereich einer Umwandlungszone entstanden sind. Die roten Trennungslinien entsprechen den gefäßführenden Stromaleisten. Ganse erklärt sich die Entstehung des Mosaiks durch blockartiges Wachstum des atypischen Epithels, die einzelnen Blöcke machen auf der Schleimhaut den Eindruck des Mosaiks.

Das **grobe Mosaik** hebt sich papillomatös von dem umgebenden Schleimhautniveau ab. Oft sind auch die roten Begrenzungslinien deutlich verdickt und springen ebenfalls hervor. Am besten sieht man solche Befunde mit Niveauunterschieden bei der Photodokumentation im dreidimensionalen Bild, also bei der stereoskopischen Aufnahme. Solche Befunde sind außerordentlich suspekt und müssen auch bei negativem zytologischem Befund histologisch abgeklärt werden.

Nach Coupez u. Mitarb. beträgt der Malignitätsindex 7,1%, die Häufigkeit bei allen kolposkopischen Befunden liegt zwischen 2,9 und 3,2%.

Zartes Mosaik (s.a. Abb. 91).
Abb. 90

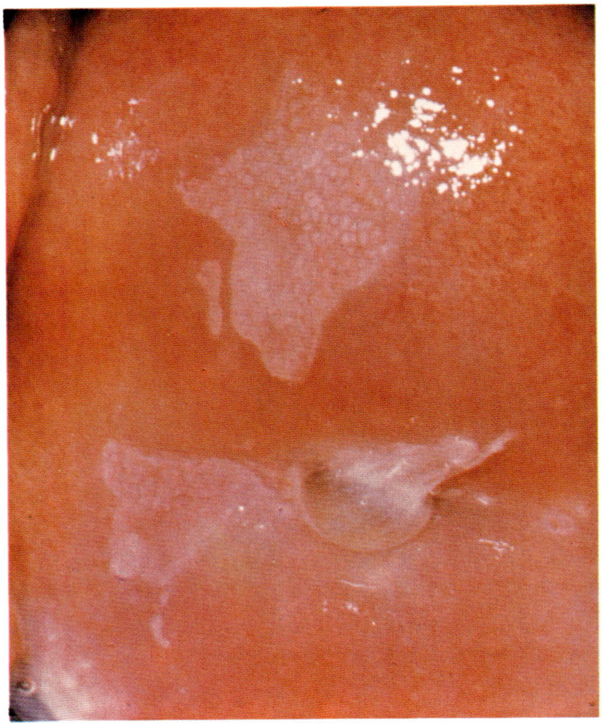

Im Bereich der vorderen Muttermundslippe und rechts neben dem äußeren Muttermund sind zwei zarte Mosaikbezirke nachweisbar. Das zum Teil essigweiße Epithel deutet auf eine gewisse Verhornung hin, als Nebenbefund sieht man im äußeren Muttermund einen von Schleim bedeckten kleinen Polypen.
Die 26jährige Patientin wird seit mehreren Jahren beobachtet. Da sich der Befund bei regelmäßigen Kontrollen nicht verändert hat und der Zellabstrich nach Papanicolaou wiederholt negativ ausgefallen ist, kann man unbedenklich weiterbeobachten.

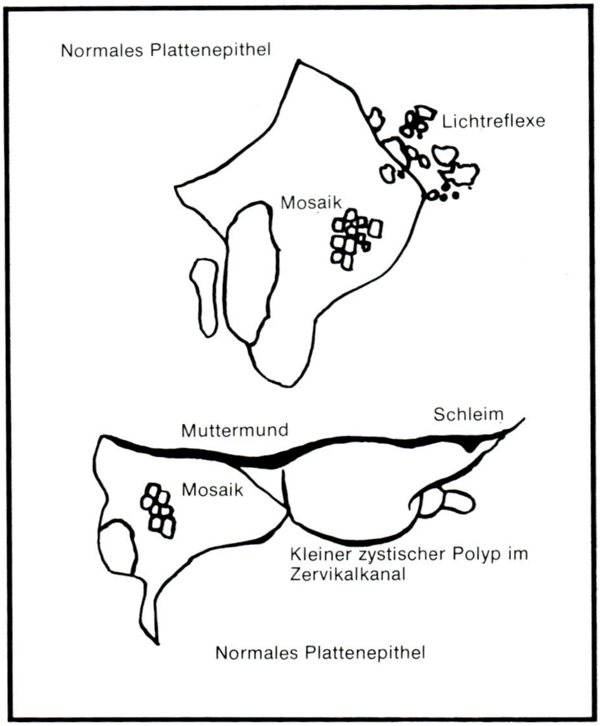

Jodnegativer Epithelbezirk
(s. a. Text zu Abschn. 2.f u. Abb. 90). Abb. 91

Gleiche Patientin: Nach Anwendung der Schillerschen Jodprobe heben sich die zarten Mosaikbezirke als helle Areale vom übrigen Epithel deutlich ab. Infolge des Glykogenmangels färbt sich dieses Epithel nicht wie normales Epithel braun, sondern bleibt hell.
Nach Anwendung der Schillerschen Probe sind Einzelheiten nicht mehr erkennbar, sie ist eine sehr unspezifische Probe.

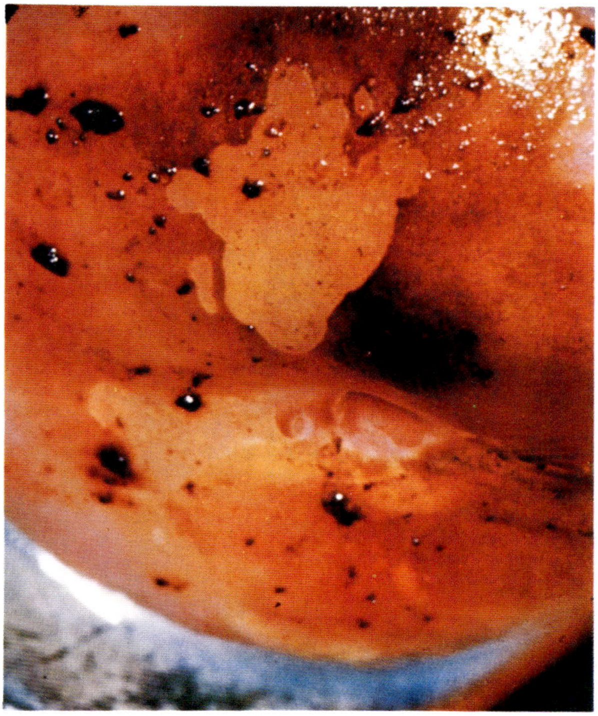

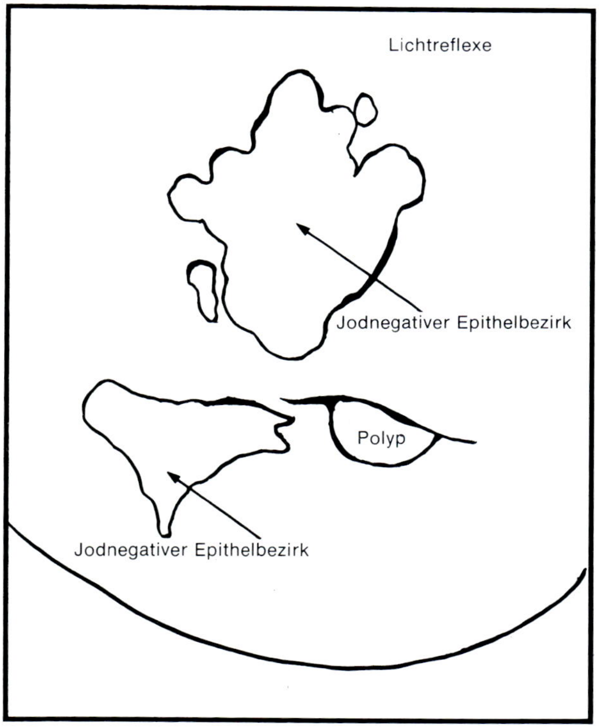

Mosaik. Abb. 92

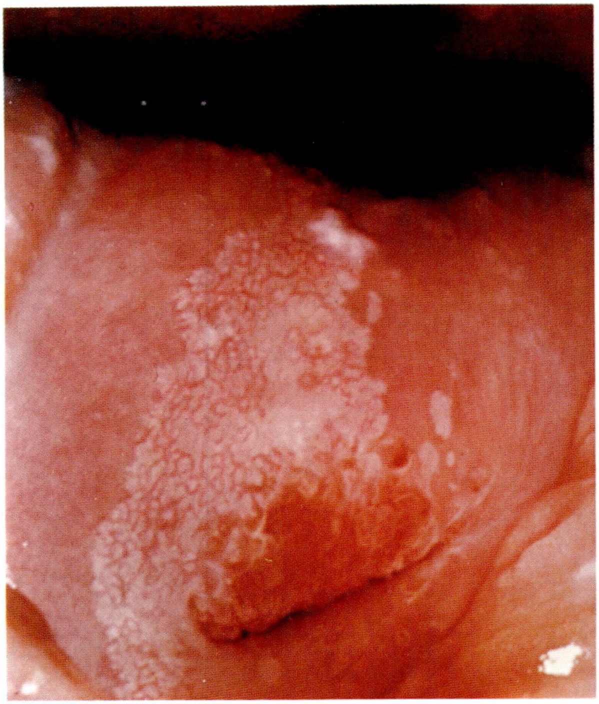

Zarter, zungenförmiger Mosaikbezirk im Bereich der vorderen Muttermundslippe, der auch auf die hintere übergeht. Zentral: Ektopie.
Bei der 22jährigen Patientin mit Einnahme von Ovulationshemmern liegt ein Candidafluor vor. Man erkennt an der vorderen Muttermundslippe bei etwa 12 Uhr und seitlich in der Vagina noch weiße, bröckelige Fluorpartikel, was bereits makroskopisch ein Hinweis auf eine Pilzinfektion ist.

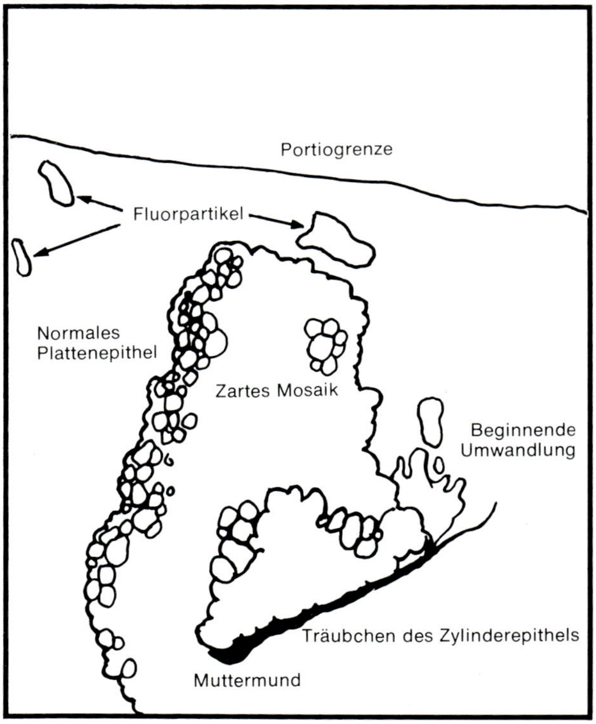

Grobes und unregelmäßiges Mosaik. Abb. 93

Großer, etwas unregelmäßiger und leicht grober Mosaikbezirk am Rande einer polypösen Umwandlungszone (Transformationszone).

Die zentral nachweisbaren proliferativen Epithelveränderungen deuten bereits auf die Einnahme von peroralen Antikonzeptiva hin. Dieser Befund wurde über 5 Jahre bei negativem zytologischem Befund beobachtet. Danach wurde der zytologische Abstrich nach Papanicolaou IV, die Mosaikstrukturen nahmen an Ausdehnung und Erhabenheit sowie Unregelmäßigkeit zu, nunmehr erfolgte eine ausgiebige Exzision des atypischen Epithels nach vorheriger Markierung des Bezirkes mit der Schillerschen Jodprobe.

Histologischer Befund: Mäßige bis schwere Dysplasie.

Nach der Exzision ist eine völlige Rückbildung des atypischen Epithels eingetreten (Beobachtungszeit 3 Jahre). Wiederholt durchgeführte zytologische Abstriche waren negativ. Von weiteren therapeutischen Maßnahmen wurde daher bei der 27jährigen Nullipara abgesehen. Regelmäßige $^1/_2$jährige kolposkopische und zytologische Kontrollen sind zunächst erforderlich.

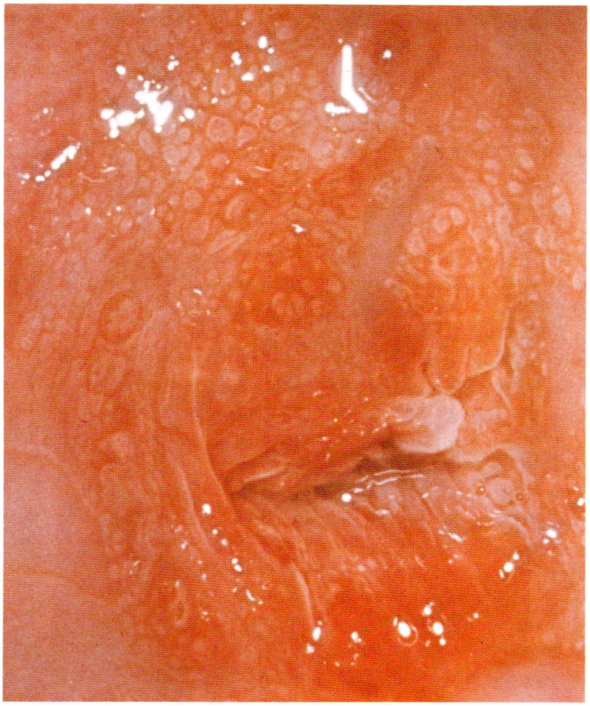

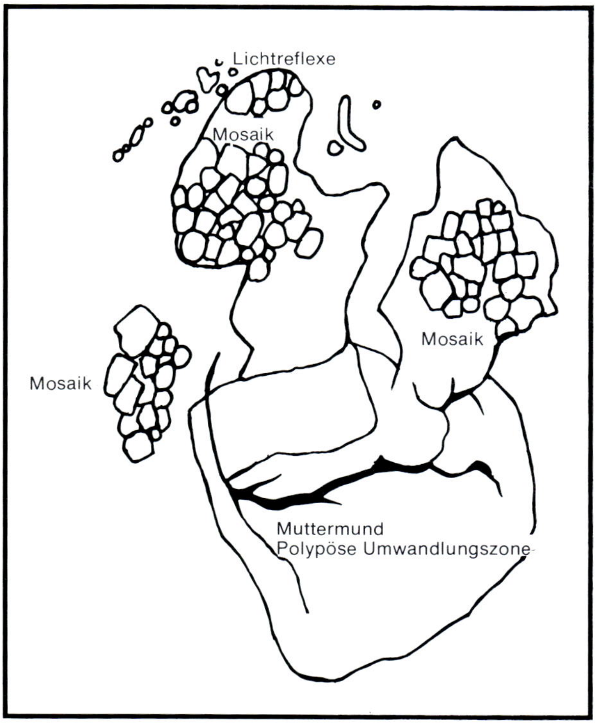

Mosaik (s. a. Abb. 95). Abb. 94

Unregelmäßiges, zum Teil grobes Mosaik am Rande einer Umwandlungszone. Vor allem im Bereich der hinteren Muttermundslippe, an der Spitze ist das atypische Epithel erhaben, d.h. es springt aus dem übrigen Schleimhautniveau deutlich hervor. Im dreidimensionalen Bild ist dieser Unterschied wesentlich besser zu erkennen.
Histologischer Befund der gezielten Biopsie: Dysplasie mittleren Grades. 46jährige Nullipara.

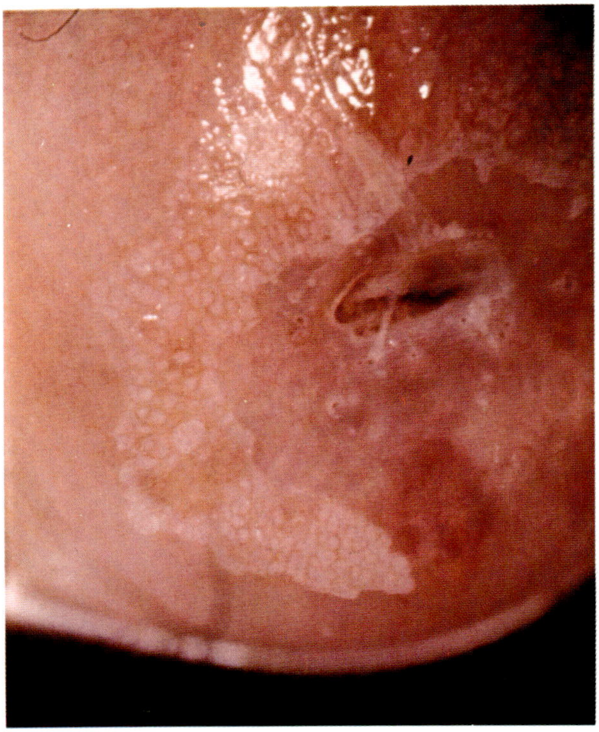

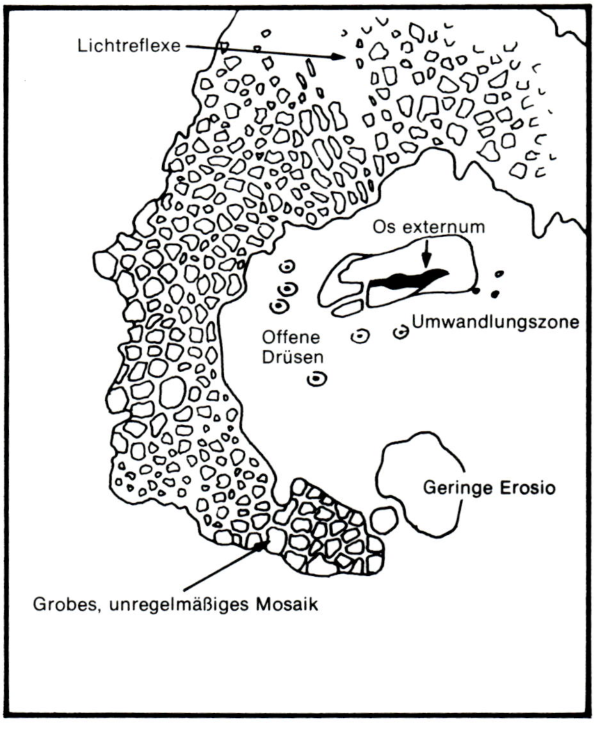

Mosaik – Jodnegativer Bezirk.
(s.a. Abb. 94). Abb. 95

Nach Anwendung der Schillerschen Jodprobe bleibt das atypische Epithel jodhell, während sich das normale Plattenepithel dunkelbraun färbt.
Einzelheiten wie Mosaikstrukturen sind durch die Jodprobe nicht mehr zu erkennen.
(Ich verweise auf die in Abschn. 2.f gemachten Ausführungen.)

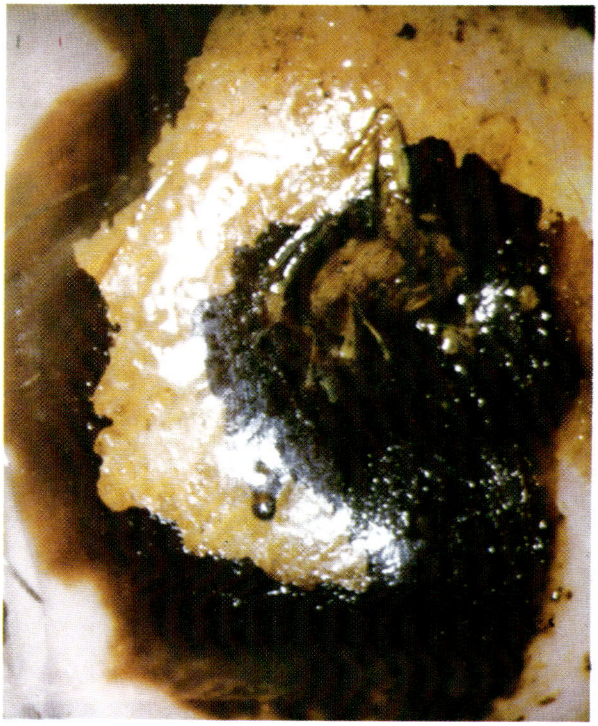

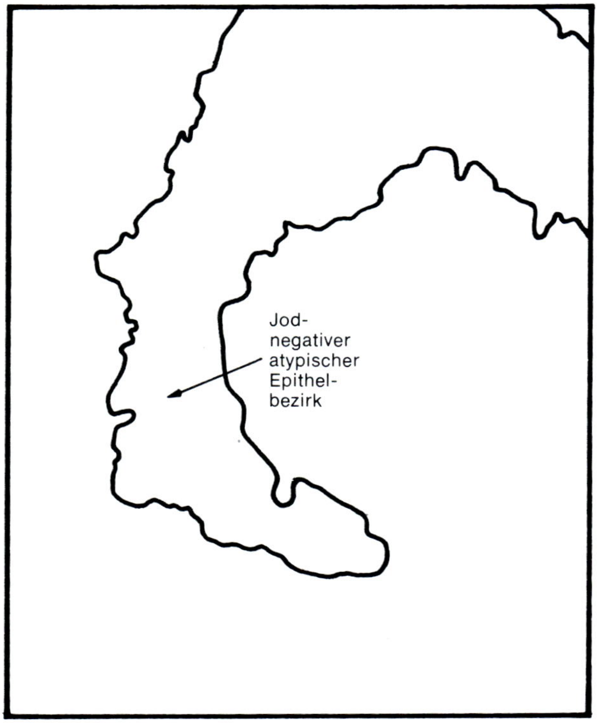

c) Leukoplakie

Die Leukoplakie ist nach HINSELMANN nur mit dem Kolposkop zu erkennen. Das trifft sicherlich für die kleineren Veränderungen zu, während große Leukoplakieherde auch gut mit dem bloßen Auge erkennbar sind. HINSELMANN bezeichnete die Leukoplakie als präkanzeröse Schleimhautveränderung, was sich nach unserer heutigen Auffassung so nicht verallgemeinern läßt. Mein Lehrer HASELHORST hat im Jahr 1932 wertvolle Beiträge zum Thema „Leukoplakie" erbracht. Er vertrat mehr einen konservativen, beobachtenden Standpunkt und setzte sich für eine eingehende Beforschung mit dem Kolposkop ein. Wörtlich schrieb er: „Der Nichtbesitz eines Kolposkopes ist keine Entschuldigung für diejenigen, die die Ansicht vertreten, auf die Klärung der zur Diskussion stehenden Fragen bei der Leukoplakie verzichten zu müssen."
Wie bei der Punktierung und beim Mosaik unterscheidet man auch hier eine zarte, meist harmlose, von einer groben, immer verdächtigen Leukoplakie. Im kolposkopischen Bild imponiert eine solche Schleimhautveränderung als weißer Fleck. Sehr wichtig erscheint mir der Hinweis, daß die Leukoplakie zum Unterschied vom essigweißen Epithel bereits ohne Anwendung von 3%iger Essigsäure klar erkennbar ist. Die Leukoplakie läßt sich manchmal abwischen, darunter können sich Punktierung und/oder auch Mosaik verbergen. Daher sprach HINSELMANN vom sog. Leukoplakiegrund und von der Leukoplakiefelderung.

Bei der im allgemeinen harmlosen **zarten Leukoplakie** handelt es sich histologisch in den meisten Fällen um eine Verdickung des Plattenepithels, eine sog. Parakeratose, selten um eine echte Verhornung (Hyperkeratose).
Bei der Beobachtung solcher Leukoplakien zeigt sich wieder einmal, wie wertvoll die Dokumentation kolposkopischer Befunde ist. Bei Vergleich mehrerer Aufnahmen aus verschiedenen Zeitabschnitten läßt sich ein viel klareres Bild über Größe und Ausdehnung der Leukoplakie machen. Infolge des Glykogenmangels ist diese ebenfalls jodnegativ und scharf gegen das übrige Epithel abgegrenzt. MESTWERDT und WESPI stehen ebenfalls auf dem Standpunkt, daß die zarte Leukoplakie für die Karzinomentstehung keine Rolle spielt.
Die **grobe Leukoplakie** hebt sich aus ihrer Umgebung teils warzenförmig, teils papillomartig oder auch schollig hervor. Ganz besonders eindeutig sieht man einen solchen Befund wiederum im stereoskopischen Kolpophotogramm. Die grobe Leukoplakie muß immer als verdächtig bezeichnet und histologisch abgeklärt werden. Am besten geschieht dies durch eine gezielte Biopsie unter dem Kolposkop.
Von HINSELMANN wurde die Häufigkeit der Leukoplakie mit 1,5% angegeben. MESTWERDT beobachtete sie in 4 bis 6% seiner Fälle. COUPEZ u. Mitarb. geben Zahlen um 1 bis 2% an. Nach COUPEZ beträgt der Malignitätsindex 4,9%, während BURGHARDT sogar einen solchen von 17,7% angibt, bei BAJARDI und LIMBURG liegt er zwischen 8 und 9%.

Zarte Leukoplakie.
Abb. 96

Im Bereich der vorderen Muttermundslippe finden sich mehrere kleine, zarte Leukoplakiebezirke, die seit 8 Jahren in unveränderter Ausdehnung kolposkopisch und zytologisch verfolgt werden. Die auffällig blasse Färbung der Portioschleimhaut entspricht absolut dem natürlichen kolposkopischen Bild. Zweifellos liegt hier eine mangelhafte Durchblutung der Portio vor. Wer länger kolposkopiert, findet solche Befunde, wenn auch selten, wieder.
Die 43jährige Patientin hatte 2 normale Geburten und 2 Aborte, sie nimmt seit 7 Jahren Ovulationshemmer ein.
Histologisches Ergebnis der gezielten Biopsie: Verdickung des oberflächlichen Plattenepithels, Parakeratose. Einwachsen von Plattenepithelkomplexen in Schleimausführungsgänge.
In einem solchen Falle genügt die weitere regelmäßige kolposkopische und zytologische Kontrolle.

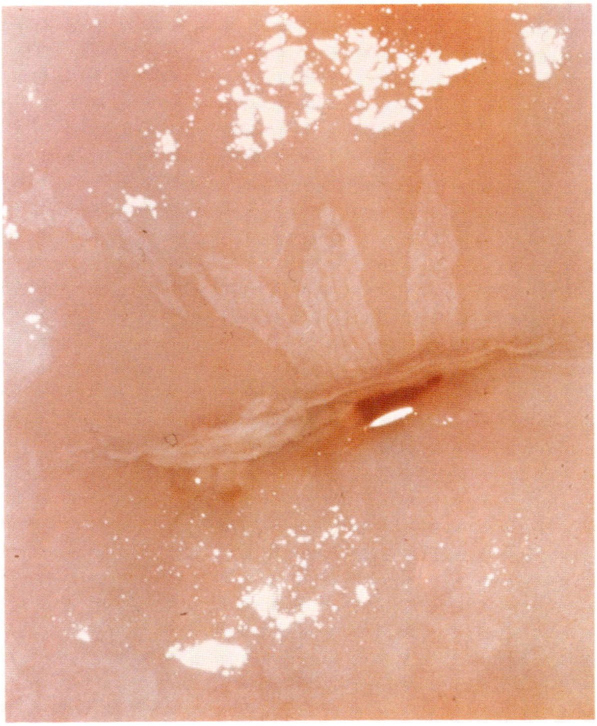

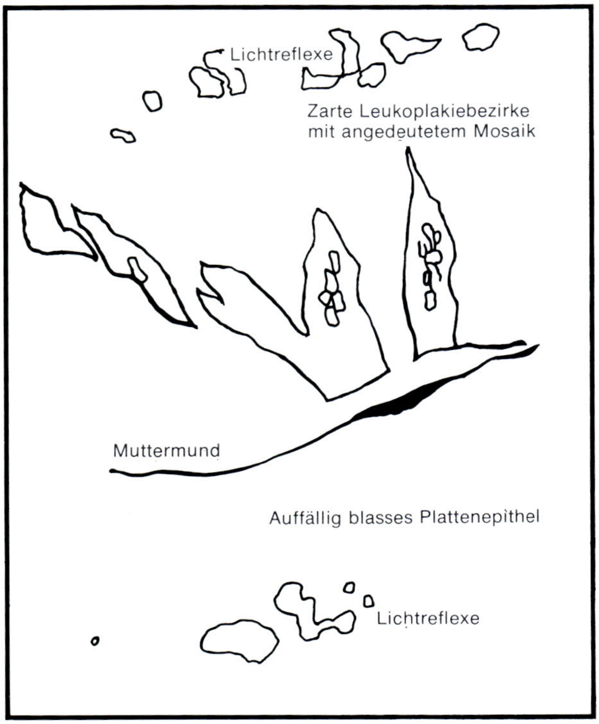

Grobe Leukoplakie. Abb. 97

Im Bereich des linken Muttermundwinkels findet sich eine weißliche, schollige Verdickung des Epithels mit auffälliger Blutungsneigung. Das verdickte Epithel hat sich zum Teil abgelöst. Diese Veränderung entspricht einer groben Leukoplakie und ist außerordentlich verdächtig. Eine histologische Untersuchung muß auch bei negativem Zellabstrich nach Papanicolaou durchgeführt werden.
Leider entzog sich die erst 20jährige Patientin der weiteren Kontrolle.

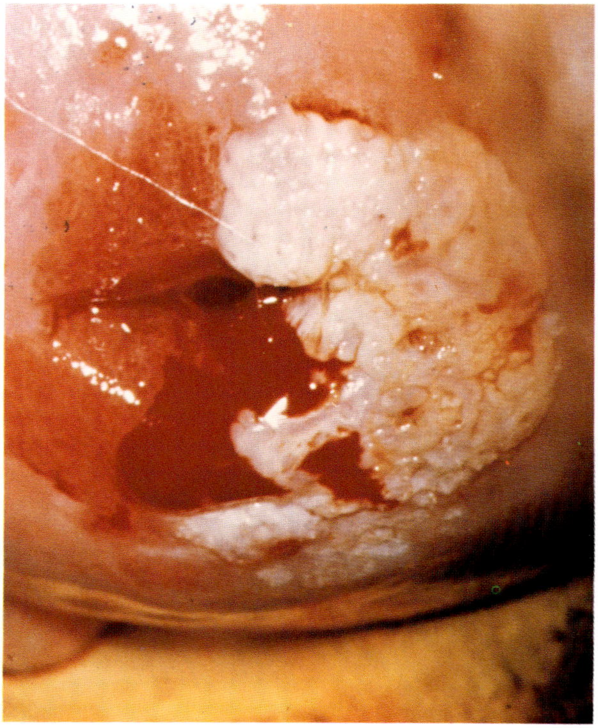

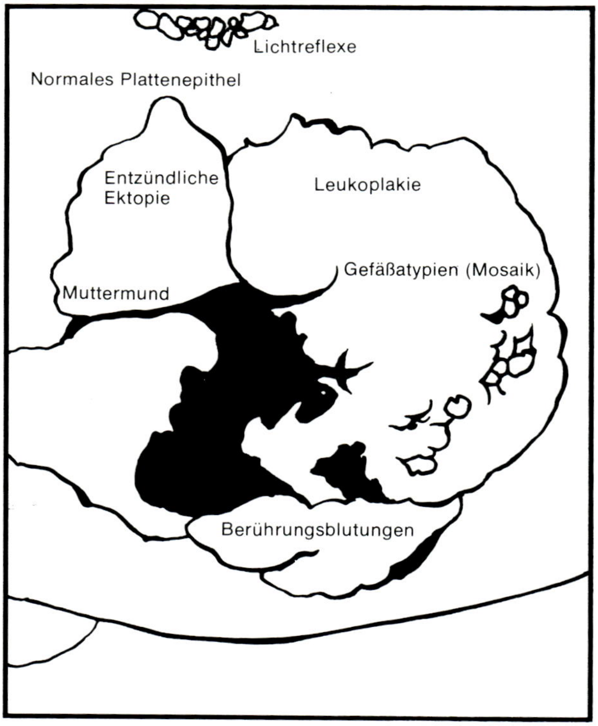

Grobe Leukoplakie. Abb. 98

Im Bereich der Portio sind zahlreiche grobe Leukoplakien zu sehen, die sich bereits ohne Essigsäure deutlich darstellen lassen, aber mit 3%iger Essigsäure noch besser zu differenzieren sind.
Hinter einer groben Leukoplakie kann sich immer ein atypisches Epithel verbergen, deshalb ist in solchen Fällen eine histologische Untersuchung unbedingt erforderlich.
In diesem Falle war der Zellabstrich nach Papanicolaou Gruppe IV.
Die 44jährige Patientin mit 2 Geburten war seit 14 Jahren nicht gynäkologisch untersucht worden.
Histologischer Befund: Carcinoma in situ.

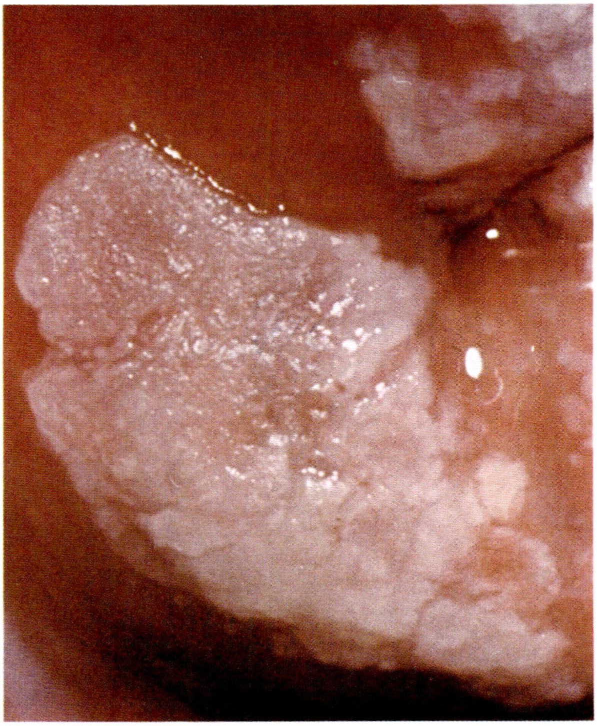

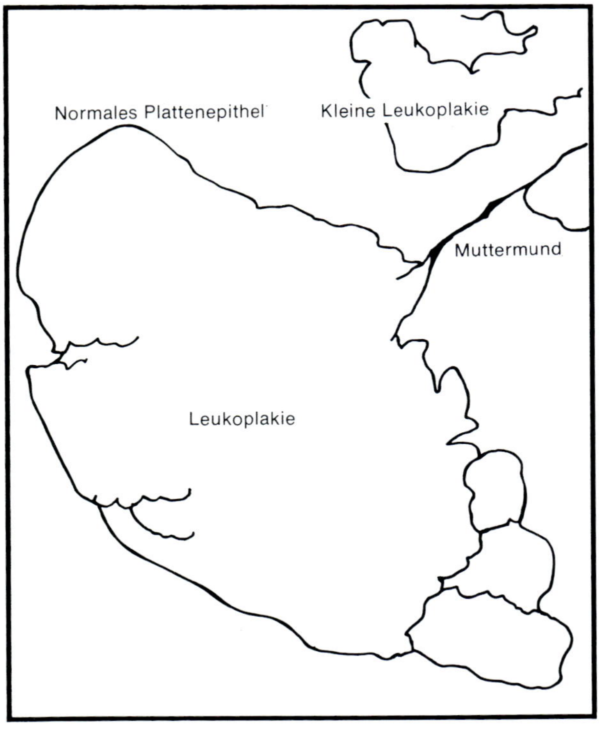

Grobe Leukoplakie. Abb. 99

Ein ähnliches Bild wie in Abb. 98 findet sich bei einer 29jährigen Patientin mit einem Zellabstrich nach Papanicolaou IV. Man sieht wiederum im Bereich der Portio ohne Anwendung von 3%iger Essigsäure erhabene, schollige, weiße Epithelbezirke, die sich nicht abwischen lassen.
Daneben sieht man große Ovula Nabothi mit reichlich baumzweigartigen Gefäßen. Eine Konisation wurde durchgeführt, histologischer Befund: Schwere Dysplasie an der Grenze zum Carcinoma in situ.

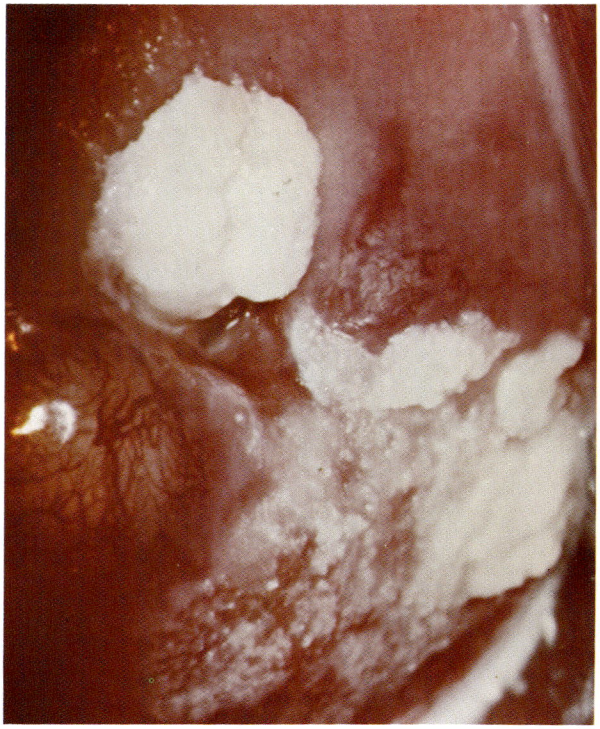

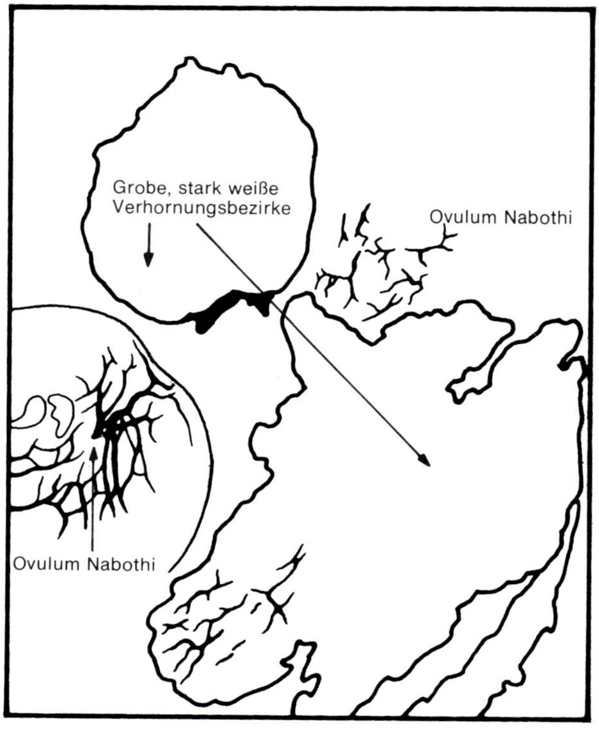

d) Kombinationsformen: Punktierung, Mosaik, Leukoplakie

Die Kombinationsformen, also das gemeinsame Auftreten von Punktierung, Mosaik und Leukoplakie, oder aber auch die Kombination zweier dieser atypischen (abnormen) Befunde mit anderen Befunden, habe ich aus didaktischen Gründen in einem gesonderten Kapitel abgehandelt. Wie bereits erwähnt, bin ich der Auffassung, daß bei einem solchen kombinierten Auftreten größerer Areale von atypischen Veränderungen an der Cervix uteri eben diese im Vordergrund stehenden Bilder auch entsprechend beschrieben und eingeordnet werden sollten! Noch deutlicher möchte ich dies folgendermaßen ausdrücken: Findet man kolposkopisch größere Bezirke von Punktierung, Mosaik und Leukoplakie oder von zweien dieser atypischen Veränderungen, so sollte man sie auch als solche beschreiben.

Treten aber im Rahmen einer Umwandlungszone (Transformationszone) nur kleinere Bezirke auf, steht also das Bild der Umwandlungszone bzw. Transformationszone klar im Vordergrund, dann sollte diese auch als atypische Umwandlungszone bzw. Transformationszone bezeichnet werden. Das gemeinsame Auftreten der eben beschriebenen atypischen Epithelveränderungen verlangt vom Untersucher immer höchste Aufmerksamkeit! Solche Veränderungen müssen bei negativem Zellabstrich nach Papanicolaou regelmäßig in halbjährlichen Abständen kontrolliert werden.

Über die Entstehung von Punktierung, Mosaik und Leukoplakie wurde das Nötige bereits in Abschn. 3. a, b u. c gesagt. Auch bei den Kombinationsformen sind die zarten Veränderungen meistens harmlos, während die groben immer verdächtig sind und eine histologische Abklärung erforderlich machen. Auch hier hat sich die gezielte Biopsie (unter dem Kolposkop) von dem am verdächtigsten erscheinenden Bezirk bewährt. Nicht immer sind die kolposkopisch erhobenen Befunde solcher Kombinationsformen leicht zu deuten, insbesondere dann nicht, wenn starke Entzündungserscheinungen mitspielen. Auch in solchen Fällen sollte man sich zur Regel machen, erst eine lokale Behandlung durchzuführen und danach nochmals die kolposkopische Kontrolle vorzunehmen.

Bei der Einordnung der Kombinationsformen ist selbstverständlich eine scharfe Trennung von der atypischen Umwandlungszone bzw. Transformationszone in vielen Fällen nicht immer möglich. Für die später zu ergreifenden therapeutischen Maßnahmen ist dies allerdings unbedeutend.

So rechne ich mit dem Verständnis meiner Kritiker, wenn ich hier, wie eingangs beschrieben, aus didaktischen Gründen diesen Weg der Einteilung beschritten habe.

Mosaik, zarte Leukoplakie und Punktierung sowie polypöse Umwandlungszone. Abb. 100

Bei dieser 19jährigen Patientin, die seit 2 Jahren Ovulationshemmer einnimmt, findet sich zentral eine polypöse Ektopie mit Umwandlung. Randständig sieht man zarte Leukoplakiebezirke, weiter Punktierung und Mosaik. Histologischer Befund der gezielten Biopsie: Stark entzündlich veränderte Ektopie mit weitgehender Überwanderung durch Plattenepithel, das auch in die Ausführungsgänge der Schleimdrüsen eingewachsen ist.
Solche Kombinationsformen von Mosaik, Punktierung und Leukoplakie sind immer unter genauer kolposkopischer und zytologischer Kontrolle zu halten. In diesem Falle traten sie als entzündliche Veränderungen auf und waren harmlos.
Vom kolposkopischen Bild her kann man nicht unbedingt immer auf den histologischen Befund schließen, darauf möchte ich immer wieder hinweisen!

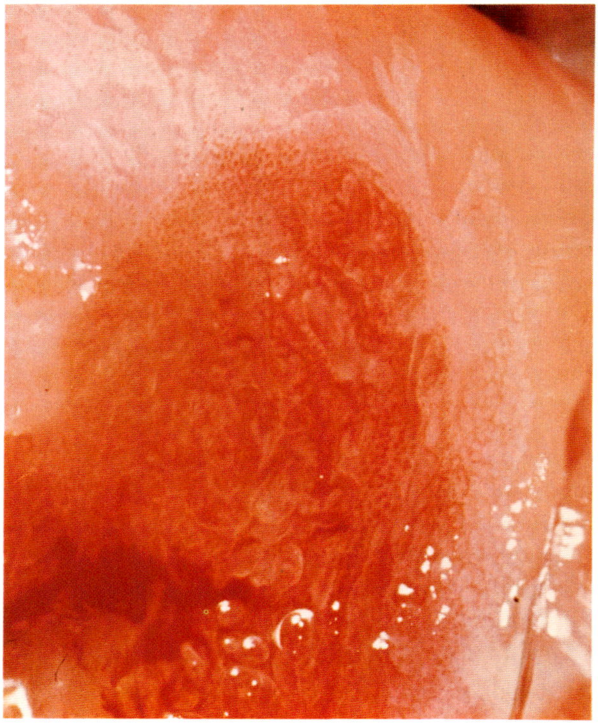

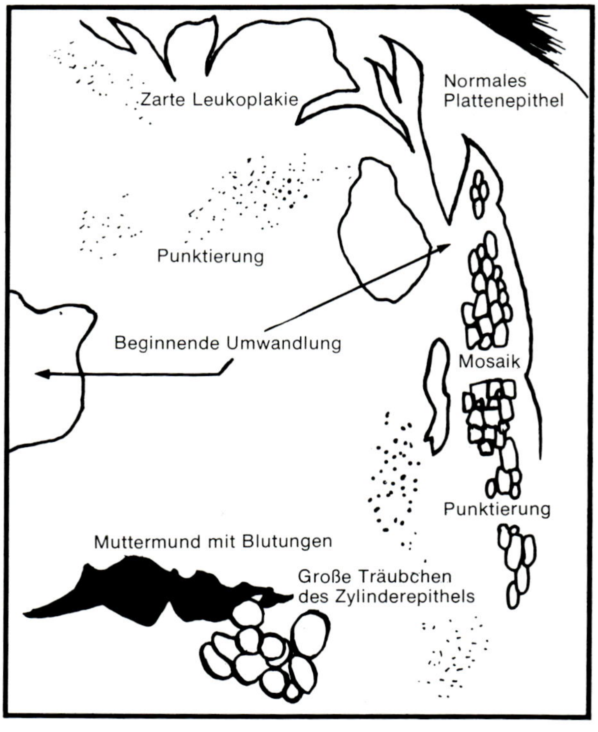

Mosaik und Punktierung.
Abb. 101

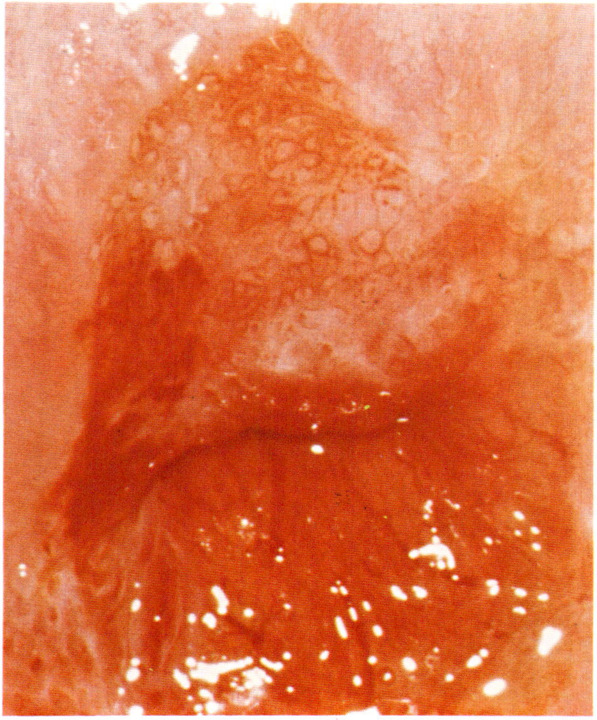

Im Bereich der vorderen Muttermundslippe sieht man einen scharf begrenzten Bezirk mit grober Punktierung und grobem Mosaik. An der hinteren Muttermundslippe findet sich eine entzündliche Umwandlungszone. Ein solcher Befund ist zunächst außerordentlich suspekt, obwohl man berücksichtigen muß, daß eine erhebliche Entzündung besteht.
Die gezielte Biopsie bei etwa 12 bis 1 Uhr und Zervixabrasio ergab überraschenderweise lediglich eine leichte Dysplasie mit starker Entzündung. Wiederholt durchgeführte Zellabstriche nach Papanicolaou waren negativ.
Weitere regelmäßige kolposkopische Kontrollen ergaben eine deutliche Rückbildung der atypischen Veränderungen.
Hier hat also mit größter Wahrscheinlichkeit die gleichzeitig bestehende starke Entzündung zur Überbewertung des kolposkopischen Befundes geführt.
Aus der Anamnese der 37jährigen III-Para ist sicherlich wesentlich zu erwähnen, daß bereits in früheren Jahren wegen entzündlichen Fluors mehrfach lokale Behandlungen erfolgt waren.
Eine weitere strenge Überwachung ist selbstverständlich erforderlich.

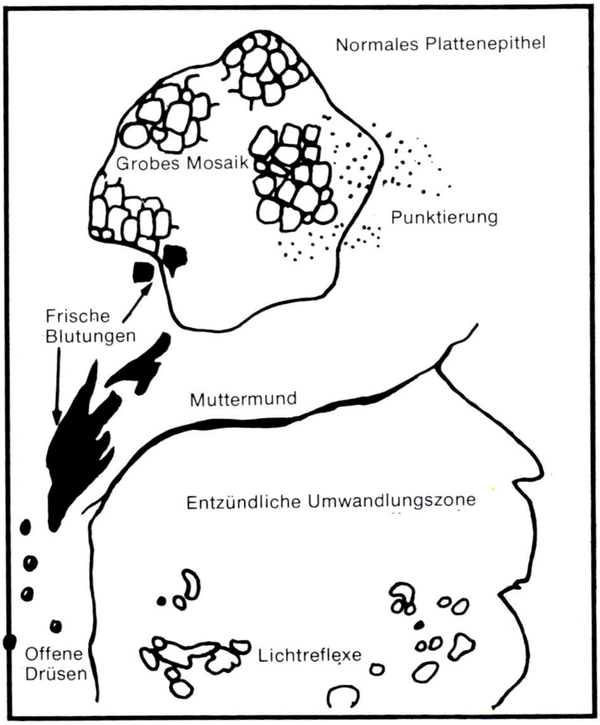

Grobe Punktierung, grobes Mosaik, polypöse Umwandlungszone (s.a. Abb. 103 u. 104).
Abb. 102

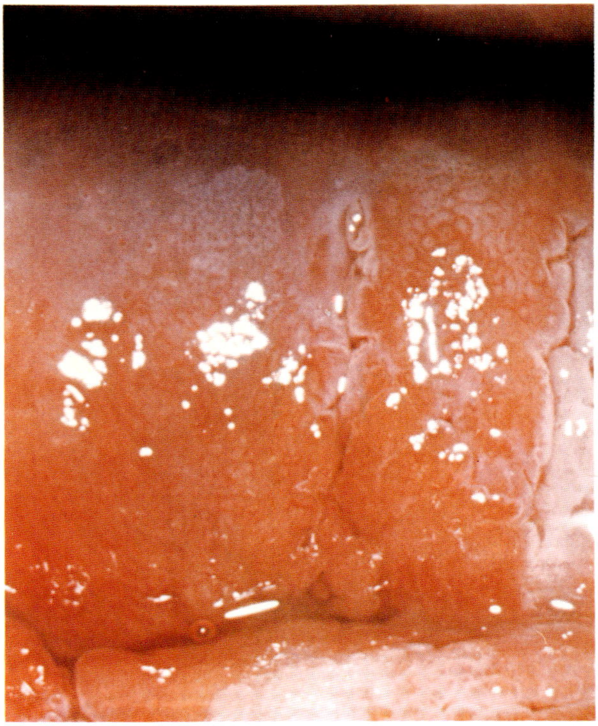

Im Bereich der vorderen Muttermundslippe finden sich randständig im Bereich einer polypösen Umwandlungszone grobes Mosaik und grobe Punktierung. Die Grenze zum normalen Plattenepithel ist nach oben deutlich sichtbar, während sie zur Seite hin etwas verwaschen erscheint. Die 23jährige Patientin mit 1 Geburt und Einnahme von Ovulationshemmern hatte seit 2 Jahren laufend Zwischenblutungen. Vor kurzem wurde sie wegen einer Pilzinfektion behandelt.
Histologischer Befund: Carcinoma in situ.

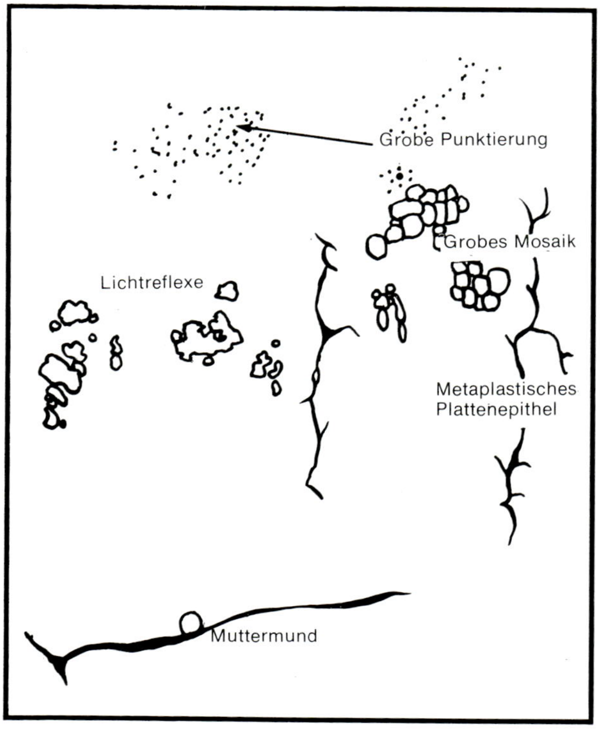

Grobe Leukoplakie
(s. a. Abb. 102 u. 104).
Abb. 103

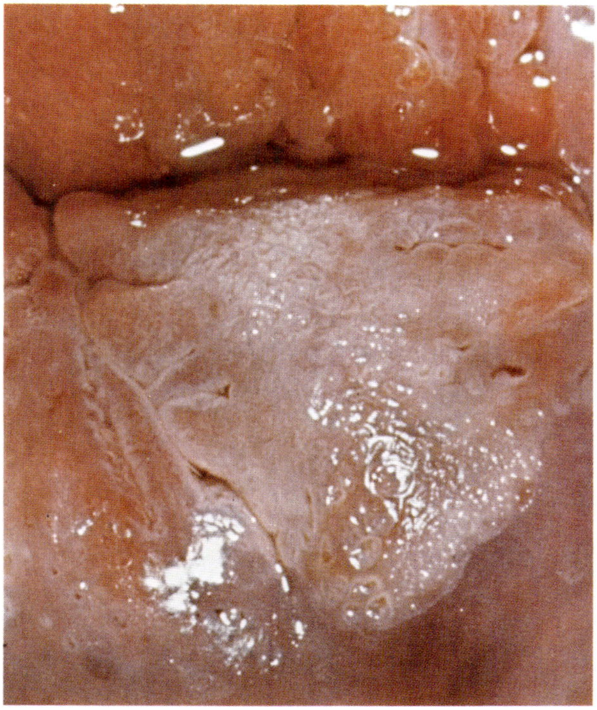

Bei der gleichen Patientin sieht man im Bereich der hinteren Muttermundslippe eine ausgedehnte grobe Leukoplakie. Zum Muttermund hin ist das Epithel zum Teil blasig aufgetrieben, weiter finden sich nicht sicher zu differenzierende Gefäßatypien und offene Drüsen.
Histologisches Ergebnis der gezielten Biopsie: a) Vordere Muttermundslippe: Carcinoma in situ, b) hintere Muttermundslippe: schwere Dysplasie.

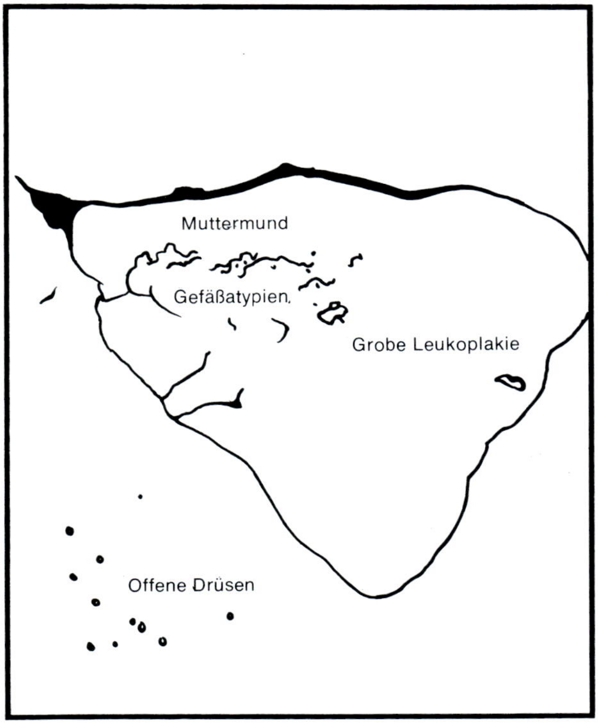

Zustand nach gezielter Biopsie der vorderen und hinteren Muttermundslippe (s. a. Abb. 102 u. 103) Abb. 104

Bei der gleichen Patientin sieht man bei etwa 12 und 1 Uhr die Narbe der Exzision. Auch im Bereich der hinteren Muttermundslippe bei etwa 6 Uhr kann man die zarte Narbenbildung erkennen. Histologischer Befund des Operationspräparates (vaginale Uterusexstirpation): Neben Inseln verschiedener Dysplasiegrade findet sich ein Carcinoma in situ.

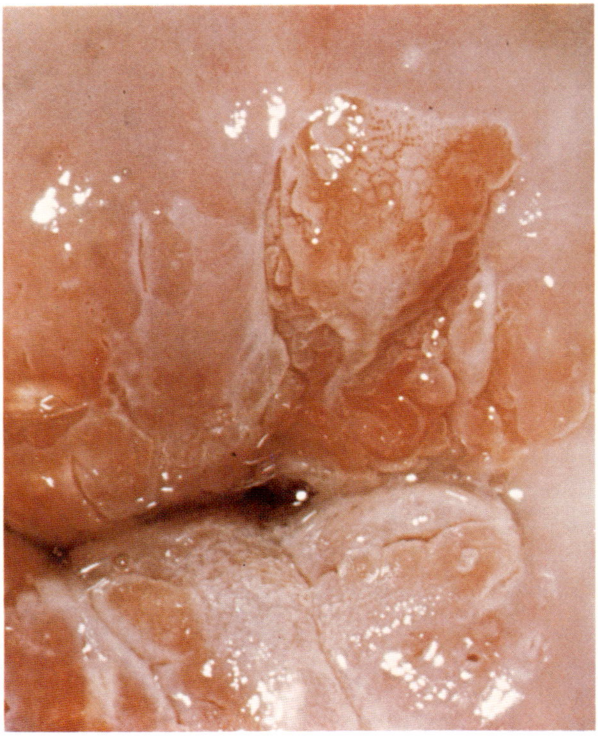

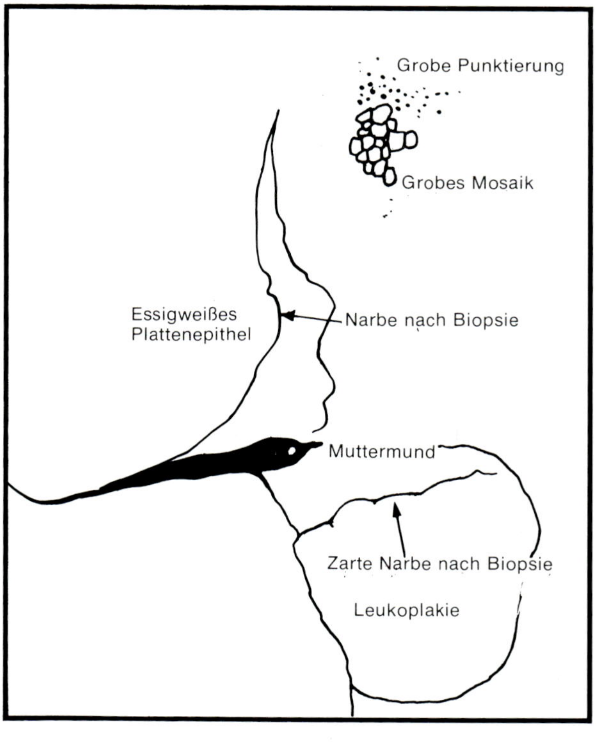

Grobe Punktierung, grobes Mosaik. Abb. 105

Vorwiegend im Bereich der vorderen Muttermundslippe findet sich ein ausgedehnter grober Mosaikbezirk im essigweißen Epithel, das atypische Epithel hebt sich deutlich vom übrigen Schleimhautniveau ab, was besonders deutlich im dreidimensionalen Bild zum Ausdruck kommt. Daneben ist auch Punktierung nachweisbar.

Man achte auf die zum Teil deutlich verdickten roten Begrenzungslinien der mosaikartig angeordneten Felder. An verschiedenen Stellen sind die Gefäßatypien nicht näher zu differenzieren.

An der hinteren Muttermundslippe, die nur zum Teil abgebildet ist, sind die atypischen Epithelveränderungen nur gering ausgebildet.

Der Zellabstrich nach Papanicolaou versagte hier, er war negativ, II.

Die histologische Abklärung bei der 25jährigen Patientin im 4. Graviditätsmonat erfolgte erst nach Beendigung der Gravidität. Es handelte sich um ein Carcinoma in situ (Konisation und Abrasio).

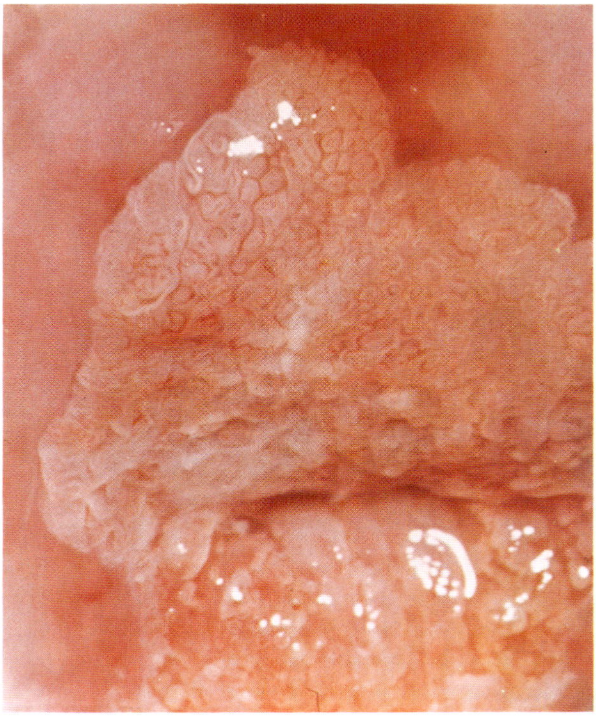

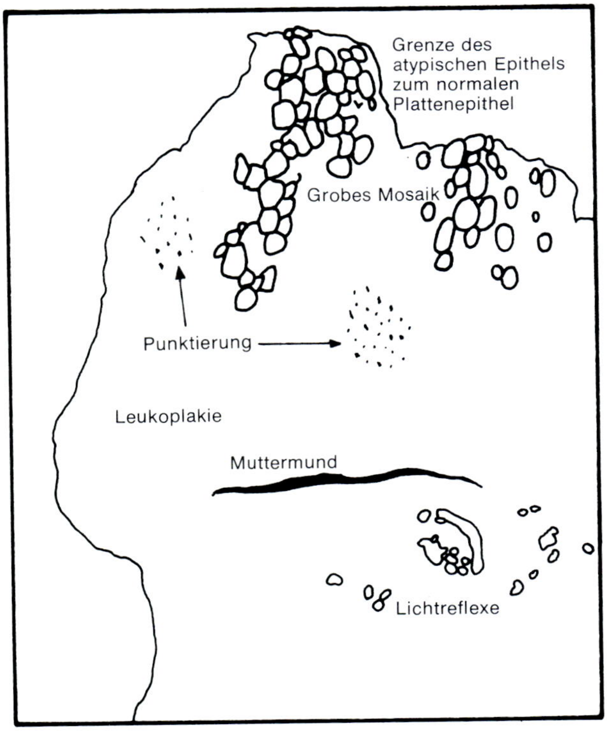

Grobes Mosaik, grobe Punktierung. Abb. 106

Ohne Betupfung mit 3%iger Essigsäure sieht man lediglich Mosaikbezirke, Punktierung ist nur sehr schwer erkennbar. Das gesamte Areal ist diffus gerötet. Eine genaue Differenzierung des atypischen Epithels ist erst nach Anwendung von 3%iger Essigsäure möglich, wie Abb. 107 zeigt. Die 31jährige Patientin hatte 1 Geburt und 2 Aborte und nahm seit 8 Jahren Ovulationshemmer ein. Mehrfach mußten lokale Entzündungen behandelt werden.

Histologisches Ergebnis der gezielten Biopsie: Dysplasie schweren Grades.

Zellabstrich nach Papanicolaou positiv, IV.

Therapie: Konisation mit Abrasio.

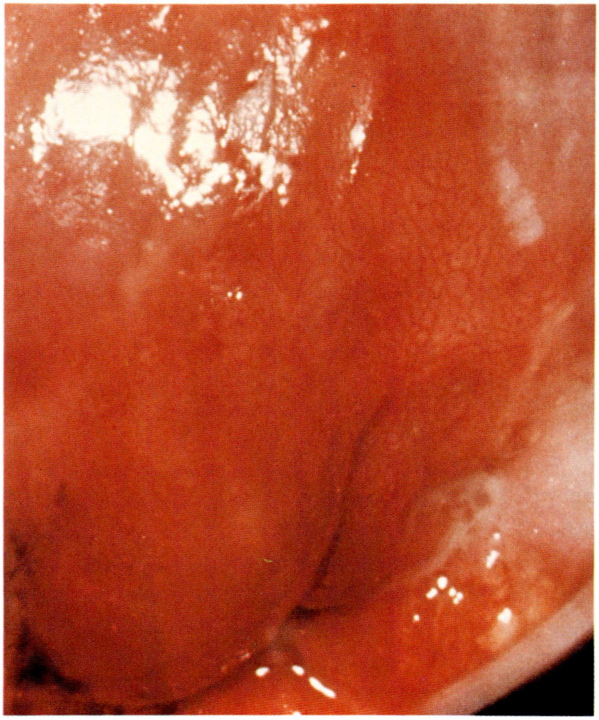

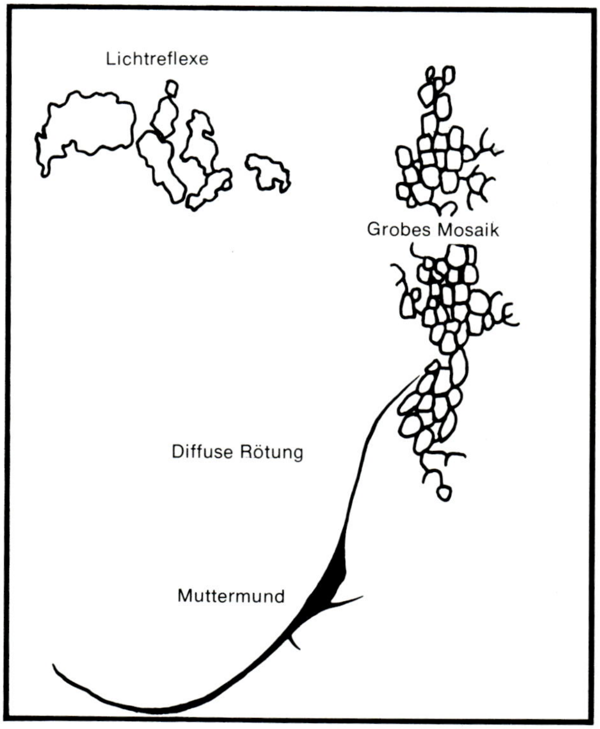

Grobes Mosaik, grobe Punktierung (s. Abb. 106). Abb. 107

Erst nach Betupfen mit 3%iger Essigsäure tritt das atypische Epithel deutlich hervor.
Vor allem bei etwa 12 Uhr ist die scharfe Grenze zum normalen Epithel klar sichtbar.
Histologischer Befund: Dysplasie schweren Grades.
Therapie: Konisation mit Abrasio.

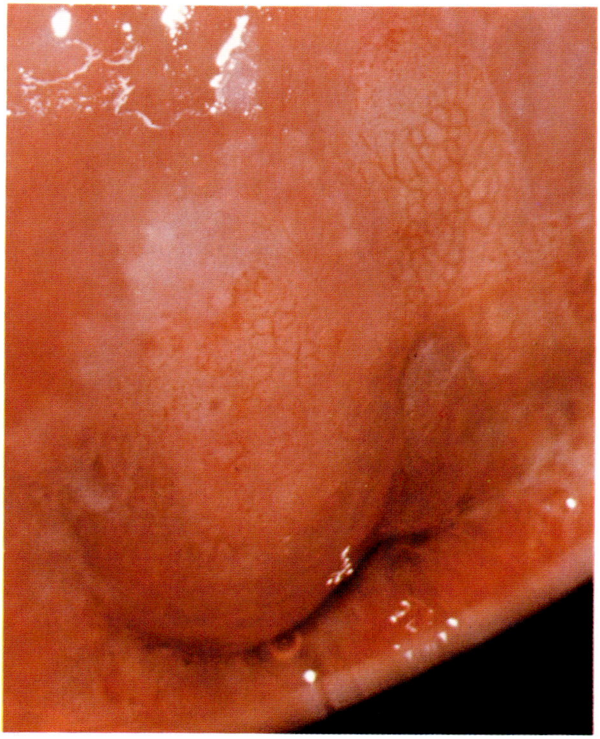

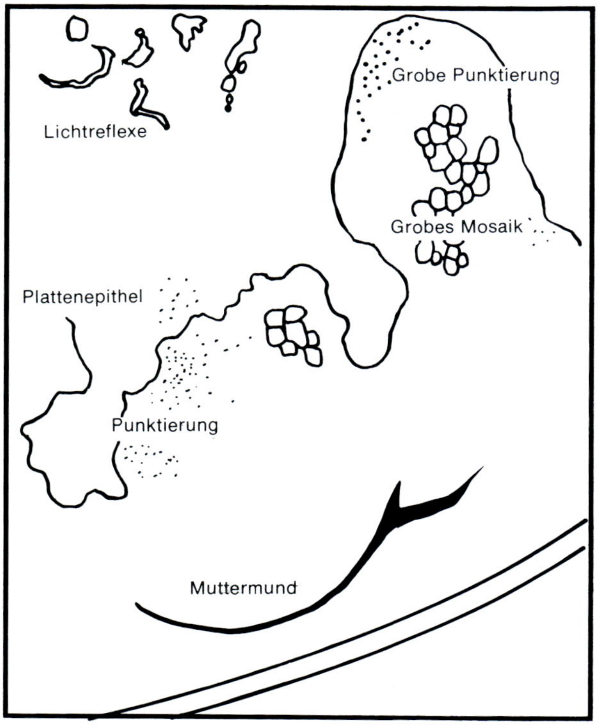

e) Atypische Umwandlungszone (Transformationszone)

Im Abschnitt 3.d und auch an anderer Stelle wurde bereits mehrfach auf die Einteilungs- und Interpretationsschwierigkeiten atypischer kolposkopischer Befunde hingewiesen. Im besonderen Maße gilt dies für die atypische Umwandlungszone (Transformationszone). Diese gibt dem Untersucher immer wieder neue Probleme auf. Die Häufigkeit ihres Auftretens liegt bei den verschiedenen Autoren zwischen 0,2 und 3% aller kolposkopischen Untersuchungen.

Coupez, Carrera und Dexeus unterscheiden eine atypisch narbig abheilende Reepithelisation, d. h. einen metaplastischen Prozeß, von der eigentlichen atypischen Umwandlungszone (Transformationszone). Dieser spielt sich in 3 Phasen ab:

1. Am Rande einer Ektopie entwickeln sich Punktierung und Mosaik sowie essigweißes Plattenepithel.
2. Zentral sind ektopische Träubchen vorhanden, während peripher die Ektopie immer mehr verschwindet. Man sieht nunmehr vorwiegend essigweißes Plattenepithel und eigenartige Drüsenöffnungen mit kreisrundem Rand.
3. In der 3. Phase ist das Zylinderepithel völlig verschwunden. Die Reepithelisation ist abgeschlossen, man sieht z.B. nur noch Mosaik und Punktierung sowie essigweißes Plattenepithel.

Die Autoren stufen also diese Form als gutartig ein, schreiben aber im weiteren Text, daß histologisch 0,43% Carcinomata in situ und 0,86% schwere Dysplasien gefunden wurden. Das müßte eigentlich darauf hinweisen, daß man hier nicht ohne weiteres von gutartigen metaplastischen Veränderungen sprechen kann. Die eigentliche atypische Umwandlungszone (Transformationszone) wird von den Autoren dadurch sehr stark eingeengt. Sie betonen, wie außerordentlich schwierig es ist, eine klare Definition vorzunehmen.

Als kolposkopische Aspekte der eigentlichen atypischen Umwandlungszone (Transformationszone) werden beschrieben: Rote blutende oder erosive Zonen. Diese liegen häufig in der Peripherie. Mazerationsherde sind ein besonders wichtiges Zeichen für Atypie. Offene Drüsen mit weißen Verhornungsrändern, opales oder weißliches Epithel mit roten Flecken und weißlichen Rändern, die in der Größe schwanken und auch unregelmäßig auftreten. Diese Veränderungen sind oft ohne Essigsäure bereits sichtbar. Die Konturen sind ungenau und verschwommen. Ausnahmsweise findet man auch eine Ektopie zentral. Die Gefäßausbildung ist häufig irregulär. Mosaik, Punktierung und Leukoplakie können ebenfalls auftreten.

Mestwerdt und Wespi gebrauchen den Begriff atypische Umwandlungszone (Transformationszone) nicht und setzen dafür die Bezeichnung „ungewöhnliche Umwandlungszone". Diese definieren sie folgendermaßen: Auffällig vermehrte Gefäßbildung, häufig gleichzeitig leicht blutende Epitheldefekte bei meist entzündlicher Hyperämie. Fehlen einer planen Oberfläche innerhalb der Umwandlungszone mit Ausbildung von Niveaudifferenzen und wallartiger Begrenzung.

Burghardt, der sich ebenfalls mit der atypischen Umwandlungszone beschäftigt hat, stellt fest, daß die Unterscheidung zwischen typischer und atypischer Umwandlungszone keineswegs leicht zu treffen ist. Die gefäßreiche Umwandlungszone ist stets besonders zu überprüfen. Charakteristika der atypischen Umwandlungszone:

a) Farbton gelblich verwaschen oder opak, glasig.
b) Reiche Vaskularisierung, Gefäße verlaufen wirr und ungeordnet, Form- und Kaliberschwankungen der Gefäße.
c) Nach Essigsäure Quellung des Epithels und weißliche Verfärbung.
d) Mit Lugolscher Lösung bleiben die Veränderungen jodnegativ und sind scharf zum normalen Epithel abgegrenzt.

Coppleson, Pixley und Reid teilen die atypische Umwandlungszone (Transformationszone) in 3 Grade ein:

I. Flaches, weißes Epithel mit oder ohne feinkalibrige reguläre Gefäße.

II. Flaches, noch weißeres Epithel mit oder ohne grobkalibrige irreguläre Gefäße.

III. Sehr weißes Epithel mit grobkalibrigen und knäueligen Gefäßen, weiter sieht man eine unregelmäßige Oberflächenkontur, das sog. papilläre Epithel.

Stafl und Kolstad verwenden den Begriff atypische Umwandlungszone (Transformationszone) nur in Verbindung mit Leukoplakie, weiter netzförmiger Läsion, Punktierung, Mosaik und atypischen Gefäßen. Die weißliche Verfärbung des Epithels gleicht der einer Leukoplakie, aber terminale Gefäße sind nicht sichtbar. Der wichtigste Unterschied zur echten Leukoplakie ist der, daß diese Veränderung nur mit Essigsäure darstellbar ist und im Niveau des Epithels liegt.

Aus diesen verschiedenen Interpretationen der atypischen Umwandlungszone (Transformationszone) ersieht man bereits, wie schwierig die Dinge liegen.

Das Problem „atypische Umwandlungszone (Transformationszone)" beschäftigt mich seit vielen Jahren. Im folgenden habe ich den Versuch unternommen, anhand von kolposkopischen Kriterien eine gewisse schematische Einteilung der atypischen Umwandlungszone (Transformationszone) vorzunehmen:

Kolposkopische Kriterien der atypischen Umwandlungszone (Transformationszone):

1. Essigweißes Epithel (Unterschied zur Leukoplakie nur mit Essigsäure erkennbar).
2. Offene Drüsen im essigweißen Epithel mit rotem Grund, häufig mit weißlichem Verhornungsrand, aber auch mit rotem Gefäßrand
   a) muldenförmig vertieft,
   b) papillär vorspringend (wie Handschuhfinger).
3. Kleine Erosionen.
4. Mosaik, Punktierung, Leukoplakie.
5. Alle Formen von Gefäßatypien: Haarnadelkapillaren, Korkenzieherkapillaren, Kaliberschwankungen, bizarre, abgerissene Gefäße.
6. Niveauunterschiede.

Die atypische Umwandlungszone (Transformationszone) I. Grades zeichnet sich durch Veränderungen aus, die unter Punkt 1 und 2 aufgeführt sind.

Die atypische Umwandlungszone (Transformationszone) II. Grades ist gekennzeichnet durch Auftreten von Veränderungen der Gruppen 1, 2, 3 und 4 ohne Niveauunterschiede.

Die atypische Umwandlungszone (Transformationszone) III. Grades umfaßt alle Veränderungen der Gruppen 1 bis 6, vor allem aber Niveauunterschiede, sog. papilläres Epithel nach Coppleson.

Wie alle schematischen Einteilungen sind diese unvollkommen, und die Grenzen sind bekanntlich fließend. Immerhin kann man die atypische Umwandlungszone (Transformationszone) III. Grades als so verdächtig bezeichnen, daß hier mit ziemlicher Sicherheit histologisch eine Dysplasie schweren Grades bzw. ein Carcinoma in situ gefunden wird. Bei der atypischen Umwandlungszone (Transformationszone) der Gruppen I und II liegen dagegen histologisch meistens nur Befunde einer leichten bis mittleren Dysplasie zugrunde.

Burghardt und Bajardi haben in rund einem Drittel aller Fälle von atypischer Umwandlungszone (Transformationszone) Prämalignität bzw. Malignität gefunden. Dies ist ein außerordentlich hoher Prozentsatz und bedeutet für die Praxis, daß man beim Nachweis mehrerer der eben erwähnten Kriterien unbedingt eine histologische Abklärung auch bei negativem Zellabstrich nach Papanicolaou durchführen sollte.

Atypische Umwandlungszone (Transformationszone) I. Grades.
Abb. 108

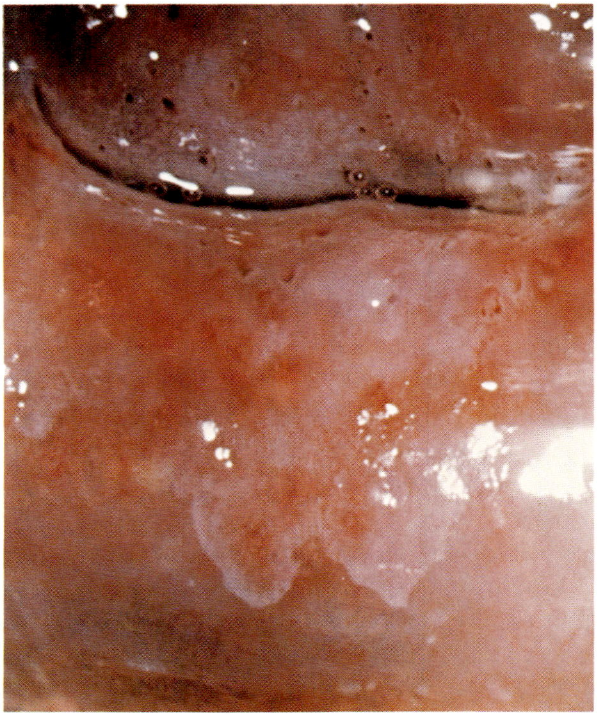

Im Bereich der hinteren Muttermundslippe sieht man das wichtige Kriterium einer atypischen Umwandlungszone, nämlich essigweißes Epithel. Dieses erstreckt sich bei etwa 5 bis 7 Uhr zungenförmig nach hinten. Weiter finden sich zahlreiche wie ausgestanzt aussehende offene Drüsen mit rotem Untergrund und zum Teil Verhornungsrand. Im Bereich der vorderen Muttermundslippe, nahe am äußeren Muttermund, sind Gefäßatypien erkennbar. Allerdings kann man diese bei der normalen Vergrößerung (15fach) nicht näher differenzieren.

Die 37jährige Patientin wird seit über 6 Jahren beobachtet, das atypische Epithel hat sich in letzter Zeit zurückgebildet.

Wiederholte Zellabstriche nach Papanicolaou waren negativ.

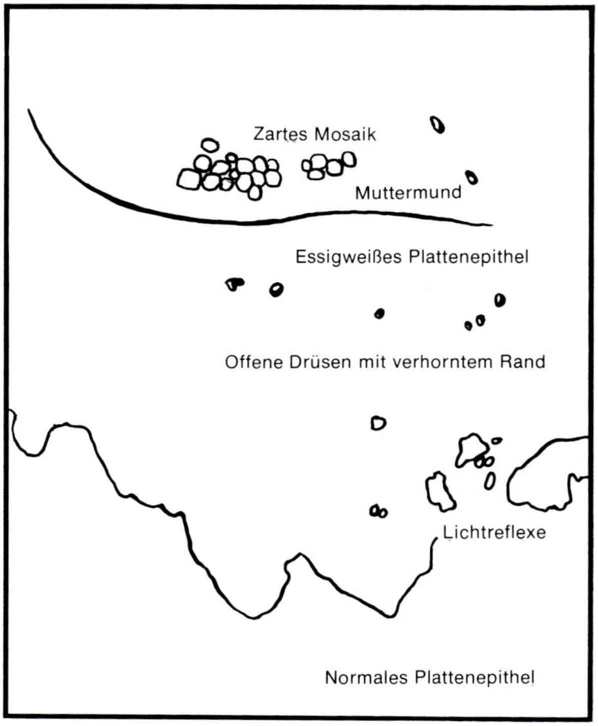

Atypische Umwandlungszone (Transformationszone) I. Grades.
Abb. 109

Im Bereich der vorderen Muttermundslippe findet sich zartes essigweißes Epithel mit Mosaikstrukturen. Weiter sieht man ektopische Inseln und Drüsenöffnungen mit Hornrand. Das Kolpophotogramm zeigt einen Ausschnitt aus der vorderen Muttermundslippe.
36jährige II-Para, rezidivierender Fluor.

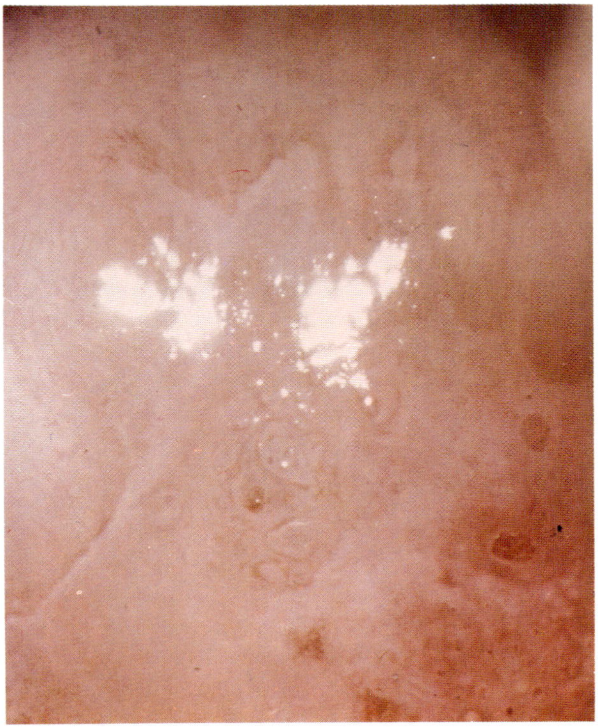

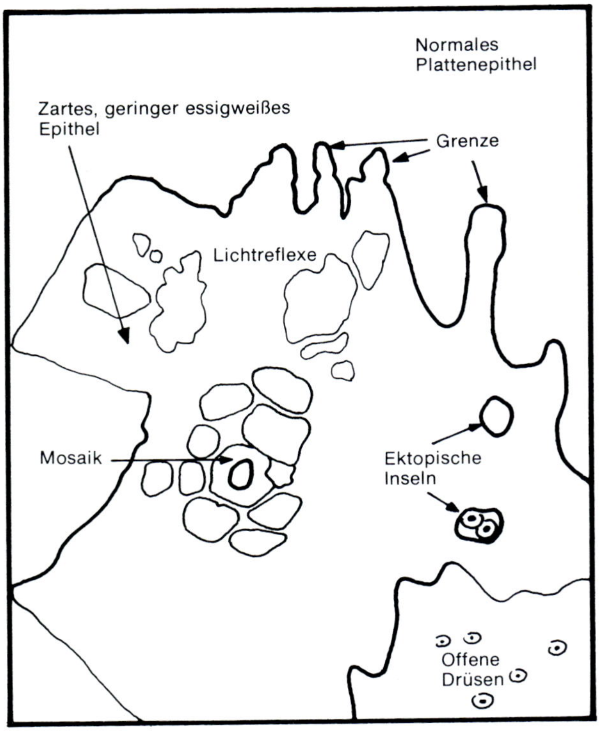

Atypische Umwandlungszone (Transformationszone) II. Grades.

Abb. 110

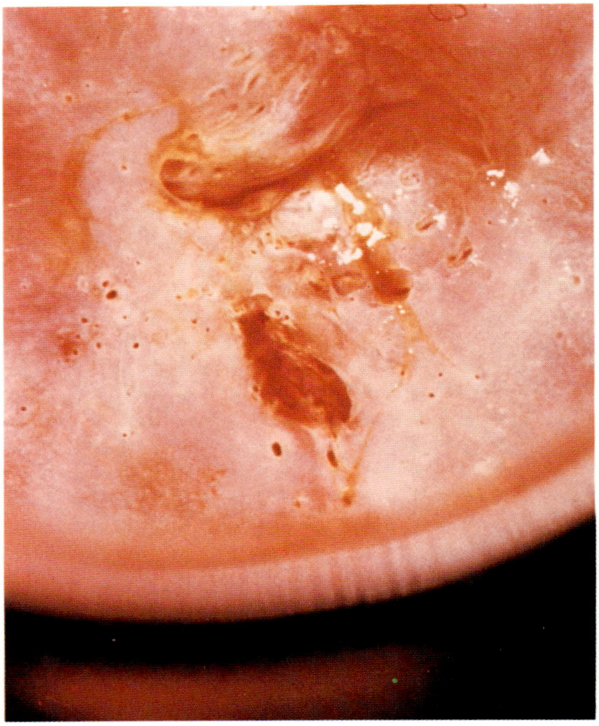

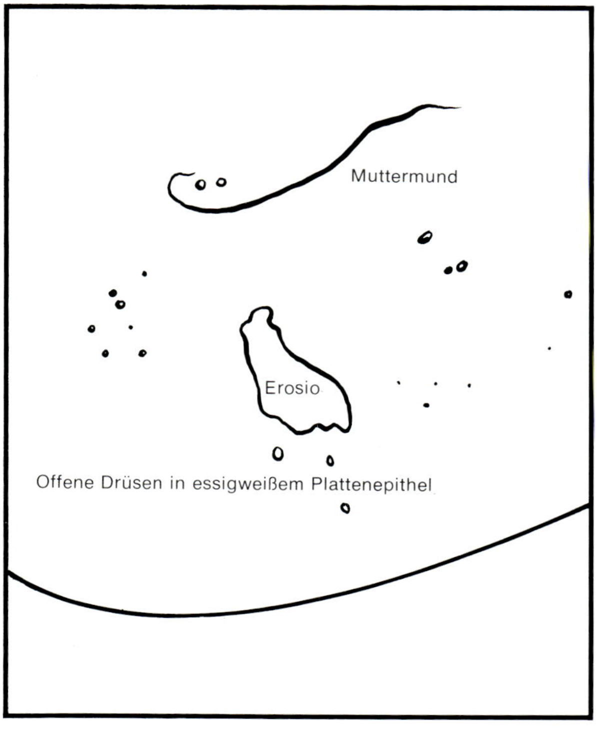

Im Bereich der hinteren Muttermundslippe wird bei etwa 6 Uhr eine Erosio mit Blutungsneigung beobachtet. Diese Veränderung stellt einen echten Epitheldefekt dar. Weitere Kriterien sind das deutlich dargestellte essigweiße Epithel und die darin nachweisbaren zahlreichen offenen, zum Teil etwas papillär erscheinenden Drüsen mit rotem Untergrund und weißem Hornrand.

Treten also wie hier mehrere Kriterien der atypischen Umwandlungszone auf, so sollte auch bei negativem Zellabstrich nach Papanicolaou eine histologische Abklärung erfolgen. In diesem Falle wurde eine gezielte Biopsie durchgeführt.

Histologischer Befund: Dysplasie leichten Grades.

Weitere regelmäßige kolposkopische und zytologische Untersuchungen ergaben bei der 35jährigen III-Para eine weitgehende Rückbildung der kolposkopisch atypischen Epithelveränderungen.

Atypische Umwandlungszone (Transformationszone) II. Grades. Abb. 111

An der vorderen Muttermundslippe erkennt man essigweißes Epithel mit lochartigen Drüsenöffnungen. Bei etwa 1 Uhr findet sich unregelmäßiges Mosaik und vereinzelt Punktierung. Die atypischen Veränderungen sind zum Teil grob, d.h. sie springen aus dem übrigen Schleimhautniveau hervor. Der Zellabstrich nach Papanicolaou ist III. 33jährige I-Para. Histologischer Befund (Konus): Dysplasie mittleren Grades.

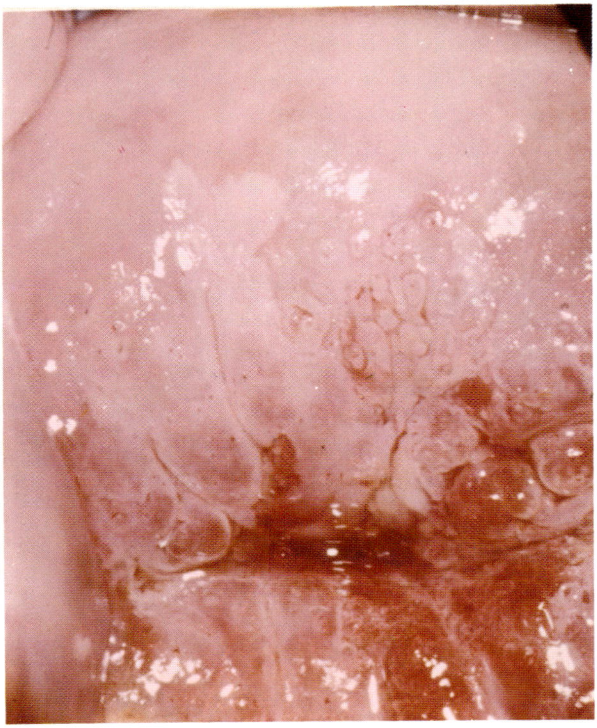

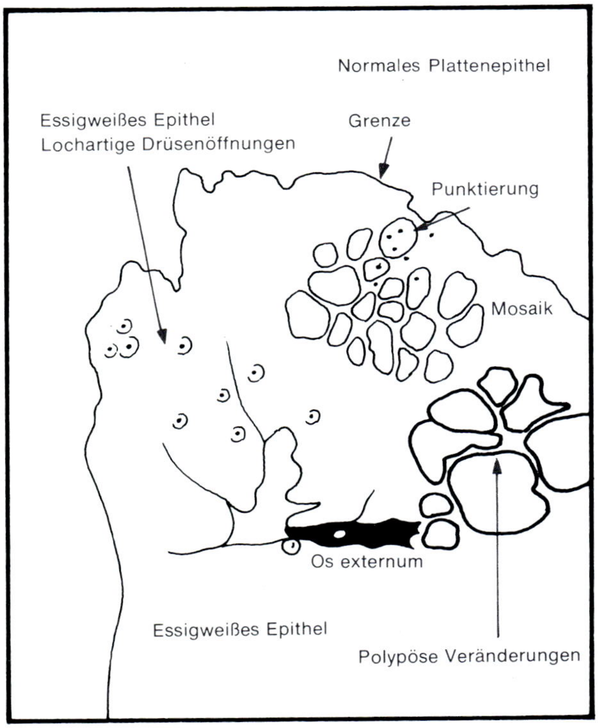

Atypische Umwandlungszone (Transformationszone) II. Grades
(s. a. Abb. 113). Abb. 112

An der hinteren Muttermundslippe sind wieder, allerdings hier wesentlich diskreter, sog. essigweißes Plattenepithel und darin wie ausgestanzt erscheinende, leicht erhabene Drüsenöffnungen mit weißem Rand und rotem Grund nachweisbar.
An der vorderen Muttermundslippe, die hier nur zum Teil zu sehen ist, erkennt man bei 10 bis 11 Uhr Gefäßatypien mit Kaliberschwankungen, zum Teil angedeutete Mosaik- und auch Punktierungsstruktur. Diese Veränderungen kommen in Abb. 112 wesentlich klarer zur Darstellung. Die 36jährige Patientin mit 1 Partus und Einnahme von Ovulationshemmern seit über 5 Jahren wurde selbstverständlich einer genauen histologischen Abklärung unterzogen.

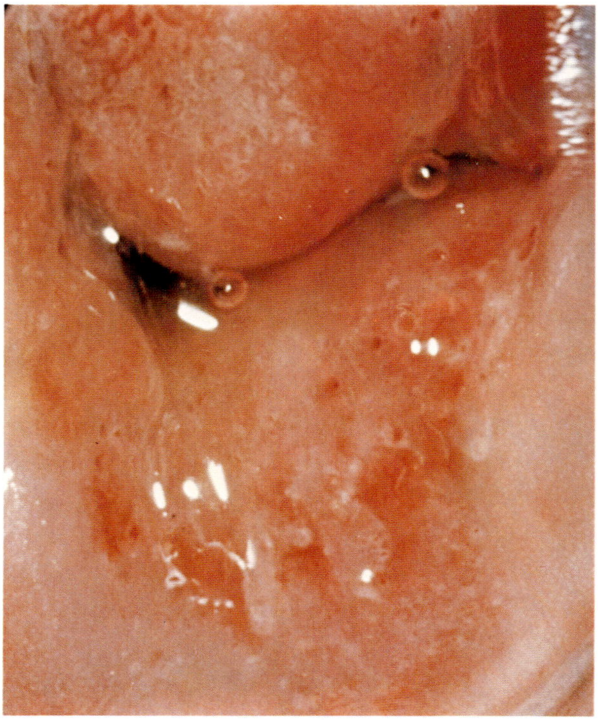

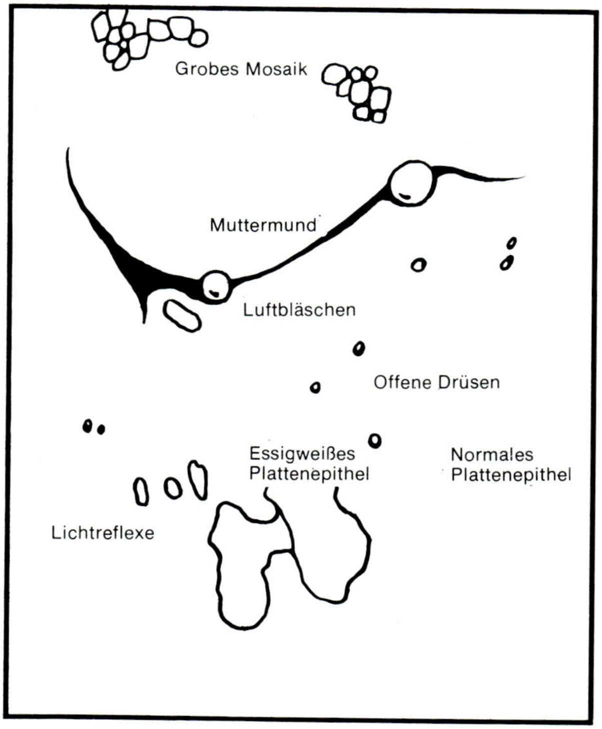

Atypische Umwandlungszone (Transformationszone) II. Grades (s. a. Abb. 112). Abb. 113

Bei der gleichen Patientin sind die Kriterien der atypischen Umwandlungszone im Bereich der vorderen Muttermundslippe wesentlich stärker ausgeprägt. Man sieht neben kleinen erosiven Bezirken auch solche mit Mosaik und Punktierung.

Das Ergebnis des Zellabstriches nach Papanicolaou lautet III. Es wurde eine Konisation mit Abrasio durchgeführt.

Histologischer Befund: Im Bereich der vorderen Muttermundslippe ergibt sich eine Dysplasie mittleren Grades (entsprechend den kolposkopisch stärker ausgeprägten atypischen Veränderungen).

Im Bereich der hinteren Muttermundslippe findet sich eine leichte Dysplasie.

Inzwischen hat die Patientin zum zweitenmal geboren. Sie wird weiterhin regelmäßig kolposkopisch und zytologisch überwacht.

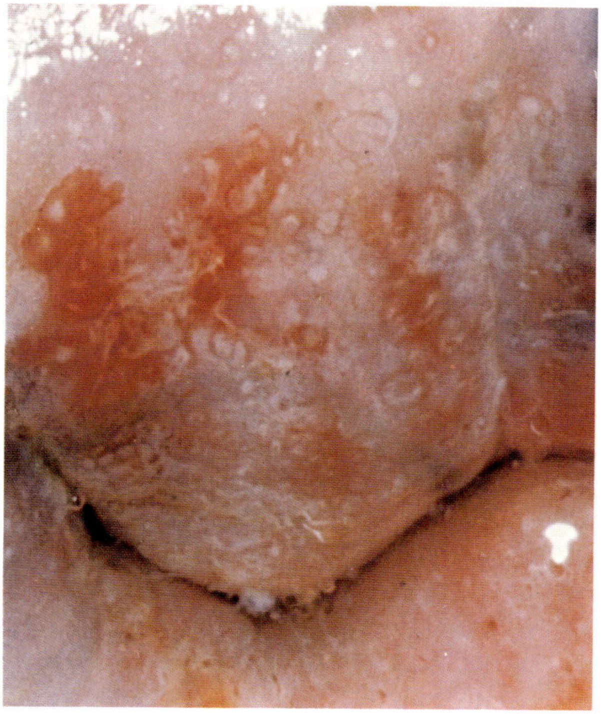

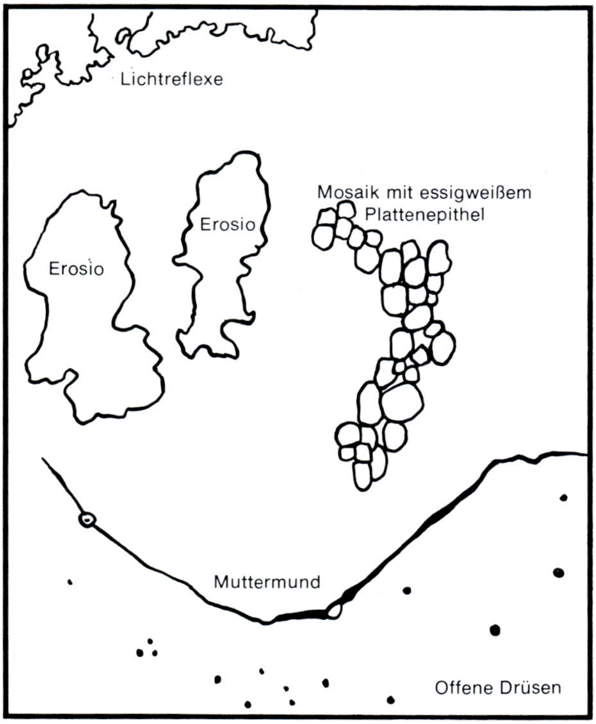

Atypische Umwandlungszone (Transformationszone) III. Grades, hochgradig verdächtig (s. a. Abb. 115). Abb. 114

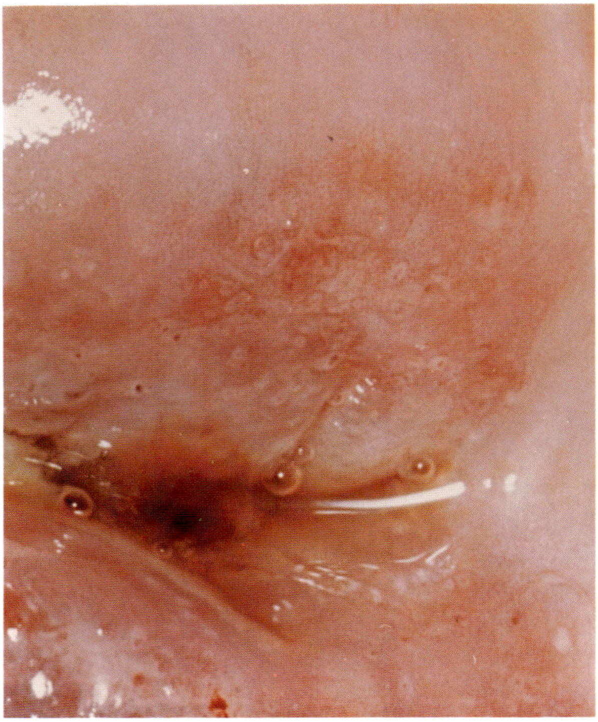

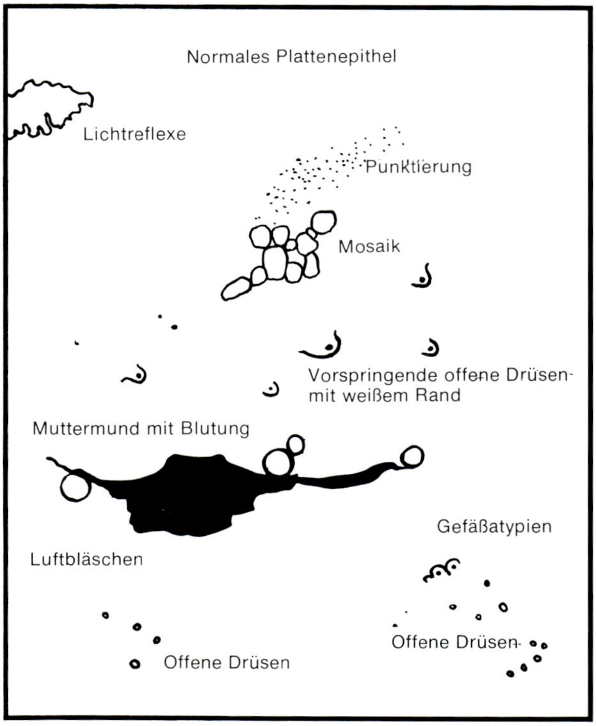

Wie schon mehrfach erwähnt wurde, wird eine atypische Umwandlungszone um so verdächtiger, je mehr Kriterien nachweisbar sind.

Hier findet man im Bereich der vorderen Muttermundslippe essigweißes Plattenepithel. Darin sind zum Teil papillomatös wie ein Handschuhfinger vorspringende Drüsen mit rotem Grund und weißem Hornrand nachweisbar. Weiter sieht man zwischen 11 und 12 Uhr Gefäßatypien, Mosaik und Punktierung. Auch an der hinteren Muttermundslippe sind Gefäßatypien nachweisbar.

Der Zellabstrich nach Papanicolaou ist in diesem Falle entsprechend den starken atypischen Veränderungen positiv, IV.

Histologischer Befund: Dysplasie schweren Grades.

Es handelt sich um eine 32jährige Patientin mit 2 Geburten.

Atypische Umwandlungszone (Transformationszone) III. Grades, hochgradig verdächtig (s. a. Abb. 114). Abb. 115

In diesem Bild kommt vorwiegend die hintere Muttermundslippe zur Darstellung. Wiederum sieht man zum Teil papillomatöse Drüsenöffnungen mit Verhornungsrand in essigweißem Plattenepithel. Weiter sind reichlich Gefäßatypien nachweisbar. Neben Punktierungsbezirken finden sich auch unregelmäßig angeordnete Gefäße. Es besteht eine gewisse Blutungsneigung. Man erkennt diese in einem Bereich, wo man eine oberflächliche Erosio vermuten kann.
Zellabstrich nach Papanicolaou: Positiv, IV.
Histologischer Befund: Dysplasie schweren Grades.
Therapie: Vaginale Uterusexstirpation.
In einem solchen Falle leistet das farbige Kolpophotogramm, insbesondere das Stereodiapositiv, sehr viel. Häufig kann man bei der kurzen Betrachtung an der Patientin etwas übersehen, was man erst bei Auswertung des Kolpophotogrammes in Ruhe feststellt. Daher sollte man bei allen verdächtigen Portiobefunden eine Photodokumentation durchführen.

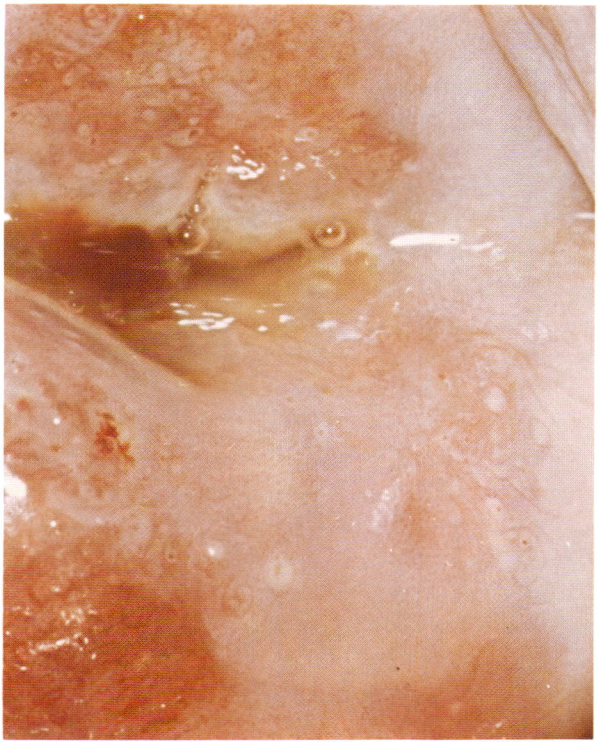

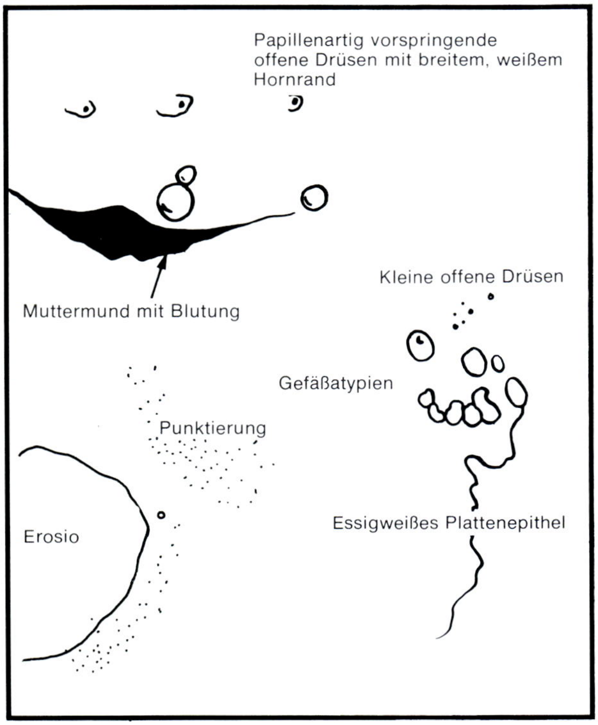

Atypische Umwandlungszone (Transformationszone) III. Grades, hochgradig verdächtig (s. a. Abb. 117). Abb. 116

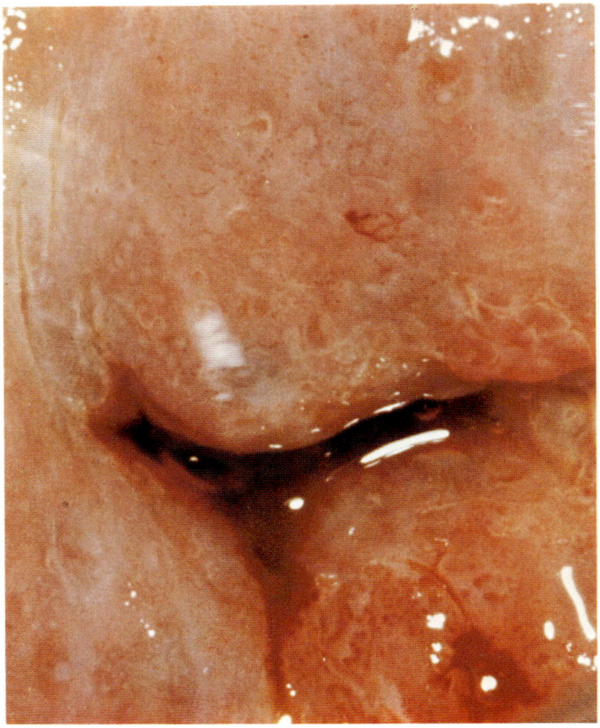

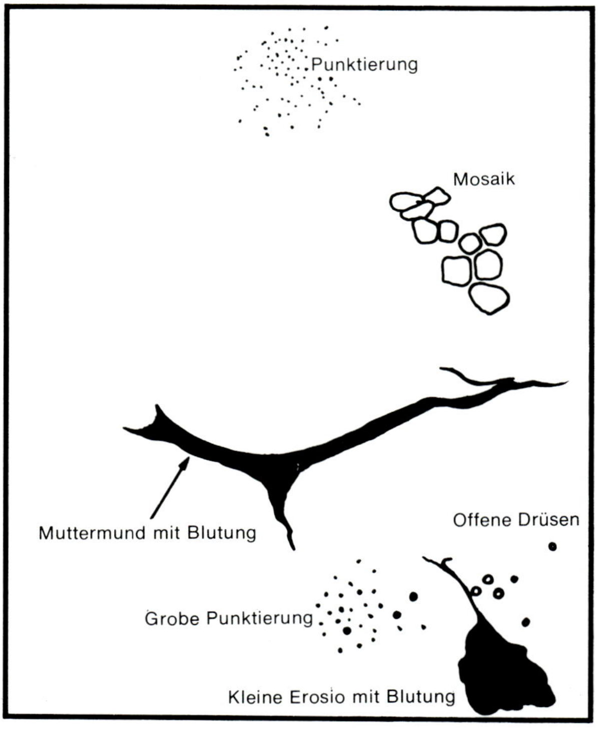

Im Bereich der vorderen Muttermundslippe ist das Plattenepithel essigweiß, die Grenzen zum normalen Plattenepithel sind unscharf. Es besteht eine auffällige Blutungsneigung. Besonders fällt bei 11 bis 12 Uhr die reißbrettartig angeordnete grobe Punktierung auf, sie ist immer ein außerordentlich verdächtiges Zeichen und gibt einen ziemlich sicheren Hinweis auf ein histologisch atypisches Epithel.
Histologischer Befund: Carcinoma in situ.
Hinweissymptome klinischer Art bestanden nicht. Die 46jährige II-Para hatte sich seit 9 Jahren keiner gynäkologischen Untersuchunge mehr unterzogen.

Atypische Umwandungszone (Transformationszone) III. Grades, hochgradig verdächtig (s. a. Abb. 116). Abb. 117

Bei der gleichen Patientin erkennt man im Bereich der hinteren Muttermundslippe grobe Punktierung und wiederum Blutungsneigung aus kleinen erosiven Bezirken. Man achte auf die Verbreiterung der interkapillären Distanz bei 4 Uhr. Vor allem nahe am äußeren Muttermund findet sich essigweißes Plattenepithel mit wie ausgestanzt aussehenden, lochartigen, großen Drüsenöffnungen mit weißlichem Rand und rotem Untergrund. Die Grenze zum normalen Plattenepithel ist unscharf.

Zellabstrich nach Papanicolaou: Positiv, IV.

Histologischer Befund: Carcinoma in situ.

Therapie: Vaginale Uterusexstirpation.

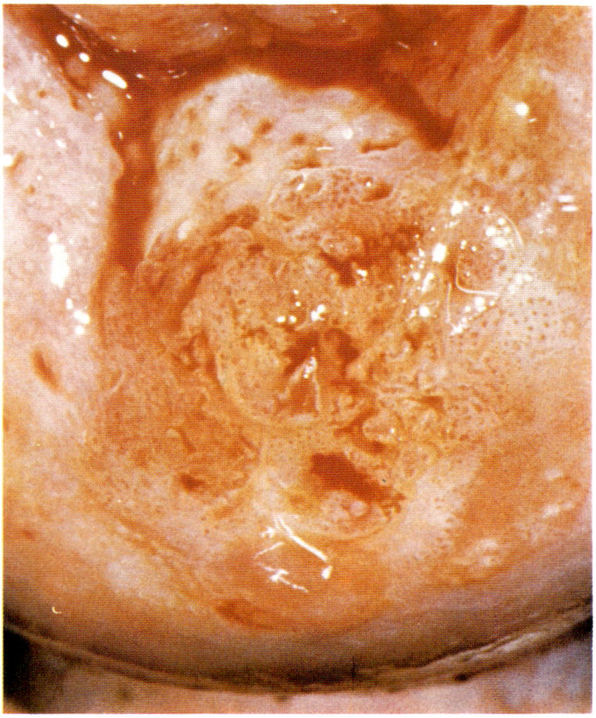

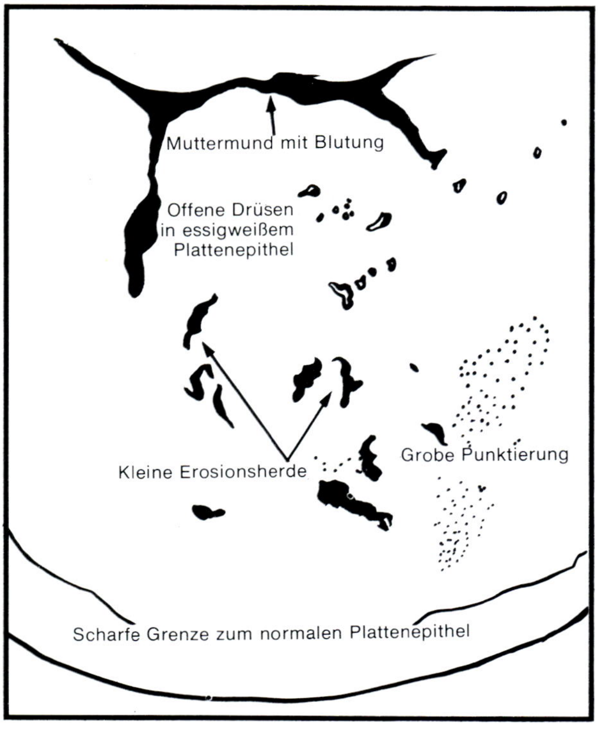

Atypische Umwandlungszone (Transformationszone) III. Grades. Abb. 118

Im Bereich der hinteren Muttermundslippe sieht man einen groben, stark essigweißen Bezirk mit unregelmäßiger Punktierung und deutlichen Niveauunterschieden. Der atypische Epithelbezirk reicht bis zum Zervikalkanal, man erkennt weiter zentral bei etwa 11 Uhr unregelmäßiges Mosaik und bei etwa 1 Uhr wiederum grobe Punktierung. Der Zellabstrich nach Papanicolaou ist IVa.
Histologischer Befund (Konisat): Carcinoma in situ. 31jährige I-Para.

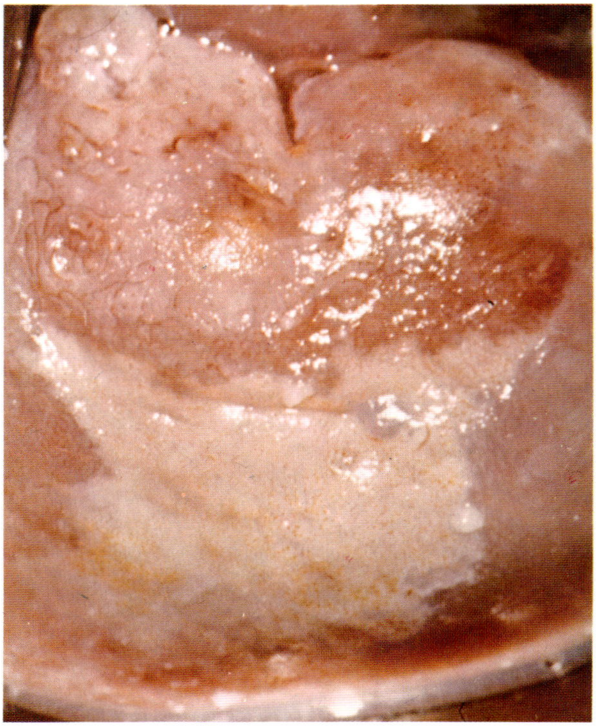

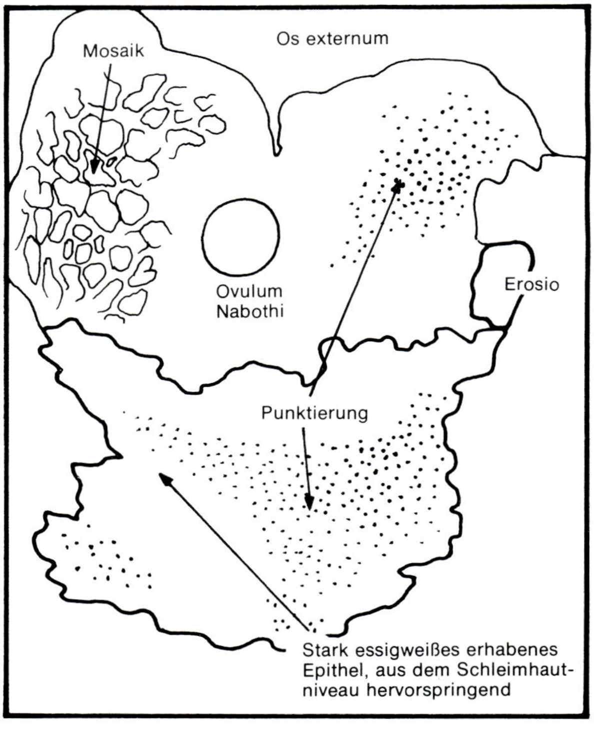

f) Auf Karzinom verdächtige Befunde (Gefäßatypien – Exophyt – Ulkus)

Beim beginnenden Karzinom, also vor allem beim Mikrokarzinom der Gruppe Ia und Kollumkarzinom der Gruppe Ib, spielen im kolposkopischen Bild vor allen Dingen die Gefäßatypien eine charakteristische Rolle. Das Gefäßbild ist mannigfaltig. Man sieht grobe Mosaik- und Punktierungsstrukturen, weiter finden sich oft wirre, abgebrochene Gefäße, Korkenzieherkapillaren und Haarnadelkapillaren. Besonders wichtig sind die Kaliberschwankungen der Gefäße. Weiter muß auf die interkapilläre Distanz geachtet werden. Am wallartig aufgetriebenen Rande fortgeschrittener Karzinome findet sich häufig die sog. adaptive Gefäßhypertrophie. Bei der Gefäßbetrachtung empfiehlt es sich immer, den Grünfilter vorzuschalten, selbstverständlich nach Anwendung von 3%iger Essigsäure. In diesem Zusammenhang muß darauf hingewiesen werden, daß man bei der kolposkopischen Betrachtung mit einer etwa 10- bis 15-fachen Vergrößerung manchmal Schwierigkeiten hat, die feinen Gefäßdifferenzierungen klar zu erkennen. In solchen Fällen bewähren sich stärkere Vergrößerungen. Es wurde bereits betont, daß für die tägliche Praxis ein Kolposkop mit 10- bis 15facher Vergrößerung genügt. Vor allem, wenn die Photodokumentation durchgeführt wird, sind bei der nachträglichen Betrachtung im Stereodiapositiv die feinen atypischen Gefäßveränderungen weitaus besser zu beurteilen.

Neben den eben beschriebenen zahlreichen atypischen Gefäßveränderungen deuten Niveauunterschiede innerhalb des atypischen Epithelbezirkes auf ein Karzinom hin. Diese Veränderungen können blasig aufgetrieben von gelblich speckiger Farbe sein, dann bezeichnet man sie als Exophyten. Im Gegensatz dazu gibt es auch ein endophytisches Wachstum. Ulzerationen mit häufig nachweisbaren wallartigem Rand und der bereits beschriebenen adaptiven Gefäßhypertrophie stehen im Vordergrund.

Je weiter fortgeschritten ein Karzinom ist, desto weniger Einzelheiten sind im Kolposkop erkennbar. Das Karzinomgewebe ist außerordentlich brüchig und verletzlich, dadurch entstehen bei der geringsten Berührung sofort Blutungen, und die Befunderhebung wird sehr erschwert.

Daher sind fortgeschrittene Karzinome im allgemeinen makroskopisch viel besser zu diagnostizieren als mit den Früherkennungsmethoden Kolposkopie und Zytologie.

Der Chrobaksche Sondenversuch sollte in solchen Fällen unbedingt angewendet werden, das heißt, die Sonde bricht beim positiven Test infolge der Brüchigkeit des Karzinomgewebes sofort ein. Es gelingt dann auch ganz leicht, mit dem scharfen Löffel etwas Gewebe zur histologischen Abklärung zu gewinnen, um die Diagnose endgültig zu sichern.

Grobe Punktierung, Papillom, Erosio (auf Karzinom verdächtig).
Abb. 119

Im Bereich der vorderen Muttermundslippe findet sich ein großer papillomatöser Bezirk mit auffälliger Blutungsneigung und grober Punktierung sowie Erosionen. Die Grenze zum Zervikalkanal ist nicht übersehbar (s. a. Abb. 120 u. 121 sowie Anhang, Beispiel Nr. 2).
Ein solcher Befund ist außerordentlich verdächtig.
Bei der 50jährigen Patientin mit 1 Geburt und 4jähriger Einnahme von Ovulationshemmern war vor 1 Monat an anderer Stelle eine Früherkennungsuntersuchung ohne Kolposkopie unverdächtig ausgefallen.
Der Zellabstrich nach Papanicolaou war negativ II.
Histologischer Befund: Carcinoma in situ.

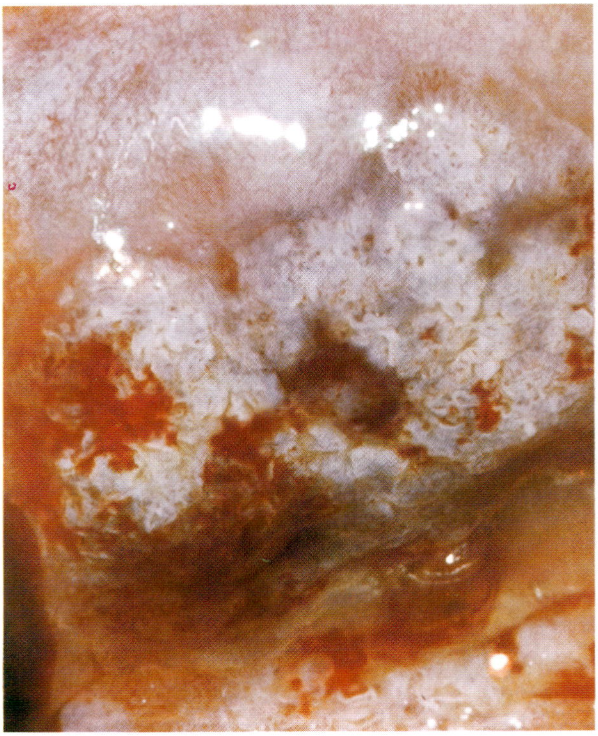

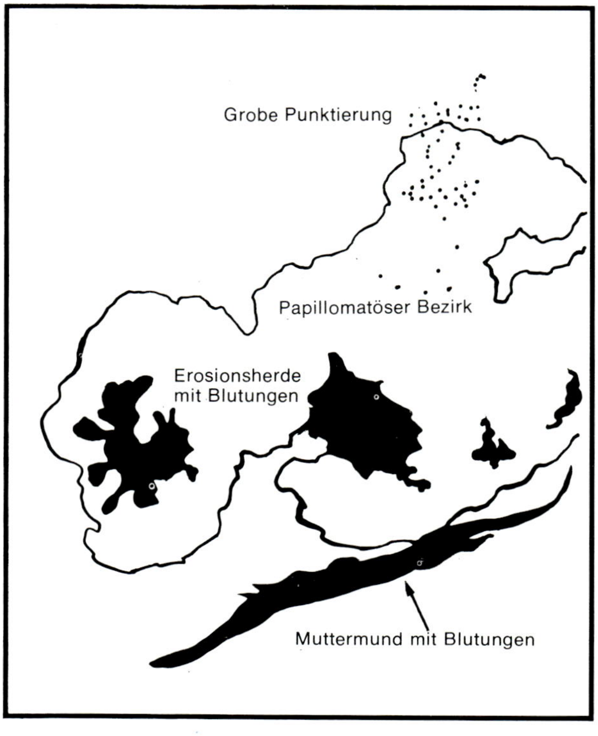

Punktierung, Mosaik, Papillom (s. a. Abb. 119 u. 121 sowie Anhang, Beispiel Nr. 2). Abb. 120

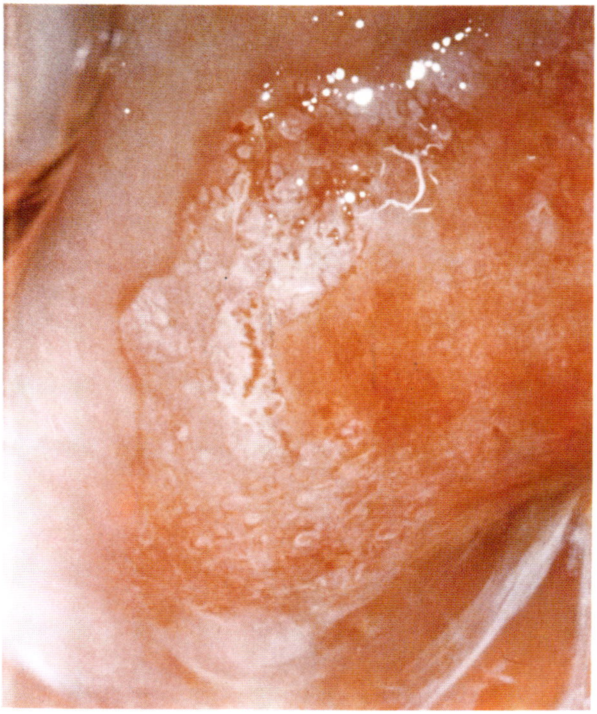

In Abb. 119 war eine differenzierte Befunderhebung durch die Blutungen nicht möglich. Bei der gleichen Patientin sieht man 14 Tage später im Bereich des rechten Anteils der vorderen Muttermundslippe den wallartig aufgetriebenen Rand des atypischen Epithels. Neben Punktierung treten auch Mosaikbezirke deutlich hervor, sie sind grob, also über dem Oberflächenrelief liegend. Zum äußeren Muttermund hin finden sich weiter offene Drüsen mit weißlichem Verhornungsrand.
Histologischer Befund (gezielte Biopsie): Carcinoma in situ.

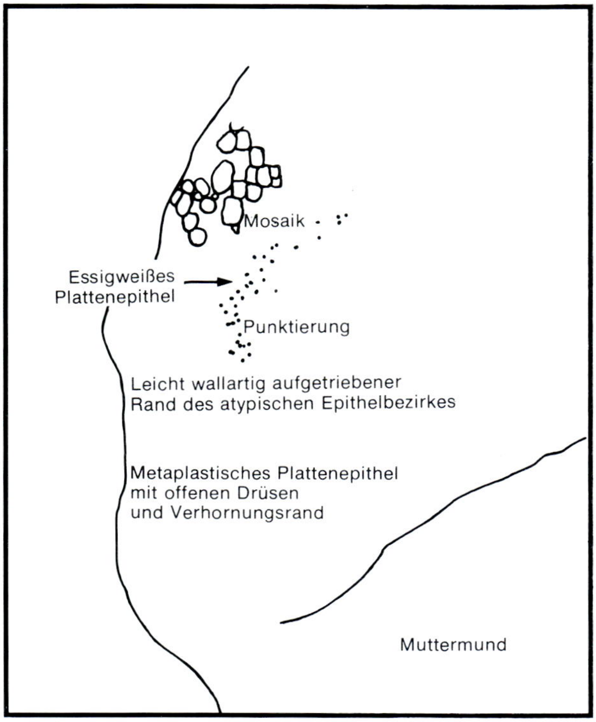

Mosaik, Punktierung, Papillom. Zustand nach gezielter Biopsie (s. a. Abb. 119, 120 u. Anhang, Beispiel 2). Abb. 121

14 Tage nach der gezielten Biopsie sieht man jetzt im Bereich des linken Anteils der vorderen Muttermundslippe regeneratorisches, metaplastisches Plattenepithel vom Rande her über die Läsion einwachsen. Weiter finden sich noch Gefäßatypien, die allerdings nicht näher zu differenzieren sind.
Histologischer Befund: Carcinoma in situ.
Therapie: Uterusexstirpation.

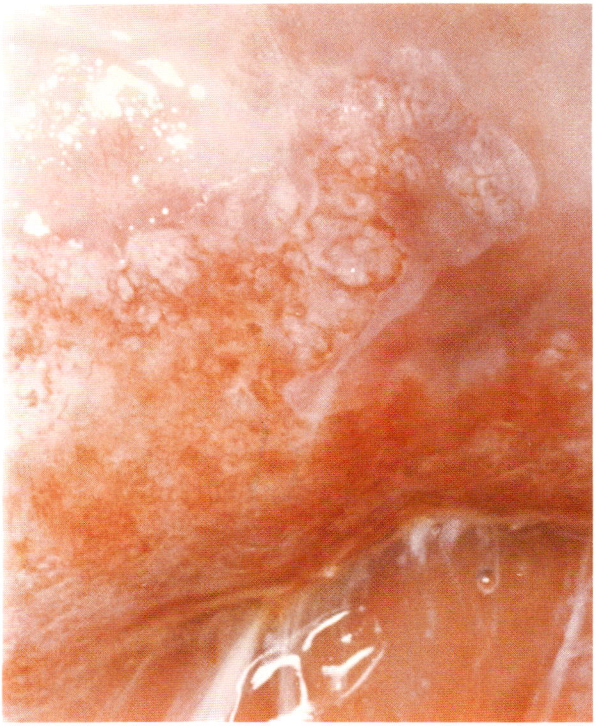

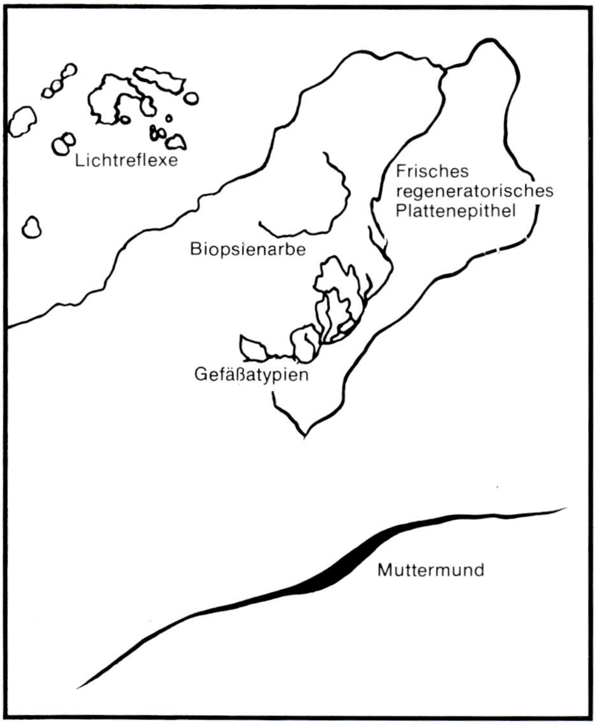

Scharf begrenztes, leicht blutendes, auf Karzinom verdächtiges Ulkus im Bereich der vorderen Muttermundslippe. Abb. 122

Der Rand des Ulkus ist leicht wallartig aufgetrieben. Vor allem im rechten oberen Anteil sind Gefäßatypien nachweisbar, die leider im Bild nicht klar erkennbar sind. Der Ulkusgrund sieht wie ausgestanzt aus. Solche kolposkopischen Befunde müssen immer auch bei negativem Zellabstrich nach Papanicolaou histologisch abgeklärt werden.
Die geringe Blutung aus dem Zervikalkanal rührt vom entnommenen Zellabstrich nach Papanicolaou her, der negativ, II, ausfiel. Er wurde, wie gesagt, routinemäßig aus dem äußeren Muttermund entnommen. Weiter ist noch auffällig, daß das Ulkus ebenfalls Blutungsneigung zeigt. Histologischer Befund: Mikrokarzinom.
Dieser Fall zeigt sehr eindrucksvoll, wie wichtig es ist, beide Suchmethoden, Kolposkopie und Zytologie, gemeinsam einzusetzen!

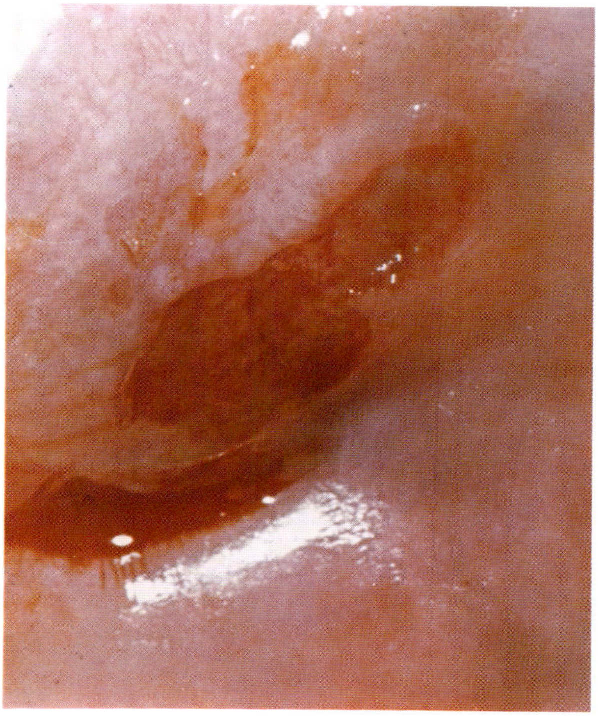

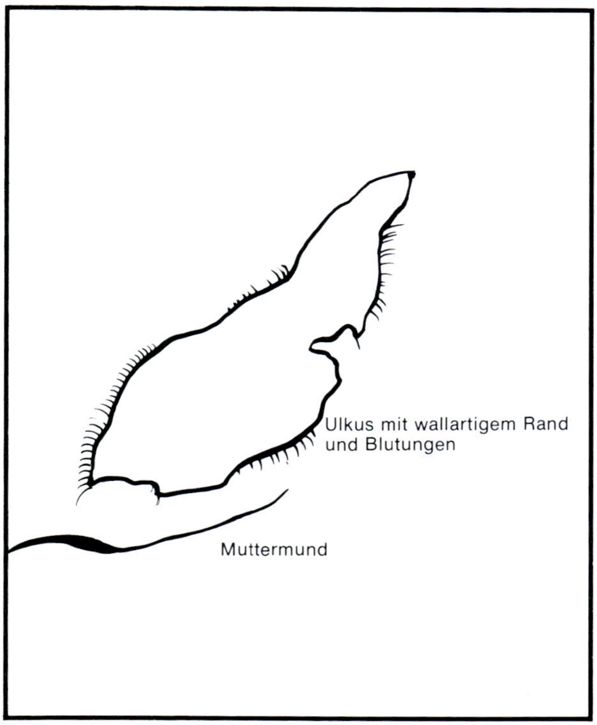

Auf Karzinom verdächtiger papillomatöser Tumor. Abb. 123

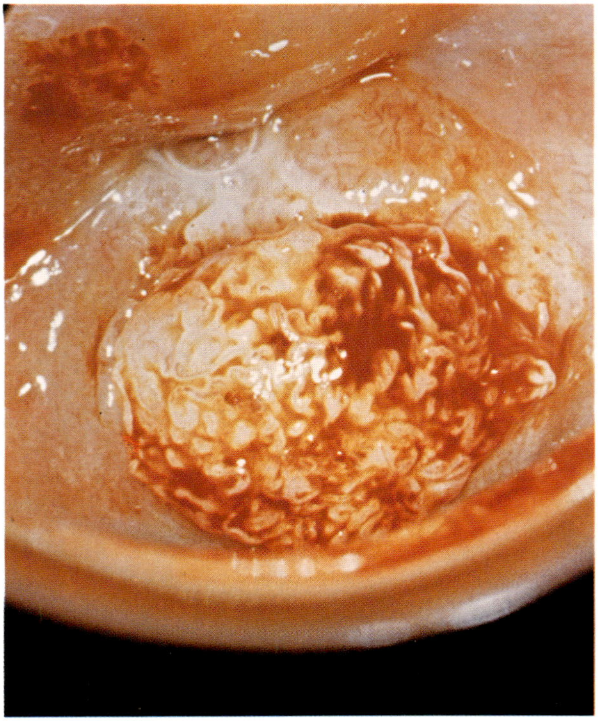

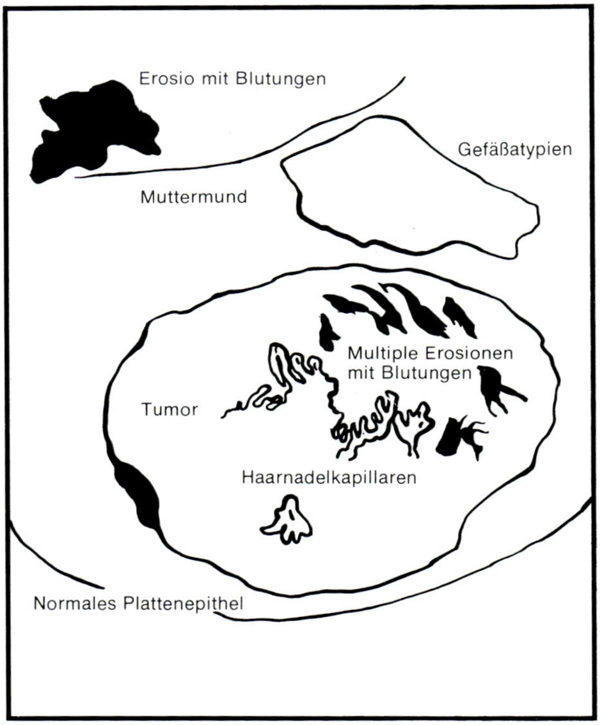

Im Bereich der hinteren Muttermundslippe sieht man einen kleinkirschgroßen Knoten mit oberflächlichen kleinen blutenden Erosionen und atypischer Vaskularisation (abgerissene, wirre Gefäße, Haarnadelkapillaren). Der Tumor hat eine Ausdehnung in der Breite von rund 10 mm und in der Höhe von etwa 6 mm. Durch die auf dem Signierstreifen mitphotographierte Punkteskala (Abstand von Punkt zu Punkt 1 mm) läßt sich also die Ausdehnung eines Tumors auf der Oberfläche ziemlich exakt bestimmen.

Im randständigen Bereich des Tumors außerhalb findet sich essigweißes Epithel mit Gefäßatypien. Die starke Blutungsneigung und das auffällig brüchige Gewebe (Chrobakscher Sondenversuch positiv) deuten auf Malignität hin.

Histologischer Befund: Karzinom.

Zellabstrich nach Papanicolaou: Positiv, V.

Bei der 50jährigen II-Para war vor 3 Jahren in einer auswärtigen Klinik eine Probeexzision vorgenommen worden.

Histologie: Leicht atypisches Epithel. Therapie: Elektrokonisation. Infolge der starken Koagulationswirkung war histologisch eine sichere Beurteilung nicht möglich. *Bei der histologischen Abklärung von atypischem Epithel muß daher unbedingt eine Messerkonisation durchgeführt werden.*

Kollumkarzinom Ib. Abb. 124

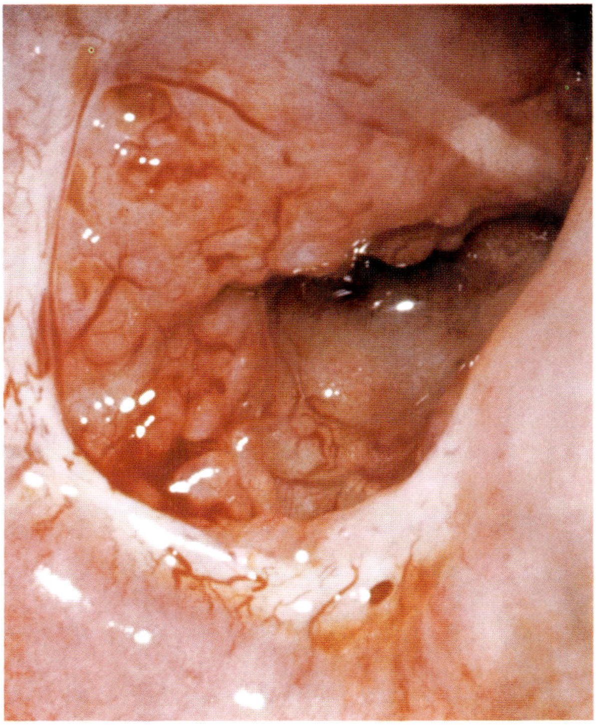

Die Portio ist kraterförmig ulzeriert und zeigt zahlreiche Gefäßatypien. Weitere wichtige Hinweiszeichen auf Karzinom sind die enorme Blutungsbereitschaft und Brüchigkeit des Gewebes. Der Rand des ulzerösen Trichters ist wallartig aufgetrieben. Man findet hier die typische sog. adaptive Gefäßhypertrophie. Die Gefäße zeigen zum Teil einen wirren Verlauf, weiter sieht man Kaliberschwankungen. Ein solcher Befund deutet bereits makroskopisch auf ein Karzinom hin.

Es handelt sich hier um eine 59jährige Patientin mit 1 Geburt und 4 Aborten.

Die Therapie bestand in einer Wertheimschen Radikaloperation mit anschließender Nachbestrahlung.

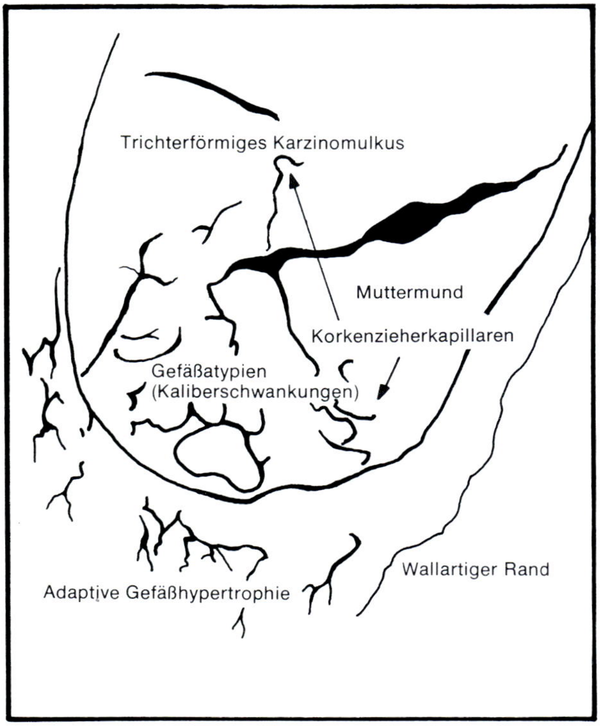

Kollumkarzinom III. Grades.
(s. a. Abb. 126). Abb. 125

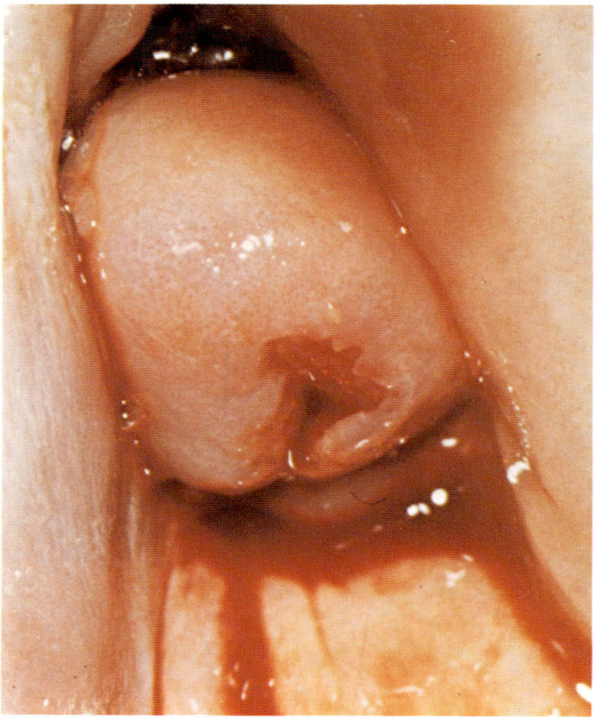

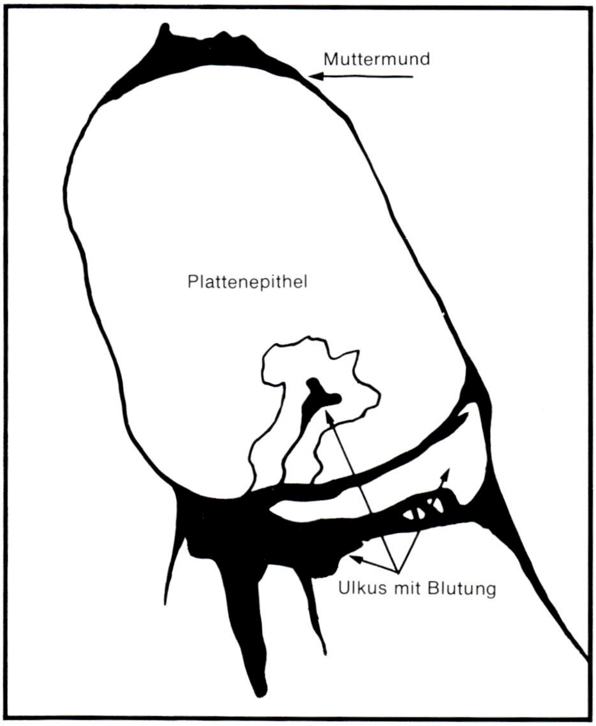

Anstelle der Portio findet sich ein großer ulzeröser Trichter. Das Gewebe ist so brüchig, daß die Sonde tief einbricht (Chrobakscher Sondenversuch positiv). Wiederum besteht eine sehr starke Blutungsbereitschaft. Über den eigentlichen Karzinomtrichter hat sich ein polypartiges Gebilde mit glattem Plattenepithel gelegt. Auch in dieses dringt die Sonde tief ein. Der unerfahrene Untersucher kann sich durch einen solchen Befund mit darüberliegendem glattem Plattenepithel täuschen lassen! Abb. 126 zeigt dann nach Entfernung des polypösen Gebildes das eigentliche große Karzinomulkus.
Bei der 48jährigen Patientin mit 2 Geburten bestanden lediglich unregelmäßige Blutungen seit 1 Jahr. Ein gewisser Druckschmerz, mit Kreuzschmerzen verbunden, war wohl auf den gleichzeitig bestehenden Deszensus zurückzuführen. Seit Jahren waren keine gynäkologischen Untersuchungen erfolgt!
Histologisch handelte es sich um einen Plattenepithelzellenkrebs mit Verhornung.

Kollumkarzinom III. Grades
(s.a. Abb. 125). Abb. 126

Bei der gleichen Patientin sieht man nach Abtragen des polypartigen Stückes einen großen, stark blutenden Karzinomkrater mit papillomatösen Gewebspartien und starken Gefäßatypien. Durch die starke Blutung sind Einzelheiten kaum erkennbar.
Wie schon im vorangegangenen Text erwähnt wurde, ist ein solcher Befund eines fortgeschrittenen Kollumkarzinoms makroskopisch besser erkennbar als mit dem Kolposkop.
Auch der Zellabstrich nach Papanicolaou kann in solchen Fällen wegen der starken Nekrosebildung negativ ausfallen.

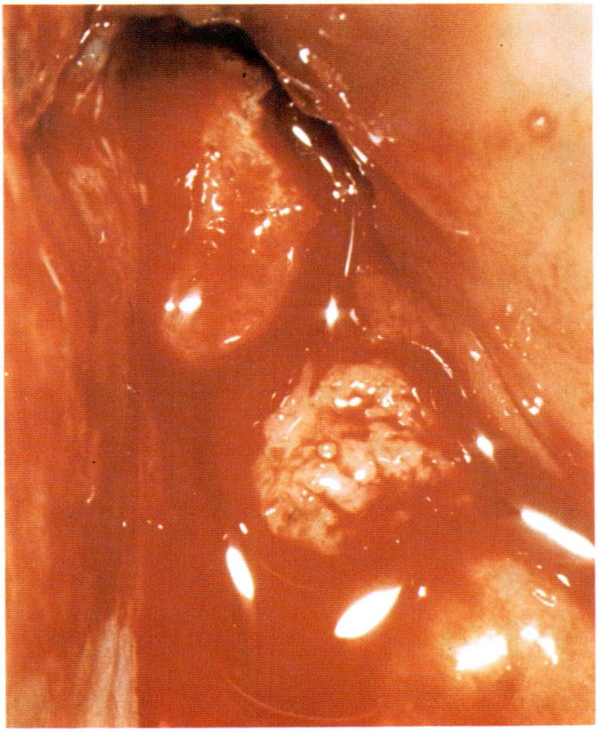

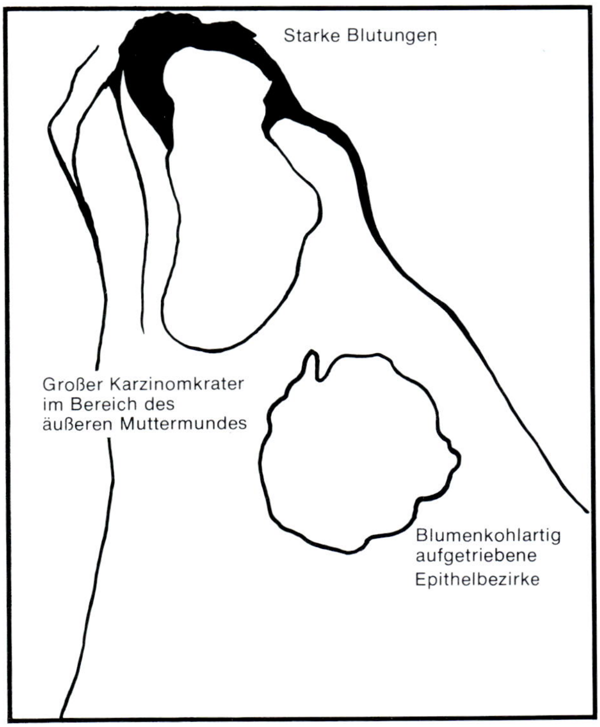

Zervixstumpfkarzinom Ib.
Abb. 127

Im Bereich der hinteren Muttermundslippe findet sich ein bereits makroskopisch auf Karzinom verdächtiges großes, trichterförmiges Ulkus mit blasig aufgetriebenen papillomatösen Bezirken und Gefäßatypien. Auch hier fallen wieder die auffällige Blutungsbereitschaft sowie Brüchigkeit des Gewebes auf. Der Chrobaksche Sondenversuch ist positiv.
Bei der 63jährigen Patientin war vor 18 Jahren eine supravaginale Uterusamputation durchgeführt worden. Seitdem erfolgte keine gynäkologische Untersuchung. Jetzt bestanden Blutungen in der Postmenopause, sonst keinerlei Beschwerden.

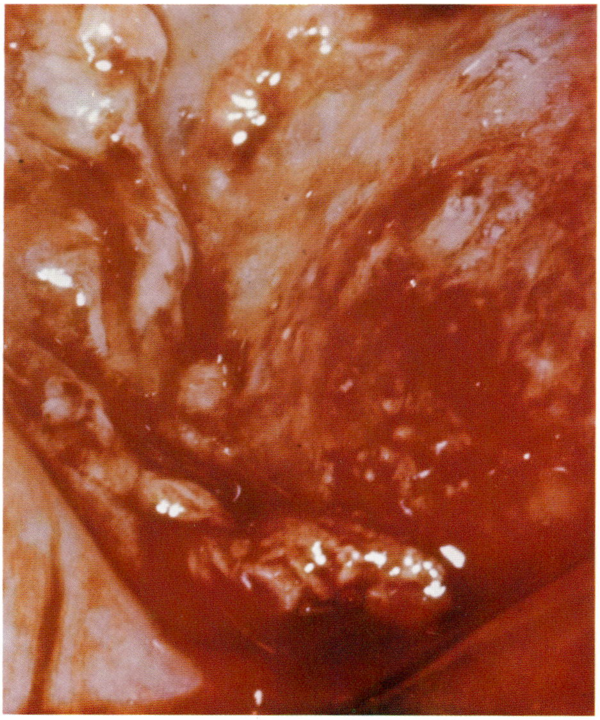

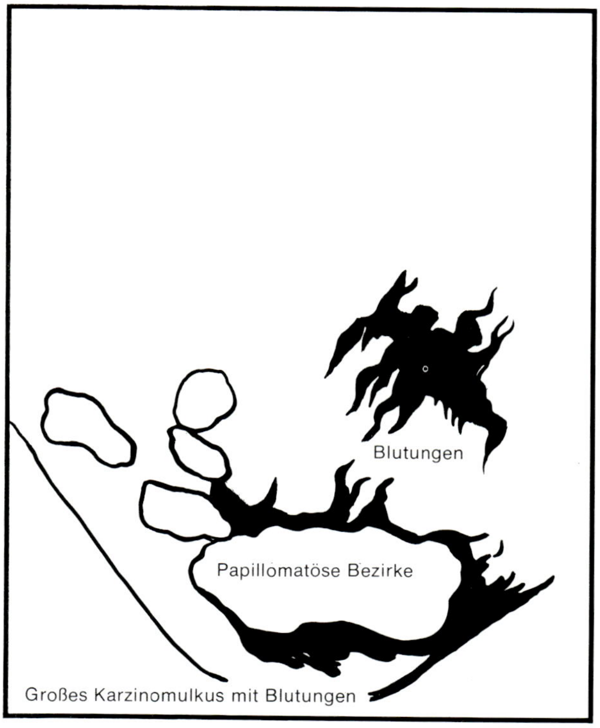

Vaginalkarzinom. Abb. 128

Im Bereich der hinteren Vaginalwand ist innerhalb eines rundlichen Ulkus ein großer, weißlich aufgetriebener, papillomatöser Bezirk nachweisbar. Das Gewebe ist zum Teil blasig, weißlich, es zeigt reichlich Gefäßatypien und starke Blutungsneigung. Der Chrobaksche Sondenversuch ist positiv. Der Rand des Karzinomulkus ist zum Teil wallartig aufgetrieben. Mit dem scharfen Löffel gelingt es leicht, brüchiges Karzinomgewebe zur histologischen Untersuchung zu entfernen.
Es handelt sich um eine 85jährige Patientin, die 27 Jahre lang ein Pessar getragen hat.

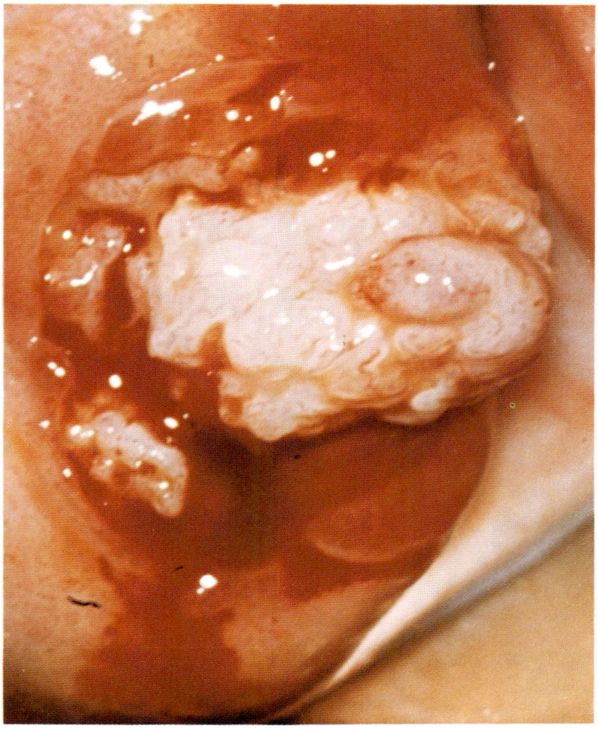

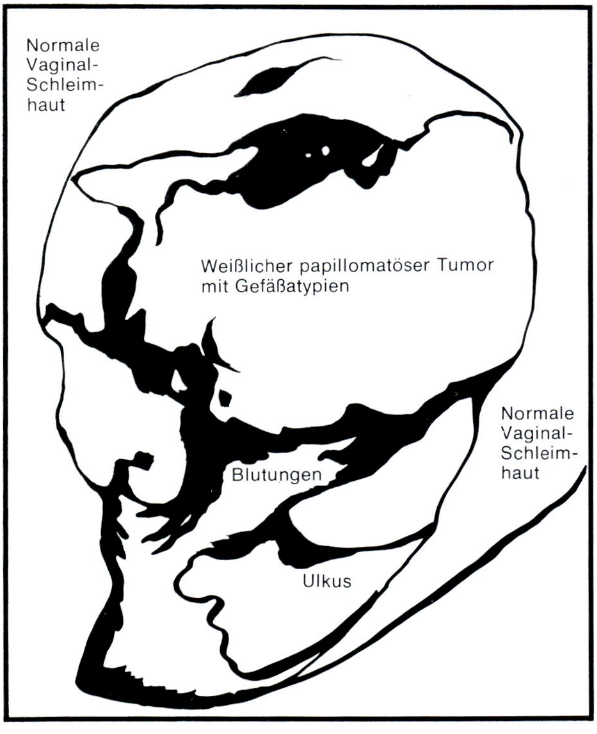

Vaginalmetastasen eines Korpuskarzinoms. Abb. 129

Im rechten Anteil des Vaginalfundus finden sich mehrere kleine papillomatöse Bezirke mit Gefäßatypien und auffälliger Berührungsblutung. Die Sonde bricht ein (Chrobakscher Sondenversuch positiv). Diesen makroskopisch recht kleinen Befund kann man sehr leicht übersehen, besonders, wenn ein sog. Selbsthaltespekulum benutzt wird. Solche kleinen blutenden polypösen Bezirke können zunächst einmal für harmlose Granulationspolypen gehalten werden. Im kolposkopischen Bild fällt aber sofort das essigweiße, papillomatös aufgetriebene Gewebe auf und vor allen Dingen in der kleinen proximal liegenden Metastase ein deutlich ausgeprägtes atypisches Gefäßbild.

Eine histologische Abklärung ist immer erforderlich.

Bei der 53jährigen Patientin war 2 Jahre vorher eine Totalexstirpation wegen eines Korpuskarzinoms durchgeführt worden. Nach einer lokalen radiologischen Therapie ist die Patientin bisher 7 Jahre rezidivfrei geblieben.

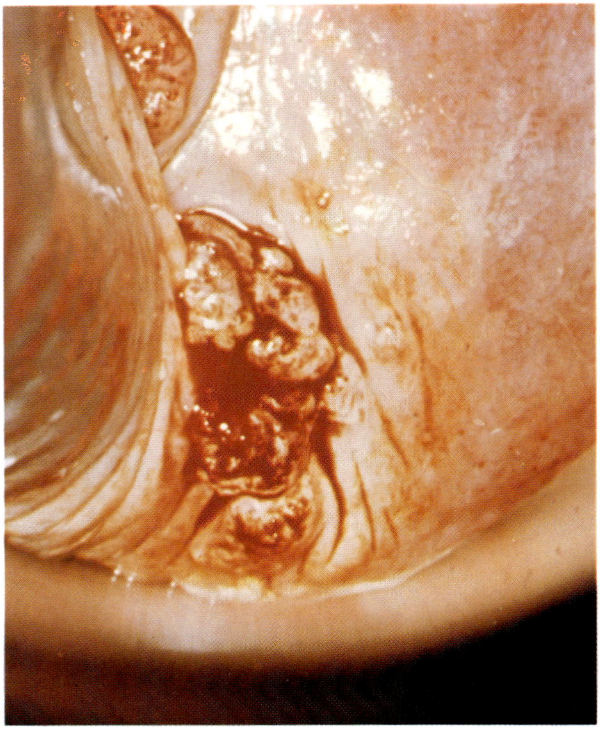

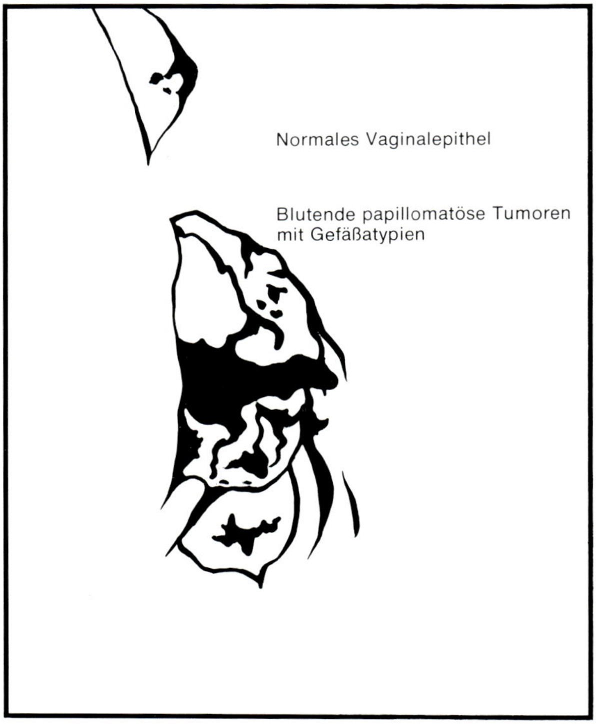

Atypische Vaskularisation, Zustand nach Wertheimscher Radikaloperation mit Röntgennachbestrahlung wegen Kollumkarzinoms I. Grades. Abb. 130

Der Scheidenfundus ist mit reichlich atypischen Gefäßen versehen. Vor allem fallen die erheblichen Kaliberschwankungen auf, eine deutliche Gefäßhypertrophie steht im Vordergrund. Weiter sieht man wirre, zum Teil wie abgerissen aussehende, völlig unregelmäßig verlaufende Gefäße.
Ein solches Bild bereitet auch dem erfahrenen kolposkopischen Untersucher große Schwierigkeiten. Häufig finden sich solche Gefäßveränderungen nach Bestrahlungen. Sie müssen durchaus nicht immer auf ein Karzinomrezidiv hindeuten. Auch der zytologische Untersucher hat ja bekanntlich in solchen Fällen Schwierigkeiten bei der Beurteilung.
In diesem Falle war die Radikaloperation vor 6 Jahren erfolgt.
Die Patientin ist inzwischen an einer Metastasierung gestorben, lokal war aber kein Rezidiv nachweisbar.

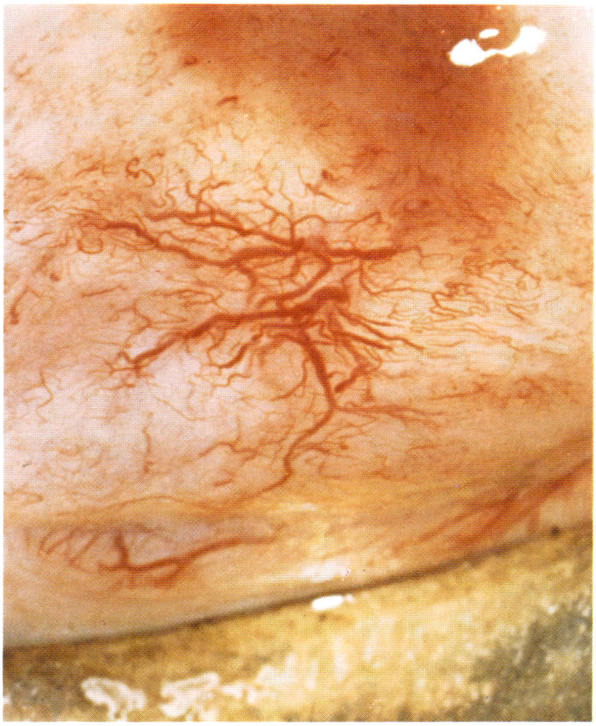

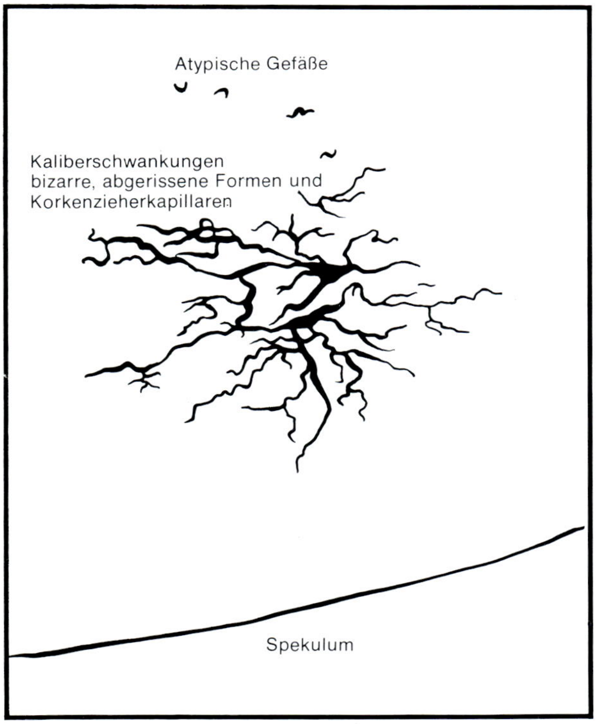

In die Vagina durchbrechende parametrane Metastase eines operierten Zervixkarzinoms.
Abb. 131

Im Bereich der linken Vaginalwand findet sich ein bereits makroskopisch auffallender Tumor mit einer großen, kreisrunden ulzerösen Oberfläche. Reichlich Gefäßatypien sind nachweisbar. Es besteht starke Blutungsneigung, der Chrobaksche Sondenversuch ist infolge der Brüchigkeit des Gewebes positiv.

Bei der 41jährigen Patientin war vor 5 Jahren eine vaginale Uterusexstirpation unter Mitnahme der rechten Adnexe durchgeführt worden.

Histologisch wurde damals ein Mikrokarzinom diagnostiziert. Die Patientin wurde nach Feststellung der Metastase intensiv nachbestrahlt.

Drei Jahre nach der Bestrahlung ist sie verstorben.

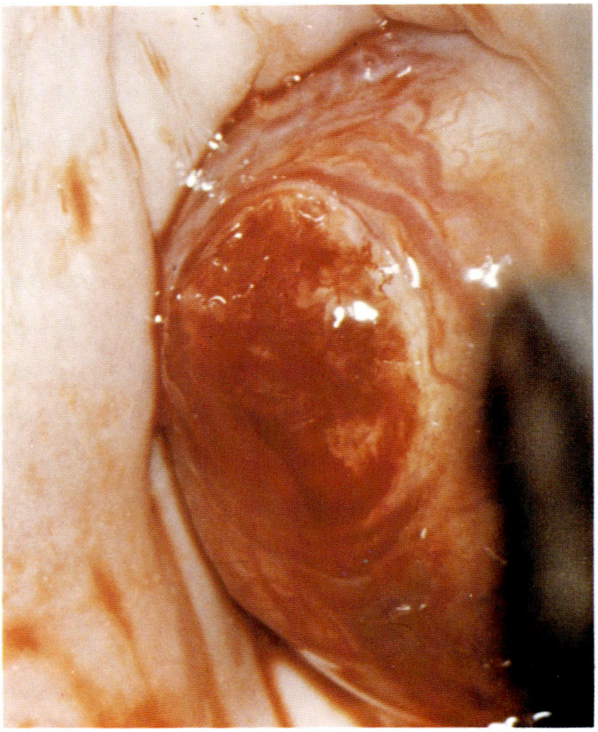

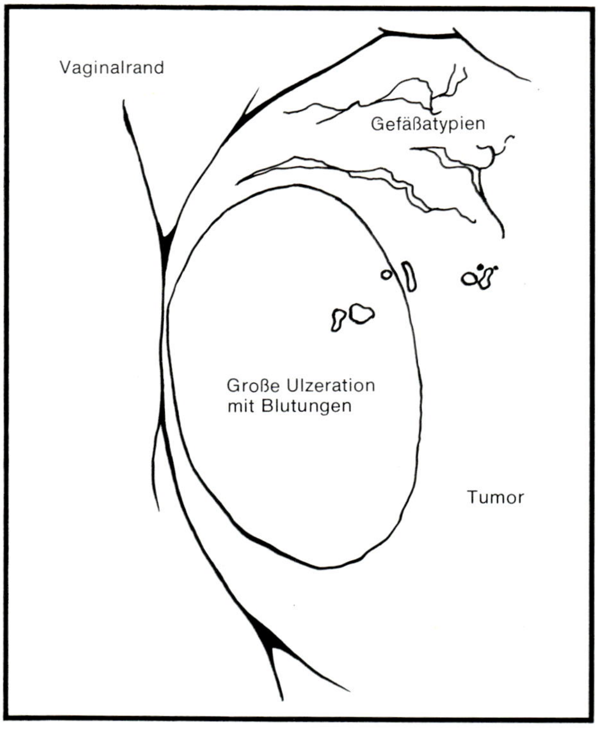

Karzinomverdacht – Exophyt.
Abb. 132

Aus dem Zervikalkanal quillt polypöses, weißliches, brüchiges, blutendes Gewebe hervor. Der Chrobaksche Sondenversuch ist positiv.
Zellabstrich nach Papanicolaou V. Die 50jährige II-Para klagt lediglich über Blutungsstörungen in der Menopause.
Histologischer Befund: Hochdifferenziertes Adenokarzinom der Korpusschleimhaut mit geringer Mitosenzahl und spärlichen Geschwulstnekrosen.

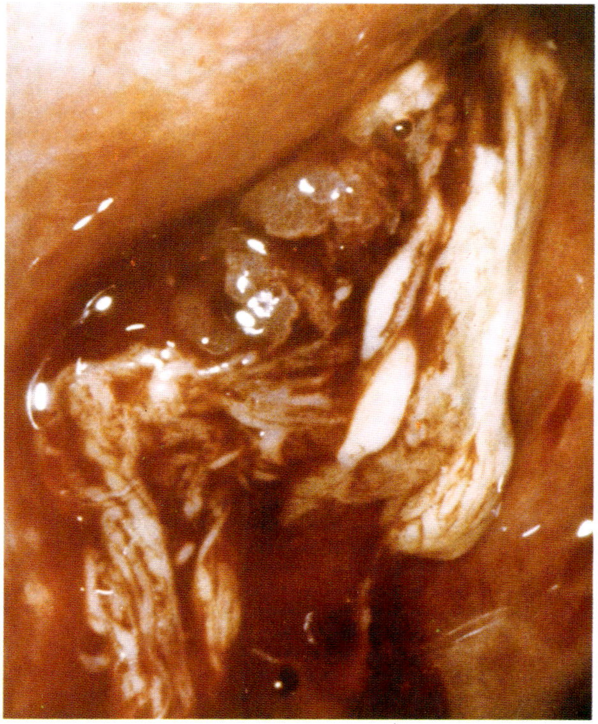

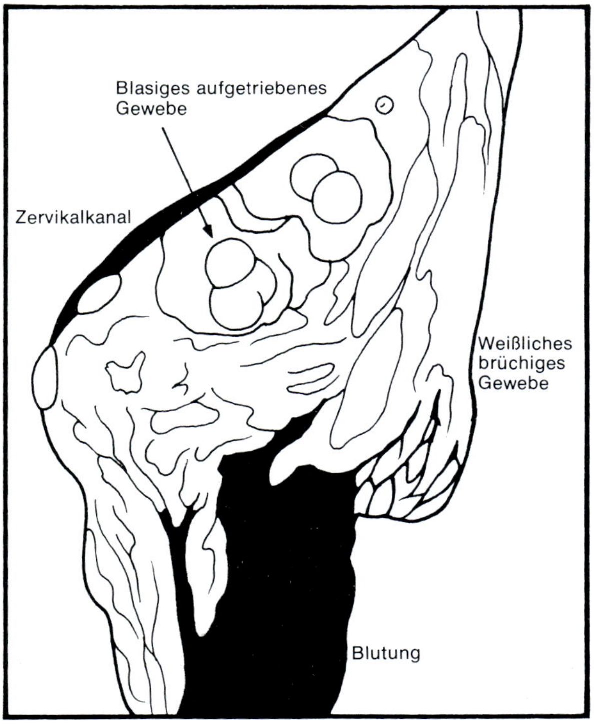

E. Anhang: Kolposkopische, zytologische und histologische Vergleichsuntersuchungen

Die folgenden 3 Beispiele mit farbiger Dokumentation von kolposkopischem, zytologischem und histologischem Befund sollen als Abschluß dieses Atlasses die Grenzen sowohl der Kolposkopie als auch der Zytologie dem Leser vor Augen führen. Jede Suchmethode für sich allein leistet Hervorragendes, dabei brauche ich nicht besonders zu betonen, daß die zytologische Abstrichmethode zur Früherkennung von atypischen Epithelveränderungen der Cervix uteri der Kolposkopie überlegen ist! Darüber soll nicht diskutiert werden. Wichtig erscheint mir vielmehr, dem Leser immer wieder klarzumachen, daß beide Methoden bei gemeinsamer Anwendung ein Optimum an Sicherheit in der Früherkennung der Vor- und Frühstadien des Zervixkarzinoms darstellen. Es kann nicht oft genug betont werden, daß die Kolposkopie als klinische, optische Untersuchungsmethode neben der Früherkennung als wesentliche Aufgabe die Eliminierung der zahlreichen gutartigen Befunde an der Cervix uteri hat.

Im vorangehenden Text wurde bereits mehrfach erwähnt, daß selbstverständlich für alle kolposkopisch atypischen Befunde die histologischen Untersuchungen vorliegen. Abbildungen histologischer Schnitte wurden bis auf die hier im Anhang gebrachten bewußt weggelassen, um dem Leser den Blick auf das Wesentliche, nämlich das Erkennen kolposkopischer Befunde, nicht unnötig zu trüben. Im übrigen existieren bereits genügend hervorragende Lehrbücher, in denen histologische Abbildungen in reichem Maße zu finden sind.

Wer wie ich viele Jahre in der gynäkologischen Praxis steht, wird immer wieder die Problematik erkennen, die uns sowohl Kolposkopie als auch Zytologie aufgeben! Die idealen Verhältnisse einer großen Klinik, in der Kolposkopie, Zytologie und Histologie gemeinsam an einem Ort durchgeführt werden, lassen sich in den meisten Fällen nicht auf die tägliche Praxis übertragen. Dort wird häufig der zytologische Abstrich von einem Kollegen abgenommen, der nicht so erfahren in der gynäkologischen Untersuchungstechnik ist. Der Abstrich wird dann an ein großes Labor gesandt. Auch dort können Fehler gemacht werden, wobei an 1. Stelle Unerfahrenheit oder Übermüdung des Untersuchers zu nennen ist, an 2. Stelle folgt die mangelhafte Färbetechnik. Schließlich erfolgt die Kolposkopie unter Umständen wieder von einem anderen Kollegen, oder sie wird überhaupt nicht angewandt! Deshalb halte ich es für außerordentlich nutzbringend, daß der Arzt, der die Kolposkopie und den zytologischen Abstrich macht, möglichst auch selbst die zytologische Untersuchung durchführt. Wenn diese beiden wertvollen Untersuchungsmethoden in einer erfahrenen Hand liegen, was bisher leider nur selten der Fall ist, erzielt man optimale diagnostische Ergebnisse! Nicht zu unterschätzen sind natürlich auch die Schwierigkeiten bei der histologischen Untersuchung. Wir wissen alle, daß viele allgemeine pathologische Institute einfach überfordert sind, wenn es gilt, zahlreiche Schnitte von einem Konus herzustellen.

Schon mehrfach wurde erwähnt: Die Kolposkopie als hervorragende klinische Untersuchungsmethode gehört zu jeder gynäkologischen Untersuchung! Ihrer Treffsicherheit bei der Fahndung nach den Vor- und Frühstadien des Zervixkarzinoms sind selbstverständlich dann Grenzen gesetzt, wenn der atypische Epithelbezirk nicht sichtbar ist, also endozervikal liegt (wie das im Beispiel 3 dargestellt wird). Gerade in solchen Fällen ergänzen sich Kolposkopie und Zytologie in idealer Weise. Im vorangehenden Text wurde wiederholt darauf hingewiesen, vor welche schwierigen Probleme auch der erfahrene Kolposkopiker gestellt wird! Besondere Schwierigkeiten bereiten immer wieder die atypische Umwandlungszone (Transformationszone) und die Entzündung. Deshalb sollte man in reichlichem Maße von der gezielten Biopsie Gebrauch machen. Diese wird unter kolposkopischer Sicht mit speziellen Biopsiezangen durchgeführt. Selbstverständlich muß das exzidierte Stück groß genug sein, um dem Histopathologen eine definitive Aussage zu ermöglichen. Heute wird diese unter dem Kolposkop durchgeführte Biopsie vielerorts angewandt, vor allem die Grazer (BAJARDI, BURGHARDT) und Freiburger Schule (HILLEMANNS) wenden sie an. Ich halte sie für eine ausgezeichnete diagnostische Methode, da man unter dem Kolposkop mit großer Sicherheit die verdächtigste Stelle der atypischen Läsion erkennt und damit dem Histologen bei der Aufarbeitung des histologischen Präparates die Sucharbeit sehr wesentlich erleichtert.

Das erste Beispiel zeigt die **Übereinstimmung von kolposkopischem, zytologischem und histologischem Befund.**
Kolposkopischer Befund (Abb. 133a + b): Grobes Mosaik, grobe Punktierung (Verdacht auf Carcinoma in situ).
Zytologischer Befund (Abb. 134a): Zellabstrich nach Papanicolaou positiv, IVa (Verdacht auf Carcinoma in situ).
Histologischer Befund (Abb. 134b u. c): Carcinoma in situ.

Das zweite Beispiel zeigt die **Nichtübereinstimmung von zytologischem Befund und histologischem Befund,** während kolposkopischer Befund und histologischer Befund übereinstimmen.
Kolposkopischer Befund (Abb. 135): Papillomartiger Bezirk mit grober Punktierung und Erosionsbildung (Verdacht auf Carcinoma in situ).
Zytologischer Befund (Abb. 136a): Zellabstrich nach Papanicolaou negativ, II.
Histologischer Befund (Abb. 136b): Carcinoma in situ.

Das dritte Beispiel zeigt die **Nichtübereinstimmung von kolposkopischem und histologischem Befund**, während zytologischer und histologischer Befund übereinstimmen. Kolposkopischer Befund (Abb. 137): Originäres Plattenepithel.
Zytologischer Befund (Abb. 138a): Zellabstrich nach Papanicolaou positiv, IV (Verdacht auf Carcinoma in situ).
Histologischer Befund (Abb. 138b u. c): Carcinoma in situ der Endozervix.

Kommentar zu Beispiel 1

Übereinstimmung von kolposkopischem, zytologischem und histologischem Befund.

Dieses Beispiel stellt zweifellos den Idealfall dar, denn hier weist der kolposkopische Befund (grobes Mosaik, grobe Punktierung) eindeutig auf eine histologische Atypie hin. Aus dem zytologischen Befund kann bereits auf ein Carcinoma in situ geschlossen werden. Ich möchte aber nachdrücklich betonen, daß das kolposkopische Bild nicht in jedem Fall so eindeutig wie hier den Schluß auf eine prämaligne Veränderung des Epithels erlaubt.

Immer wieder können Fälle auftreten, bei denen die kolposkopischen Kriterien von atypischen Befunden durch Entzündung, Atrophie z. B., nicht so klar beurteilbar sind. Insbesondere trifft dies auch für die atypische Umwandlungszone (Transformationszone) zu. Darauf wurde im vorangehenden Text wiederholt hingewiesen.

Beispiel 1. **Übereinstimmung von kolposkopischem, zytologischem und histologischem Befund.**
Abb. 133 a

Grobes Mosaik, grobe Punktierung im Bereich der vorderen Muttermundslippe, an der hinteren Muttermundslippe geringerer Befund (ohne Anwendung von 3%iger Essigsäure).

Diese sehr auffällige verdächtige kolposkopische Veränderung, die bereits ohne Anwendung von 3%iger Essigsäure klar zur Darstellung kommt, weist auf eine Dysplasie höheren Grades oder ein Carcinoma in situ hin.
Bei der 42jährigen Patientin mit 4 Geburten wurde dieser Befund anläßlich einer Früherkennungsuntersuchung festgestellt. Der Zellabstrich nach Papanicolaou war IVa (Carcinoma in situ) (Abb. 134a). Es bestand ein erheblicher Descensus vaginae et uteri, deshalb wurde die vaginale Uterusexstirpation mit vorderer und hinterer Plastik durchgeführt. Histologischer Befund: Ausgedehntes Carcinoma in situ. (Abb. 134b + c).

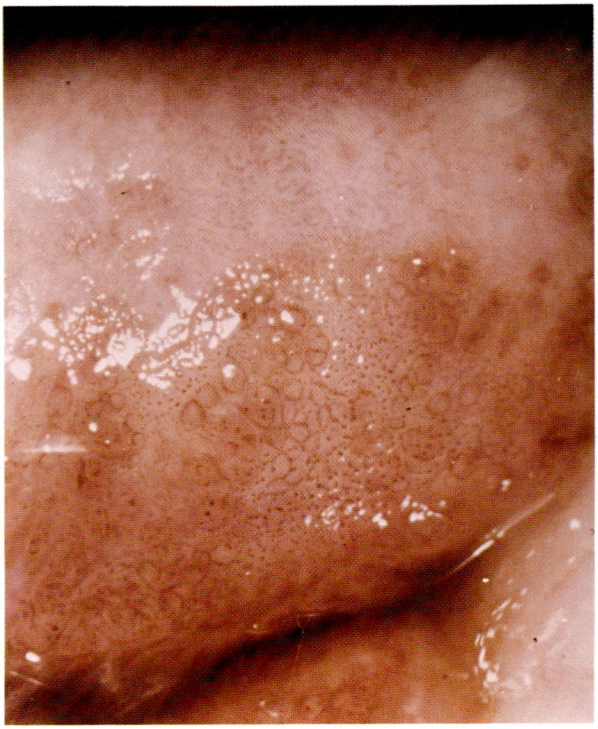

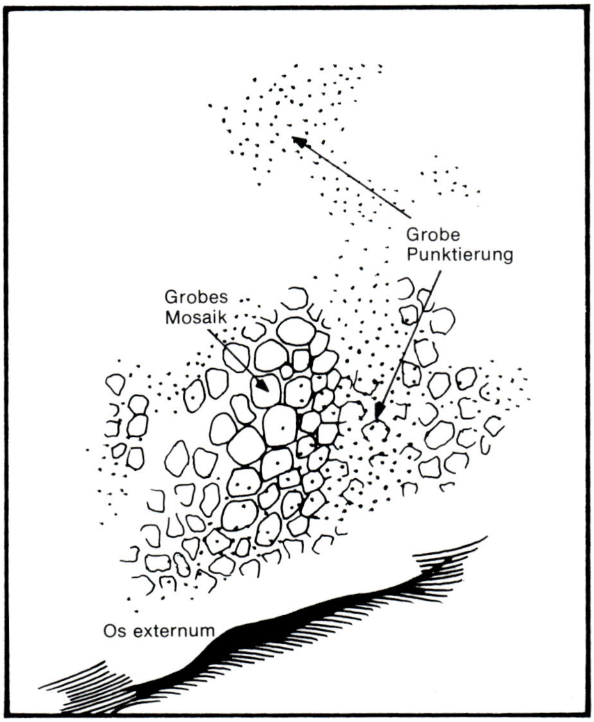

Beispiel 1. **Übereinstimmung von kolposkopischem, zytologischem und histologischem Befund.**
Abb. 133 b

Grobes Mosaik, grobe Punktierung im essigweißen Epithel.

Nach Anwendung von 3%iger Essigsäure ist der atypische Befund noch deutlicher erkennbar. Man erkennt weiter einige offene Drüsen mit weißem Hornrand (s. a. Abb. 133 a).
Zytologischer Befund: IVa (Abb. 134 a).
Histologischer Befund: Carcinoma in situ (Abb. 134 b + c).

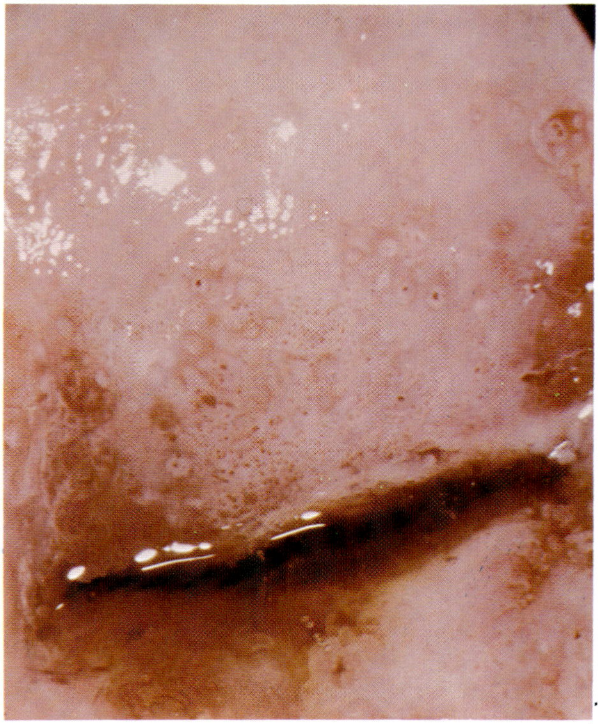

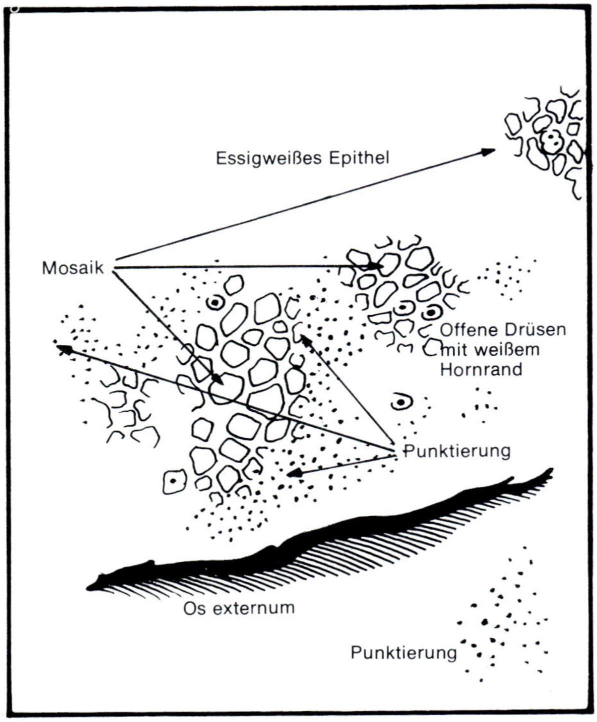

Beispiel 1. **Übereinstimmung von kolposkopischem, zytologischem und histologischem Befund.**
Abb. 134a (s. a. Abb. 133a + b und 134b + c).
Zellabstrich nach Papanicolaou IVa Verdacht auf Carcinoma in situ (Vergrößerung etwa 300fach).

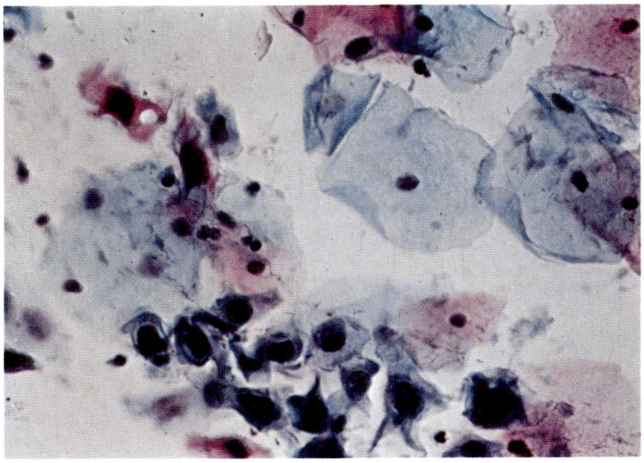

Abb. 134b (s. a. Abb. 133a + b u. 134 a + c).
Histologischer Befund: Carcinoma in situ (Vergrößerung etwa 40fach).

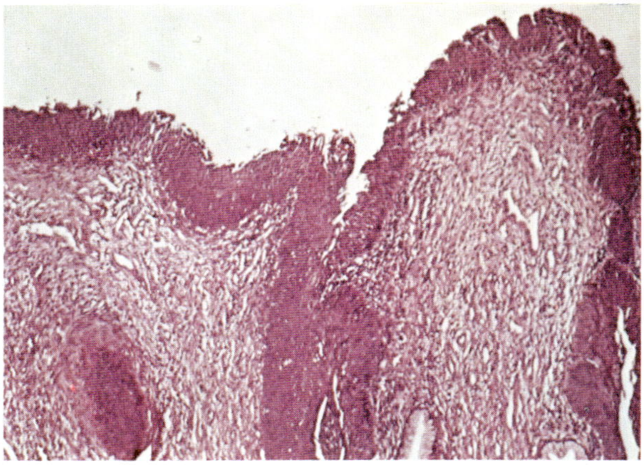

Abb. 134c (s. a. Abb. 133a + b u. 134a + b).
Histologischer Befund: Carcinoma in situ (Vergrößerung etwa 80fach).

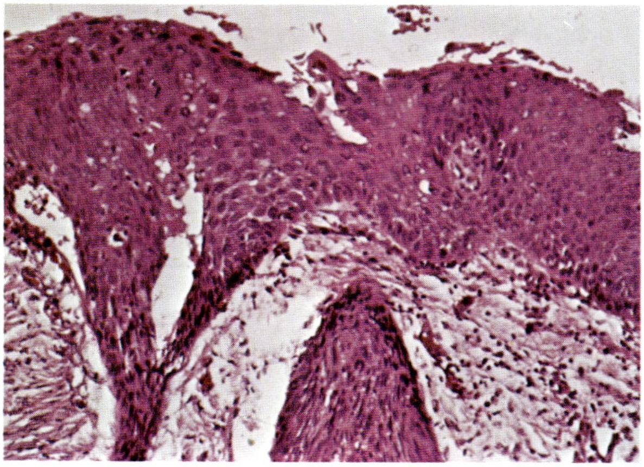

Kommentar zu Beispiel 2

Nichtübereinstimmung von zytologischem und histologischem Befund, während kolposkopischer und histologischer Befund übereinstimmen.

In diesem Fall hatte der Erstuntersucher, der auch den Zellabstrich nach Papanicolaou abnahm, keine Kolposkopie durchgeführt.
Rein zufällig kam die Patientin wegen anderweitiger Beschwerden 4 Wochen später in meine Sprechstunde. Dabei fiel mir sofort im Kolposkop der in Abb. 135 beschriebene auffällige auf Karzinom verdächtige Befund auf. Die Einordnung dieses Falles in das Nomenklaturschema fällt schwer. Ich habe ihn unter „auf Karzinom verdächtige Befunde" aufgeführt (s. Kap. D. 3, Abb. 119, 120 u. 121). Man könnte ihn aber auch ohne weiteres im Kap. D. 3.e „atypische Umwandlungszone" (Transformationszone) einfügen. Eine weitere Möglichkeit wäre auch die Einordnung in Kap. D. 3.d „Kombinationsformen". Der Leser mag daraus ersehen, welche großen Schwierigkeiten bestehen, und daß schließlich eben die subjektive Einstellung des Untersuchers den Ausschlag gibt. Ich meine, daß diese Einordnungsschwierigkeiten für die Beurteilung des Falles nicht so entscheidend sind, viel wichtiger erscheint mir, daß der Untersucher den Verdacht auf Prämalignität bzw. Malignität äußert und die histologische Abklärung veranlaßt.
Dies geschah in diesem Fall:
Die gezielte Biopsie ergab histologisch ein Carcinoma in situ, am Operationspräparat (Uterus) wurde die Diagnose nochmals bestätigt.
Dieses Beispiel stellt keineswegs einen Einzelfall dar! Es unterstreicht die Notwendigkeit und entscheidende Wichtigkeit der Anwendung beider Früherkennungsmethoden ganz besonders.

Beispiel 2. **Nichtübereinstimmung zwischen kolposkopischem und zytologischem Befund** (Versagen des zytologischen Befundes). Abb. 135

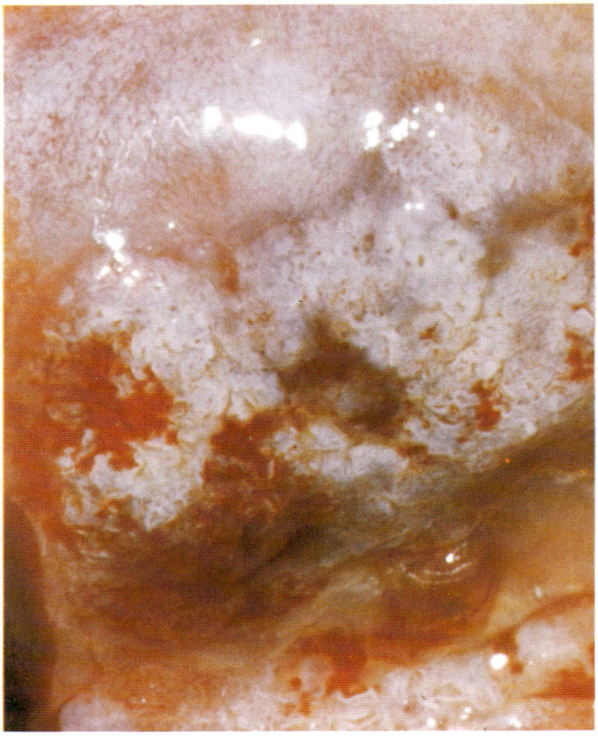

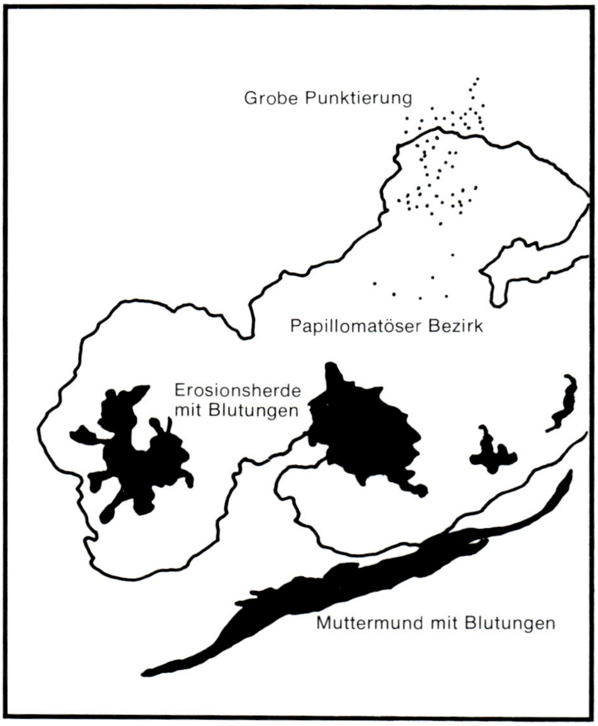

Papillom mit grober Punktierung und Erosio (**auf Karzinom verdächtig**).

Im Bereich der vorderen Muttermundslippe findet sich ein großer papillomatöser Bezirk mit auffälliger Blutungsneigung und grober Punktierung sowie Erosionen. Die Grenze zum Zervikalkanal ist nicht einsehbar (s. a. Abb. 119, 120 u. 121).

50jährige Patientin mit 1 Geburt und 4jähriger Einnahme von Ovulationshemmern. Keine Beschwerden.

Zellabstrich nach Papanicolaou: II (s. Abb. 136a).

Histologischer Befund: Carcinoma in situ (s. Abb. 136b).

Beispiel 2. **Nichtübereinstimmung zwischen kolposkopischem und zytologischem Befund** (Versagen des zytologischen Befundes).

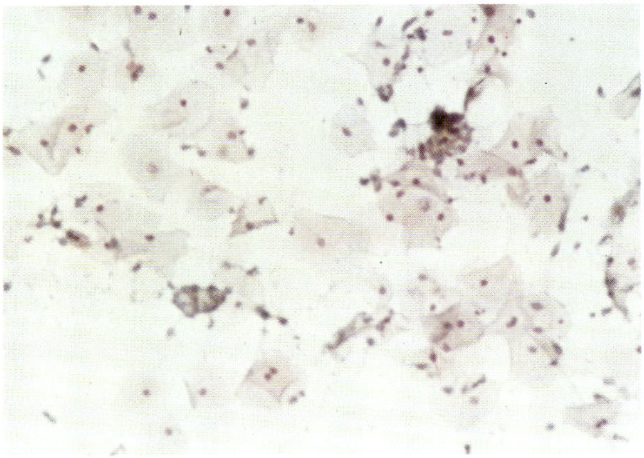

Abb. 136a (s. a. Abb. 135, 136b sowie 119, 120 u. 121). **Zellabstrich nach Papanicolaou: negativ, II** (Vergrößerung etwa 200fach).

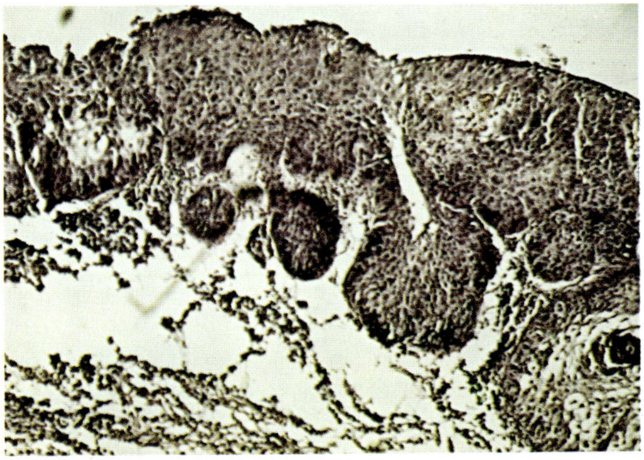

Abb. 136b (s. a. Abb. 135, 136a sowie 119, 120 u. 121). **Histologischer Befund: Carcinoma in situ** (Vergrößerung etwa 80fach).

Photographiert mit Mikroansatz zur Leica, Mikroskop „Dialux".

Kommentar zu Beispiel 3

Nichtübereinstimmung von kolposkopischem und histologischem Befund, während zytologischer Befund und histologischer Befund übereinstimmen.

Schon mehrfach habe ich darauf hingewiesen, daß der kolposkopischen Untersuchung dann Grenzen gesetzt sind, wenn die atypische Epithelveränderung nicht sichtbar ist, das heißt, wenn sie in der Endozervix liegt. Dies ist im Beispiel 3 der Fall. Aufgrund des positiven Zellabstriches nach Papanicolaou wurde eine Zervixabrasio durchgeführt, die histologisch ein Carcinoma in situ ergab (Abb. 138 b u. c). Die weitere Therapie wurde in einer anderen Klinik durchgeführt. Dort erfolgte zunächst eine Konisation, wobei der histologische Befund „Carcinoma in situ der Endozervix" bestätigt wurde. Da gleichzeitig noch Beschwerden von beiderseitigen chronisch-entzündlichen Adnextumoren bestanden, wurden Uterus und Adnexe entfernt.

Ebenso wie Beispiel 2 zeigt auch dieser Fall, wie entscheidend wichtig die Anwendung beider Methoden ist, und daß sich beide Suchmethoden in hervorragender Weise ergänzen! Der völlig unverdächtige kolposkopische Befund genügte hier eben nicht für eine Aussage, da die Grenze von Zylinderepithel und Plattenepithel nicht einsehbar war. Solche seltenen Fälle können daher nur als nicht beurteilbar eingereiht werden. Nun wissen wir aber, daß das atypische Epithel bei der geschlechtsreifen Frau in der Endozervix relativ selten auftritt. Glatthaar gibt es mit 2,8% an, andere Autoren sehen es häufiger, im allgemeinen werden Zahlen zwischen 5 und 15% mitgeteilt. Für die tägliche Routineuntersuchung ist es allerdings von nebensächlicher Bedeutung, in welch prozentualer Häufigkeit sich endozervikal atypisches Epithel entwickelt. Entscheidend ist, daß es vorkommt! Deshalb müssen eben, wie schon mehrfach betont wurde, Kolposkopie und Zytologie gemeinsam eingesetzt werden!

Beispiel 3. **Nichtübereinstimmung zwischen kolposkopischem und zytologischem Befund** (Versagen des kolposkopischen Befundes). Abb. 137

Originäres Plattenepithel.
Die geringe Berührungsblutung ist durch die Entnahme des Zervixabstriches entstanden.
Die 39jährige Nullipara kam zu einer Vorsichtsuntersuchung und klagte über keinerlei Beschwerden.
Zellabstrich nach Papanicolaou: IV (s. Abb. 138a).
Histologischer Befund: Carcinoma in situ der Endozervix (s. Abb. 138b u. c.).

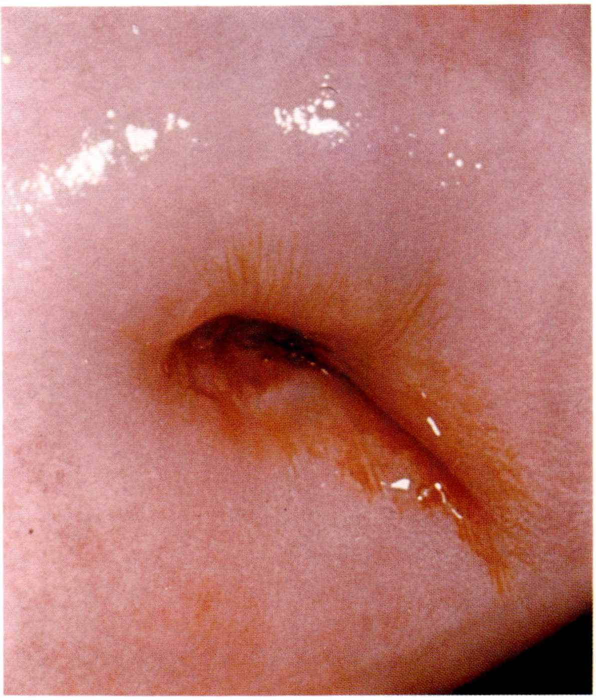

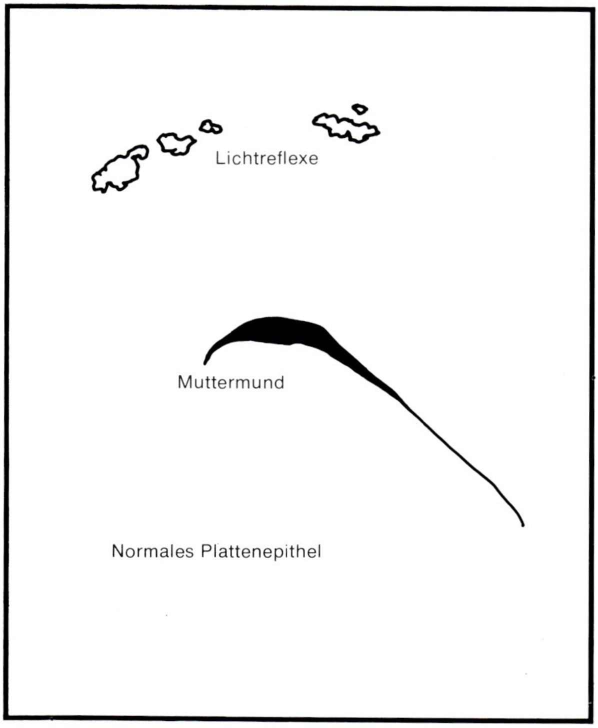

Beispiel 3. **Nichtübereinstimmung zwischen kolposkopischem und zytologischem Befund** (Versagen des kolposkopischen Befundes).
Abb. 138a (s. a. Abb. 137, 138b + c).
Zellabstrich nach Papanicolaou: IV, Verdacht auf Carcinoma in situ (Vergrößerung etwa 300fach).

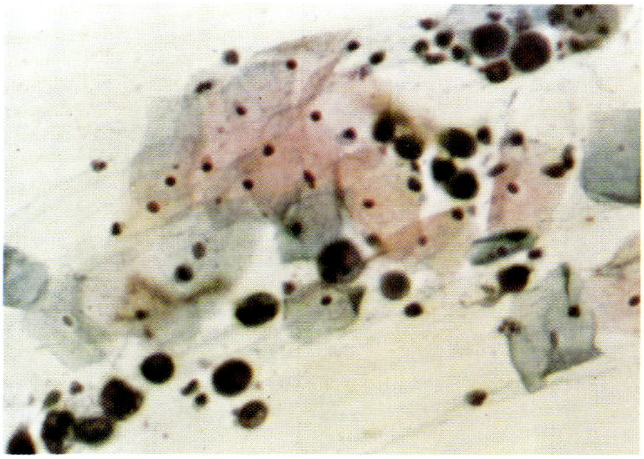

Abb. 138b (s. a. Abb. 137, 138a u. c).
Histologischer Befund: Carcinoma in situ der Endozervix (Vergrößerung etwa 80fach).

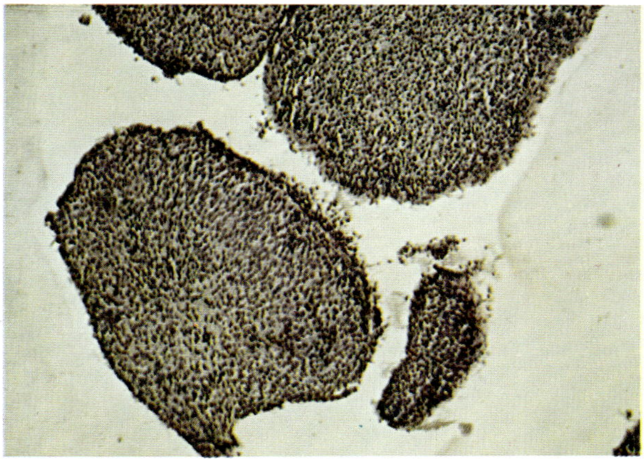

Abb. 138c (s. a. Abb. 137, 138a u. b).
Histologischer Befund (andere Stelle): **Carcinoma in situ der Endozervix** (Vergrößerung etwa 80fach).

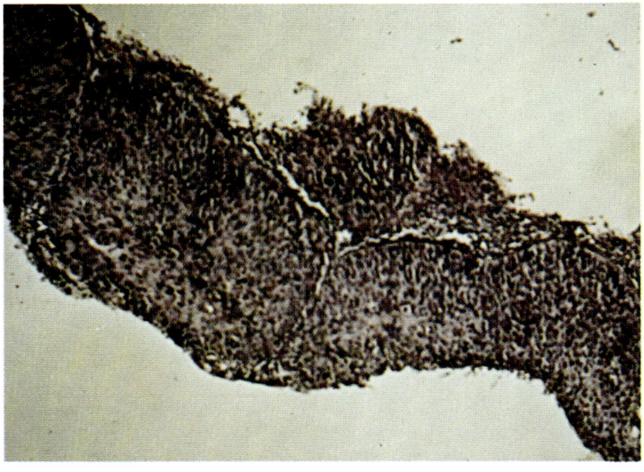

Photographiert mit Mikroansatz zur Leica, Mikroskop „Dialux“.

Literaturverzeichnis

Monographien und Bücher

BERGMANN, U.: Kolposkopische Bilder in heutiger Sicht. Ein Atlas für die gynäkologische Praxis. Akademie-Verlag, Berlin 1979.

BOLTEN, K.: Introduction to Colposcopy. Grune and Stratton, New York, London 1960.

BURGHARDT, E.: Histologische Frühdiagnose des Zervixkarzinoms. Thieme, Stuttgart 1972.

BURGHARDT, E.: Zervixkarzinom. In: Gynäk. u. Geburtsh. Bd. 3, S. 405. Thieme, Stuttgart 1972.

BUSKE, L.: Colposcopy in clinical practice. Davis, Philadelphia 1977.

CARTIER, R.: Atlas d'Endoscopie, colposcopie. Laboratoires Roussel, Paris 1975.

CARTIER, R.: Colposcopie pratique. Karger, Basel, München 1977.

COPPLESON, M., E. PIXLEY, B. REID: Colposcopy, a scientific and practical approach to the Cervix in Health and Disease. Thomas, Springfield, Ill 1971.

COUPEZ, F., J. M. CARRERA, S. DEXEUS: Traité et Atlas de Colposcopie. Masson, Paris 1974.

CRAMER, H., G. OHLY: Die Kolposkopie in der Praxis. 3. Aufl. Thieme, Stuttgart 1975.

GANSE, R.: Kolpofotogramme. Akademie-Verlag, Berlin. 1. Bd. 1953, 2. Bd. 1953, 3. Bd. 1955.

GANSE, R.: Das normale und pathologische Gefäßbild der Portio vaginalis uteri. Akademie-Verlag, Berlin 1958.

GLATTHAAR, E.: Kolposkopie. In: SEITZ/AMREICH: Biologie und Pathologie des Weibes. Bd. III, S. 911. Urban & Schwarzenberg, München 1955.

GRIMMER, H.: Gut- und bösartige Erkrankungen der Vulva. Bd. 1. Grosse Verlag, Berlin 1974.

HIERSCHE, H.-D.: Funktionelle Morphologie des fetalen und kindlichen cervicalen Drüsenfeldes im Uterus. Ergebnisse der Anatomie und Entwicklungsgeschichte. Bd. 43, Heft 2. Springer, Berlin, Heidelberg 1970.

HINSELMANN, H.: Aktuelle Probleme der praktischen und wissenschaftlichen Kolposkopie. VEB Gustav Fischer, Jena 1956.

HINSELMANN, H.: Die Ätiologie, Symptomatologie und Diagnostik des Uteruskarzinoms. In: VEIT/STÖCKEL: Handbuch der Gynäkologie. 3. Aufl. 6. Band, 1. Hälfte, S. 845. Bergmann, München 1930.

KERN, G.: Carcinoma in situ. Springer, Berlin 1964.

KERN, G.: Diagnostik des Zervixkarzinoms. In: Gynäk. u. Geburtsh. Bd. 3, S. 449. Thieme, Stuttgart 1972.

KERN, G., E. KERN-BONTKE: Ektropium der Zervixschleimhaut (Pseudoerosion, Umwandlungszone, Erythroplakie). In: Gynäk. u. Geburtsh. Bd. 3, S. 153. Thieme, Stuttgart 1972.

KINDERMANN, G., K. G. OBER: Ausbreitung des Zervixkarzinoms. In: Gynäk. u. Geburtsh. Bd. 3, S. 432. Thieme, Stuttgart 1972.

KOLSTAD, P., A. STAFL: Atlas of Colposcopy. Universitetsforlaget, Oslo-Bergen-Tromcs 1972.

LANGLEY, F. A., A. C. CROMPTON: Epithelial abnormalities of the Cervix uteri. Springer, Berlin, Heidelberg, New York 1973.

LIMBURG, H.: Tumoren der Vagina. In: Gynäk. u. Geburtsh. Bd. 3, S. 321. Thieme, Stuttgart 1972.

LIMBURG, H.: Tumoren der Vulva. In: Gynäk. u. Geburtsh. Bd. 3, S. 335. Thieme, Stuttgart 1972.

MESTWERDT, G., R. MOLL, D. WAGNER-KOLB, H. J. WESPI: Atlas der Kolposkopie. 5. Aufl. G. Fischer, Stuttgart 1980.

RIBBERT, H., H. HAMPERL: Lehrbuch der allgemeinen Pathologie und der pathologischen Anatomie. Vogel, Berlin 1940.

RIEPER, J. P., C. SALGADO, L. R. SANCHES: Colposcopia. Fename-Fundação nacional de material escolar. Ministéro de Educucão e Cultura 1970.

RIEPER, J. P.: Patologia Cervical. Colposcopia, Citologia, Histologia. Manole, São Paulo 1978.

SCOTT, J. W.: Stereocolposcopic Atlas of the Uterine Cervix. Zephyr Publishers Kendall, Florida 1971.

SEIDL, ST.: Kolposkopie. Befunde der Portio, der Vagina und der Vulva. Eine Dia-Sammlung mit Begleittext. Rocom, F. Hoffmann-La Roche, Basel 1979.

SEIDL, ST.: Praktische Karzinom-Frühdiagnostik in der Gynäkologie. Thieme, Stuttgart 1974.

THOMSEN, K., W. HUMKE: Entzündungen der Vagina. In: Gynäk. u. Geburtsh. Bd. 3, S. 54. Thieme, Stuttgart 1972.

THOMSEN, K., W. HUMKE: Entzündungen der Vulva. In: Gynäk. u. Geburtsh. Bd. 3, S. 66. Thieme, Stuttgart 1972.

Original-Arbeiten (Auswahl)

AHERN, J. K.: Colposcopy and Private Practice. Gynemed, INC Palo Alto, California 1973.

ALMENDRAL, A. C., G. SZALMAY, L. JOCHUM, H. MÜLLER: Vor- und Frühstadien des Zervixkarzinoms. Fortschr. Med. *92*: 1007 (1974).

ANDRÝS, J., K. VÁCHA, M. ROSOL, J. KOPEČNY: Präkanzerosen der Cervix uteri in der Schwangerschaft. Zbl. Gynäk. *96:* 1012 (1974).

ARNS, H. H.: Krebsverdächtige Veränderungen der Portio uteri und ihre kolpophotographische Darstellung unter besonderer Berücksichtigung der Gefäße. Krebsarzt *17:* 197 (1962).

ARNS, H. H.: Das Karzinom der Portio uteri in der gynäkologischen Praxis. Krebsarzt *16:* 156 (1961).

BAADER, O.: 12 Jahre Karzinom-Diagnostik in gynäkologischer Praxis. Geburtsh. u. Frauenheilk. *24:* 402 (1964).

BAADER, O.: Zur Diagnostik des Genitalkarzinoms in der gynäkologischen Praxis. Fortschr. Med. *88:* 476 (1970).

BAADER, O.: Frühdiagnostik und Prävention des Zervixkarzinoms in der Praxis. Dtsch. Ärztebl. *66:* 411 (1969).

BAADER, O.: Pilleneffekte an der Portio vaginalis uteri. Dtsch. Ärztebl. *73:* 2851 (1976).

BAADER, O.: Kolposkopische Bilder bei Jugendlichen. Vortrag auf der 4. Arbeitstagung der Arbeitsgemeinschaft „Cervix uteri" vom 12.–15. 4. 1978, referiert in Geburtsh. u. Frauenheilk. *38:* 1100 (1978).

BAADER, O.: Kolposkopie des Kondyloms und Papilloms. Vortrag auf der 5. Arbeitstagung der Arbeitsgemeinschaft „Cervix uteri" vom 19.–23. 4. 1980, referiert in Geburtsh. u. Frauenheilk. *41:* 71 (1981).

BACHMANN, F. F.: Das Rezidiv des Ca in situ der Zervix. Geburtsh. u. Frauenheilk. *32:* 678 (1972).

BACHMANN, F., K. HEINERICH: Zur Klinik und Therapie des beginnenden Karzinoms der Zervix. Med. Welt *23:* 1536 (1972).

BAJARDI, F.: Histologische Diagnose von Vor- und Frühstadien des Gebärmutterhalskrebses. Öst. Z. Erforsch. Bekämpf. Krebskrh. *25:* 101 (1970).

BAJARDI, F.: Spontanregression des pathologischen Gebärmutterhalsepithels im histologischen Bild. Öst. Z. Erforsch. Bekämpf. Krebskrh. *27:* 1 (1972).

BAJARDI, F.: Gynäkologische Zytodiagnostik in der Allgemeinpraxis. Öst. Z. Erforsch. Bekämpf. Krebskrh. *25:* 222 (1970).

BAJARDI, F.: Zur Frage des kombinierten Einsatzes von Kolposkopie und Zytologie. Frauenarzt *20:* 186 (1979).

BAJARDI, F.: Das Verhalten von Epithel und Stroma beim frühinvasiven Zervixkarzinom. Vortrag auf der 5. Arbeitstagung der Arbeitsgemeinschaft „Cervix uteri" vom 19.–23. 4. 1980, referiert in Geburtsh. u. Frauenheilk. *41:* 68 (1981).

BAJARDI, F., H. KASTNER: Über den Aussagewert des pathologischen Zellbefundes im Rahmen großer gynäkologischer Programme. Wien. klin. Wschr. *84:* 633 (1972).

BAUER, HK.: Die Sanierung der Portio uteri mit Albothyl als Krebsprophylaxe in der ambulanten Praxis (Dokumentation der Befunde mit Farb-Kolpofotografie). Medizinische *10:* 1645 (1959).

BAUER, HK.: Über den gegenwärtigen Stand der Diagnostik und Therapie des weiblichen Genitalkarzinoms. Hess. Ärztebl. *29:* 552 (1968).

BAUER, HK.: Langzeitbeobachtungen bei atypischem Epithel (nach einem Vortrag auf dem 5. Weltkongreß für Gynäkologie und Geburtshilfe in Sydney 1967). Med. Welt *19* (N. F.): 2048 (1968).

BAUER, HK.: Die Bedeutung der Kolposkopie bei der Frühdiagnostik des Kollumkarzinoms in der täglichen Praxis. Frauenarzt *11:* 200 (1970).

BAUER, HK.: Zur Problematik falsch negativer zytologischer Befunde. Geburtsh. u. Frauenheilk. *31:* 572 (1971).

BAUER, HK.: Kolposkopie. Diagnostik *5:* 528 (1972).

BAUER, HK.: Die Bedeutung der kolpofotografischen Dokumentation bei Langzeitbeobachtungen von dysplastischem Epithel der Cervix uteri (Vortrag auf der 1. Arbeitstagung der Arbeitsgemeinschaft „Cervix uteri" 1972). Mitteilungsdienst der Gesellschaft zur Bekämpfung der Krebskrankheiten Nordrhein-Westfalen. Bd. *6:* 939 (1973).

BAUER, HK.: Dysplasia and Ca in situ of young patients, colposcopic and cytological observations of the courses (Vortrag auf dem 6. klinischen Treffen der Amerikanischen Gesellschaft für Kolposkopie und Kolpomikroskopie 1973). J. Reprod. Med. Chicago *5* (1974).

BAUER, HK.: Die Kolposkopie als Werkzeug gynäkologischer Diagnostik. Selecta *9:* 804 (1974).

BAUER, HK.: Kolposkopie. Dokumentation kolposkopischer Befunde – ihre Bedeutung für Klinik und Praxis. Vortrag, gehalten auf dem II. Curso Congreso de Patologia cervical am 1. Mai 1975 in Valenzia (Spanien).

BAUER, HK.: Kolposkopische Kriterien der atypischen Umwandlungszone. Vortrag, gehalten auf der 3. Arbeitstagung der Arbeitsgemeinschaft „Cervix uteri" vom 1.–5. Mai 1976 in Wiesbaden.

BAUER, HK.: Kolposkopie. Arch. Gynäk. *214:* 240 (1973).

Bauer, Hk.: Zur Frage einer Vereinfachung der Nomenklatur bei der Kolposkopie. Frauenarzt *13:* 137 (1972).

Bauer, Hk.: Bemerkungen zum Thema „Verlaufskontrolle bei Patientinnen mit suspekter Zytologie (Papanicolaou III D)" von Rummel, H. H., R. Frick, D. Heberling, D. Schubert. Geburtsh. u. Frauenheilk. *37:* 521 (1977); *38:* 396 (1978).

Bauer, Hk.: Kolposkopie: Gerätevergleich, Hilfsmethoden und Befunde. Diagnostik *10:* 13 (1977).

Bauer, Hk.: Kolposkopie im Zeitalter der Zytologie noch zeitgemäß? Frauenarzt *19:* 134 (1978).

Bauer, Hk.: Die Kolposkopie und ihre Bedeutung als eine frühdiagnostische Methode für die gynäkologische Untersuchung. Med. Welt *29:* 1713 (1978).

Bauer, Hk.: Observations of the course of colposcopic atypical epithelium (Observations over 20 years). 3. Weltkongreß für Zervixpathologie und Kolposkopie, Orlando, USA 1978.

Bauer, Hk.: Über die Aussagekraft von kolposkopischem und zytologischem Befund bei der Früherkennungsuntersuchung der Frau – Ergebnisse einer Gemeinschaftsstudie über 923 Fälle. 5. Arbeitstagung der Arge. „Cervix uteri", Wiesbaden 1980. Med. Welt *32:* 414 (1981).

Bayrle, W.: Kritische Betrachtungen zur Rate der „falschnegativen" Befunde in der gynäkologischen Zytologie. Geburtsh. u. Frauenheilk. *37:* 864 (1977).

Berger, J.: Die Entwicklung der neuzeitlichen Karzinom-Diagnostik in der Gynäkologie seit der Jahrhundertwende. Gynäkologia *166:* 85 (1968).

Bergleiter, R., H. Bettzieche: Klinische und kolposkopische Befunde bei Präkanzerosen der Zervix uteri – ein Beitrag zur Wertigkeit einer Auswahlzytologie. Zbl. Gynäk. *97:* 12 (1975).

Berić, B., H. Smolka: Über den Einfluß der in der Kolposkopie angewandten Reagenzien auf das Zellbild des Portioabstriches. Geburtsh. u. Frauenheilk. *18:* 852 (1958).

Bolten, K.: Practical colposcopy in early cervical and vaginal cancer. Hoeber Medical division Harper and Row, Publishers *5:* 808 (1968).

Boschann, H.-W.: Kolposkopie. Z. ärztl. Fortbild. *52:* 3 (1963).

Bowien, H.: Erfahrungen und Ergebnisse unserer Krebsberatungsstelle während der Jahre 1948 bis 1952 mit Vorschlägen zur Beseitigung organisatorischer Mängel in der Krebsprophylaxe. Geburtsh. u. Frauenheilk. *13:* 796 (1953).

Brandl, K., V. Grünberger: Der Wert verschiedener Spezialuntersuchungen für die Beurteilung makroskopisch unverdächtiger Erosionen. Geburtsh. und Frauenheilk. *14:* 434 (1954).
Weitere Resultate ambulanter Erosionsuntersuchungen. Geburtsh. u. Frauenheilk. *17:* 352 (1957).

Brandl, K., E. Kofler: Die Krebsfrüherkennungsmethoden bei 230 Fällen mit Kollumkarzinom. Geburtsh. u. Frauenheilk. *19:* 415 (1959).

Bredland, R.: Kolposkopische Diagnose der gynäkologischen Trichomoniasis. Geburtsh. u. Frauenheilk. *25:* 815 (1965).

Breinl, H.: Fraglicher Wert der Kolposkopie als Methode zur Fahndung nach dem Kollumkarzinom. Dtsch. Ärztebl. *67:* 1455 (1970).

Breinl, H., F. Denhard, J. Wilhelm: Intensivierte Frühdiagnostik des Gebärmutterhalskarzinoms. Minerva ginec. (Torino) *23:* 86 (1971).

Bruntsch, K. H.: Zur Problematik der feingeweblichen Diagnostik früher Plattenepithelkarzinomstadien des Gebärmutterhalses (mit einem Vorschlag zur Erkundung der prospektiven Bedeutung „verdächtiger Epithelbildungen"). Geburtsh. u. Frauenheilk. *18:* 238 (1948).

Buckwar, U.: Zur Organisation kolposkopischer Vorsichtsuntersuchungen. Dtsch. Gesundh.-Wes. *15:* 312 (1960).

Büttner, H. H.: Histologie der Vorstadien des Zervixkarzinoms. Z. ärztl. Fortbild. *66:* 1244 (1972).

Büttner, H. H., H. Kyank, G. Bader: Histologische Nomenklatur und Einteilung der gutartigen Epithelveränderungen an der Cervix uteri und der Vor- und Frühstadien des Zervixkarzinoms. Zbl. Gynäk. *96:* 961 (1974).

Burghardt, E.: Zur Frage der Dysplasien des Portioepithels. Wien. med. Wschr. *116:* 839 (1966).

Burghardt, E.: Über die atypische Umwandlungszone. Geburtsh. u. Frauenheilk. *19:* 676 (1959).

Burghardt, E.: Über die Vorstufen des Portiokarzinoms. Verhandlungen der deutschen Gesellschaft für Pathologie. 48. Tagung 1964. G. Fischer, Stuttgart.

Burghardt, E.: Zur Frage der sog. konservativen Behandlung des atypischen Zervixepithels. Geburtsh. u. Frauenheilk. *41:* 330 (1981).

Burghardt, E., F. Bajardi: Ergebnisse der Früherfassung des Kollumkarzinoms mittels Zytologie und Kolposkopie an der Universitäts-Frauenklinik Graz 1954. Arch. Gynäk. *187:* 621 (1956).

Burghardt, E., E. Holzer: Die Lokalisation des pathologischen Zervixepithels I. Carcinoma in situ, Dysplasien und abnormes Plattenepithel. Arch. Gynäk. *209:* 305 (1970).

Burghardt, E., E. Holzer: Die Lokalisation des pathologischen Zervixepithels IV. Epithelgrenzen. Letzte Zervixdrüse. Schlußfolgerungen. Arch. Gynäk. *212:* 130 (1972).

Coppleson, M.: Die Stellung der Kolposkopie bei der Entdeckung und Behandlung des Ca in situ der Zervix. J. Obstet. Gynec, Brit. Cwlth *71:* 854 (1964).

Coppleson, M., L. Reid, A. Singer: The Process of Cervical Regeneration after Electrocauterization. Part 1. Histological and Colposcopic Study. Part 2. Histochemical, Autoradiographie, and pH Study. Aust. N.Z.J. Obstet. Gynaec. *7:* 125 (1967).

Coupez, F.: La place de la colposcopie dans l'examen gynécologique actuel. Rev. franc. Gynéc. *65:* 209 (1970).

Cramer, H.: Aussprache zu „kolpofotografische Demonstrationen" von Schmitt, A. Geburtsh. u. Frauenheilk. *14:* 86 (1954).

Cramer, H.: Die neuen Wege der gynäkologischen Krebsfrühdiagnostik und ihre Erfolgsaussichten. Medizinische *5:* 642 (1954).

Cramer, H.: Ein weiterer technischer Fortschritt in der

Kolpofotografie, referiert in Geburtsh. u. Frauenheilk. *15:* 665 (1955).

Cramer, H.: Kritisches zum Begriff der sogenannten atypischen Umwandlungszone. Geburtsh. u. Frauenheilk. *21:* 706 (1961).

Cramer, H.: Symposium über angewandte exfoliative Zytologie, referiert in Geburtsh. u. Frauenheilk. *18:* 97 (1958).

Cramer, H., E. Lind: Die endozervikale Lokalisation des Karzinoms und sog. Oberflächenkarzinoms am Gebärmutterhals unter diagnostischen Gesichtspunkten. Geburtsh. u. Frauenheilk. *22:* 161 (1962).

Cramer, H., G. Schulte: Kolposkopische Photographie im Agfa-Color-Negativ-Positiv-Verfahren. Geburtsh. u. Frauenheilk. *13:* 212 (1953).

Dietel, H., A. Focken: Das Schicksal des atypischen Epithels an der Portio. Geburtsh. u. Frauenheilk. *15:* 593 (1955).

Dohnal, V.: Schwangerschaft und Schleimhautveränderungen an der Cervix uteri. Geburtsh. u. Frauenheilk. *27:* 392 (1967).

Eisen, K.: Kolposkopie in der täglichen Praxis, ref. in Geburtsh. u. Frauenheilk. *15:* 762 (1955).

Focken, A.: Rationelle Anwendung von Kolposkopie und Cytologie in der Frühdiagnostik des Kollum-Karzinoms. Med. Welt *15:* 2070 (1964).

Focken, A., G. Franz: Carcinoma in situ und Schwangerschaft. Geburtsh. u. Frauenheilk. *16:* 790 (1956).

Franken, H.: Das Kolpolux, ein einfaches Gerät zum Kolposkopieren in der allgemeinen Sprechstunde. Geburtsh. u. Frauenheilk. *17:* 803 (1957).

Franken, H.: Präventivmaßnahmen zur Bekämpfung des Gebärmutterkrebses. Münch. med. Wschr. *99:* 1014 (1957).

Fritsch, K.: Befunde bei gezielten Probeexzisionen an der Portio. Med. Mschr. *12:* 817 (1960).

Fritsch, K.: Über Endozervixkolposkopie. Geburtsh. und Frauenheilk. *19:* 64 (1959).

Frommolt, G.: Zur Dokumentation von Portiobefunden. Zbl. Gynäk. *83:* 347 (1961).

Ganse, R.: Die Prophylaxe des Portiokarzinoms. Z. proph. Med. *8:* 187 (1956).

Ganse, R.: Zur Klinik des Microcarcinoms. GBK Mitteilungsdienst *5:* 565 (1969).

Ganse, R.: Gefäßneubildung beim präinvasiven und fertigen Karzinom. Geburtsh. u. Frauenheilk. *20:* 694 (1960).

Ganse, R.: Veränderungen der atypischen Gefäße des Portiokarzinoms unter Telecobaltbestrahlung. Geburtsh. u. Frauenheilk. *27:* 476 (1967).

Ganse, R., R. Krimmenau, J. Brey: Papillomatöse Veränderungen der Portio und deren carcinomatöse Potenz. Geburtsh. u. Frauenheilk. *22:* 232 (1962).

Görcs, J., I. Breila, F. Hargitai: Über die Progression der Praeblastomatosen colli uteri. Minerva ginec. *23:* 82 (1971).

Grünberger, V.: Prophylaxe des Collumcarcinoms durch Elektrokoagulation der Erythroplakie. Minerva ginec. *23:* 178 (1971).

Grünberger, V.: Prophylaxe und Frühdiagnose des Kollumkarzinoms. Wien. klin. Wschr. *90 (19):* 677 (1978).

Guhr, O.: Hormonal induzierte Portioveränderungen unter Ovulationshemmern. Münch. med. Wschr. *114:* 766 (1972).

Guhr, O.: Portioveränderungen unter Kortikosteroiden. Münch. med. Wschr. *115:* 1020 (1973).

Guhr, O.: Kolposkopische, zytologische und histologische Portiobefunde bei ovulationshemmenden Medikamenten. Arch. Gynäk. *202:* 205 (1965).

Härter, G.: Gynäkologische Vorsorgeuntersuchungen in einer Landpraxis. Fortschr. Med. *92:* 1297 (1974).

Hamperl, H., C. Kaufmann, K. G. Ober: Das Problem der Malignität unter besonderer Berücksichtigung des Carcinoma in situ an der Cervix uteri. Klin. Wschr. *32:* 825 (1954).

Hartmann, G., H. Lau: Zur Diagnostik bei Vorstadien und Frühformen des Zervixkarzinoms am kommunalen Klinikum. Zbl. Gynäk. *95:* 614 (1973).

Haselhorst, G.: Zur Frage des Wesens der Portioleukoplakien. Geburtsh. u. Gynäk. *98:* 526 (1930).

Haselhorst, G.: Portioleukoplakie und Karzinom. Geburtsh. u. Gynäk. *101:* 622 (1932).

Held, E.: Der heutige Stand der Prophylaxe und der Frühdiagnose des Kollumkarzinoms (Referat auf der 1. Arbeitstagung der Arge. Cervix uteri in Wiesbaden 1972). GBK Mitteilungsdienst *6:* 807 (1973).

Herbeck, G.: Das Carcinoma in situ der Portio bei der Frau unter 30 Jahren. Med. Welt 27 (N. F.): 1466 (1976).

Herbeck, G.: Kritische Anmerkungen zum Thema „Kolposkopie und Früherkennung". Frauenarzt *20:* 103 (1979).

Herbeck, G.: Laser-Therapie an der Cervix uteri. Geburtsh. u. Frauenheilk. *40:* 904 (1980).

Herbeck, G.: Krebsvorsorge an der Portio – reformbedürftig? Gynäkologische Vorsorge und Frühdiagnostik. Aktuelle Erkenntnisse zur zervikalen Neoplasie. Fortschr. Med. *97:* 481 (1979).

Hiersche, H.-D., R. Wagner: Die Struktur des cervicalen Drüsenfeldes im menschlichen Uterus (eine rasterelektronenmikroskopische Studie). Arch. Gynäk. *216:* 23 (1974).

Hiersche, H.-D., B. Busch, K. W. Tietze, J. Inthraphuvasak: Funktionelle Morphologie des cervicalen Stroma im menschlichen Uterus. Arch. Gynäk. *217:* 427 (1974).

Hilgarth, M.: Verläßlichkeit und Fehlbeurteilungsbereiche der zytologischen Tumordiagnostik. Z. Allg. Med. *53:* 903 (1977).

Hilgarth, M., W. Hartleitner: Krebsfrüherkennung bei der jungen Frau. Wann soll Krebsvorsorge beginnen? Fortschr. Med. *96:* 1020 (1978).

Hillemanns, H. G., J. E. Ayre, J. M. Le Guerrier: Die Einwirkung von Steroiden auf Krebsvorstadien an der Cervix. Ein Beitrag zum Problem des Hormonfaktors in der Carcinogenese; kolposkopische, cytologische und histologische Beobachtungen. Arzneimittel-Forsch. (Drug Research) *14:* 784 (1964).

Hillemanns, H. G., H. Vestner: Über eine ambulatorisch durchführbare Gewebsentnahme-Methode zur histologischen Beurteilung von Portioveränderungen. Geburtsh. u. Frauenheilk. *16:* 931 (1956).

HINSELMANN, H.: Janusgrün, ein wertvolles Färbemittel in der modernen Kolposkopie. Laboratoriumsblätter Behringwerke 22 (1958).

HINSELMANN, H.: Die Essigsäureprobe, ein Bestandteil der erweiterten Kolposkopie. Dtsch. med. Wschr. *63:* 40 (1938).

HINSELMANN, H.: Die Kolposkopie, mit einem Beitrag über die Kolpofotografie. Girardet, Wuppertal 1954; referiert in Geburtsh. u. Frauenheilk. *14:* 1063 (1954).

HILFRICH, H. J., P. HOFMANN: Über das Scheidenstumpfrezidiv des Carcinoma in situ der Zervix. Geburtsh. u. Frauenheilk. *33:* 212 (1973).

HOFMANN, D.: Früherkennung und Frühsymptome der weiblichen Genitalkarzinome. Dtsch. Med. J. *22:* 269 (1971).

HOFMANN, H., H.-G. NEUMANN, G. SEIDENSCHNUR: Probleme der Früherfassung des Zervixkarzinoms II: Modell zur Reihenuntersuchung einer weiblichen Population auf Computerbasis. Arch. Geschwulstforsch. *40:* 362 (1972).

HOHLBEIN, R.: Die Fluoreszenz-Kolposkopie und Fluoreszenz-Kolpofotografie. Geburtsh. u. Frauenheilk. *19:* 656 (1959).

HOHLBEIN, R., R. KRIMMENAU: Die intracervicale Lokalisation des gesteigert atypischen Epithels und des Microcarcinoms. Geburtsh. u. Frauenheilk. *18:* 1030 (1958).

HOLTORFF, J.: Kolposkopische Kriterien der atypischen Umwandlungszone. Geburtsh. u. Frauenheilk. *20:* 931 (1960).

HOLTORFF, J.: Kolposkopische und histologische Befunde an der Portio vaginalis beim Trichomonadenbefall der Scheide. Arch. Gynäk. *195:* 59 (1961).

HOLTORFF, J., R. KRIMMENAU: Untersuchungen über das kolposkopische und histologische Bild der sog. Trichomonadenvaginitis. Geburtsh. u. Frauenheilk. *20:* 229 (1960).

HOMOLAR, W.: Zur Frage der Gebärmutterkrebsvorsorge in der Facharztpraxis. Wiener klin. Wschr. *85:* 236 (1973).

HUBER, H., W. ZECHMANN: Die zervikale Ektopie beim Kind und jungen Mädchen. Geburtsh. u. Frauenheilk. *34:* 97 (1974).

JAEGER, J.: Zur Früherkennung der Uteruskarzinome. Fortschr. Med. *85:* 640 (1967).

JAKOB, A.: Geschichte der Kolposkopie in Argentinien. 1. Weltkongreß für Kolposkopie und Zervixpathologie. Sonderdruckband: *19–29,* 1973. Molachino Establ. Grafico S. A. San Martin 540, Rosario (Rep. Arg.).

JANISCH, H., R. KLEIN, H. KREMER: Die Früherfassung des Gebärmutterhalskrebses – ihre Organisation und Problematik. Geburtsh. u. Frauenheilk. *19:* 63 (1959).

KAISER, F., L. MOLTZ: Arbeitsstudie zur Organisation der Erfassung und Behandlung von Vorstufen des Gebärmutterhalskrebses I. Ärztl. Fortbild. *67:* 92 (1973).

KAMMERLANDER, H.: Sog. Ovulationshemmer und Vorstadien des Zervixkarzinoms. Ärztliche Praxis *91:* 4483 (1972).

KAUFMANN, C.: Früherkennung des Collumcarcinoms. Leistungen und Grenzen der Kolposkopie, Cytologie und Histologie. 51. Tagung Dtsch. Ges. Gynäk. Heidelberg 1956. Springer, Berlin 1957.

KERN, G., H. P. BÖTZELEN: Registrierung von zytologischen und kolposkopischen Befunden mit der Handlochkarte. Geburtsh. u. Frauenheilk. *19:* 871 (1959).

KERN, G., W.-D. HOFMANN: Häufigkeit und Diagnostik des Kollumkarzinoms. Med. Klin. *67:* 1197 (1972).

KERN, G., E. RISSMANN, G. HUND: Die Leistungsfähigkeit der Kolposkopie bei der Frühdiagnostik des Kollumkarzinoms. Arch. Gynäk. *199:* 526 (1964), referiert in Geburtsh. u. Frauenheilk. *25:* 379 (1965).

KINDERMANN, G.: Beeinflussung des Zervixepithels durch Ovulationshemmer aus der Sicht des Klinikers und Morphologen (1. Arbeitstagung der Arge. „Cervix uteri“, Wiesbaden 1972). GBK-Mitteilungsdienst *6:* 839 (1973).

KINDERMANN, G.: Krebsfrüherkennung und operative Gynäkologie. I. Zur Praxis der Vorsorgeuntersuchungen sowie über Auswirkungen auf Krebsdiagnostik und Krebstherapie. Geburtsh. u. Frauenheilk. *39:* 3 (1979).

KINDERMANN, G.: Krebsfrüherkennung und operative Gynäkologie. II. Über allgemeine Auswirkungen der Vorsorgeuntersuchung auf die operative Gynäkologie. Geburtsh. u. Frauenheilk. *39:* 89 (1979).

KLEMM M., L. KÖHLER, S. GLÜCK H. D. REICHARDT: Kolposkopische und zytologische Befunde bei 5046 weiblichen Beschäftigten der Chemie-Industrie. Zbl. Gynäk. *94:* 1782 (1972).

KOLLER, O., T. KOLSTAD: Die Bedeutung des kolposkopischen Gefäßbildes beim Zervixkarzinom. GBK-Mitteilungsdienst *5:* 495 (1969).

KOS, J., VI. MIKOLÁŠ, V. LANĚ: Das Bild des terminalen Blutgefäßnetzes auf der karzinomatösen Cervix uteri. Zbl. Gynäk. *82:* 1487 (1960).

KRIMMENAU, R.: Kolposkopische Diagnose der Plattenepithelpapillome an der Portio uteri. Geburtsh. u. Frauenheilk. *20:* 488 (1960).

KRÜGER, E. H.: Möglichkeiten und Grenzen der Kolpophotographie. Geburtsh. u. Frauenheilk. *17:* 529 (1957).

KRÜGER, E. H.: Die heutigen Möglichkeiten und Grenzen bei der klinischen Objektivierung und Dokumentation auffälliger Veränderungen an der Portio uteri vaginalis in ihrer Bedeutung für die Praxis. Habilitationsschrift, Halle 1960.

KRÜGER, E. H.: Über die Kolposkopie und die Möglichkeiten ihrer Erlernung. Med. Klin. *52:* 1781 (1957).

KRÜGER, E. H.: Praktische Kolposkopie. Med. Klin. *55:* 2006, 2053, 2110 (1960).

KRÜGER, E. H.: Zur Frage der Gewebsentnahme bei suspekter Portio zur Klärung der klinischen Verdachtsdiagnose. Geburtsh. u. Frauenheilk. *18:* 271 (1958).

KRUPINSKI, L., J. MADEJ: Zytologische und kolposkopische Diagnose der dezidualen Ektopie der Zervix. Geburtsh. u. Frauenheilk. *41:* 474 (1981).

LANĚ, V., V. DOHNAL: Ektopie auf der Scheidenschleimhaut. Neoplasma. Academia scientiarum slovaca. *8:* 433 (1961).

LANĚ, V., V. DOHNAL: Kolpohyperplasia cystica im kolposkopischen Bild. Zbl. Gynäk. *85:* 419 (1963).

LANG, W.: Vergleich zwischen Kolposkopie und Zytologie in der Krebsfrüherkennung (Symposium über angewandte exfoliative Zytologie in Brüssel 1957), referiert in Geburtsh. u. Frauenheilk. *18:* 97 (1958).

LANGE, J. H.: Die Frühdiagnose des Kollumkarzinoms in der gynäkologischen Abteilung einer großstädtischen Poliklinik. Geburtsh. u. Frauenheilk. *19:* 540 (1959).

LAU, H. U.: Klassifikation und Stadieneinteilung bösartiger Geschwülste im weiblichen Becken. Arch. Geschwulstforsch. *39/4:* 370 (1972).

LIMBURG, H.: Vergleich zwischen Kolposkopie und Zytologie in der Krebsfrüherkennung (Symposium über die angewandte exfoliative Zytologie in Brüssel 1957), referiert in Geburtsh. u. Frauenheilk. *18:* 97 (1958).

LIMBURG, H.: Zur Frühdiagnose des Plattenepithelkarzinoms am Collum uteri. Dtsch. med. Wschr. *79:* 133, 170 (1954).

LIMBURG, H.: Comparison between Cytology and Colposcopy in the Diagnosis of early cervical Carcinoma. Amer. J. Obstet. Gynec. St. Louis *75:* 1298 (1958).

LINHARTOVÁ, A., A. STAFL, V. DOHNAL, J. LEVY: Über die genetische Beziehung zwischen Felderung und Ektopie an der Portio vaginalis uteri. Zbl. allg. Path. *110:* 136 (1967).

LINK, G.: Die vaginale Zytologie, ihre heutigen Wege und Aussichten. Materia medica Nordmark *21:* 123 (1969).

LINTHORST, G., A. A. HASPELS, R. ANDRIESSE: Der Effekt der morning after Pille auf das Zervixepithel. GBK-Mitteilungsdienst *6:* 850 (1973).

LITTMANN, H., W. WALZ: Kolpophotographie. Photographie und Forschung, Heft 5, April 1955.

LÖSCH, W.: Prophylaxe des Gebärmuttercarcinoms im Frauenbetrieb. Minerva Ginec. *23:* 89 (1971).

LOTMAR, W., H. J. WESPI: Stereo-Kolpophotographie. Geburtsh. u. Frauenheilk. *15:* 22 (1955).

LUNDSTRÖM, P., E. SEGERBRAND: Therapeutische Resultate der kolposkopisch kontrollierten Entnahme von Kollumgewebe bei atypischem Zellabstrich der Frauen im Alter bis zu 35 Jahren. Zbl. Gynäk. *97:* 449 (1975).

LUST, J.: Die Aufgabe und Rolle der Kolposkopie und Zytologie in der onkologischen Organisation in Budapest (Vortrag auf der 2. Arbeitstagung der Arge. „Cervix uteri", Wiesbaden 1974), referiert in Geburtsh. u. Frauenheilk. *34:* 998 (1974).

LUST, J., G. GYÖRY: Veränderungen des Portioepithels als eine spezielle Nebenwirkung oraler Kontrazeptiva. Arch. Gynäk. *214:* 258 (1973).

MADEJ, J., K. HANUSZEK: Zur Frage des kolposkopischen Gefäßbildes des Zervixkarzinoms. Zbl. Gynäk. *100:* 1478 (1978).

MADEJ, J., K. HANUSZEK: Kolposkopisches Gefäßbild der dezidualen Ektopie (Deziduosis) an der Portio vaginalis uteri. Zbl. Gynäk. *98:* 538 (1976).

MADEJ, J., K. HANUSZEK: Über die Entstehung der Ektopie, kolposkopische und kolpophotographische Beobachtungen. Zbl. Gynäk. *97:* 1293 (1975).

MADEJ, J.: Growth patterns of cervical cancer without an intraepithelial stage, so-called monophasic growth. Colposcopy studies. Amer. J. Obst. Gynec. *93:* 746 (1965).

MADEJ, J.: Die Anwendung der Milchsäurelösung als Kontrastmittel in der erweiterten Kolposkopie. Geburtsh. u. Frauenheilk. *22:* 1427 (1962).

MADEJ, J.: Kolposkopisches Bild des Entwicklungsprozesses der Portiopapillomatose. Gynaecologia *162:* 119 (1966).

MADEJ, J.: The Angioarchitecture of the Subepithelial Blood Vessels in Colposcopically Unsuspected Portio Erythroplakia. Gynaecologia *164:* 283 (1967).

MADEJ, J.: The Vascular Bed in Squamous-cell Papilloma of the Cervix and its Significance for the Colposcopical Diagnosis of these Lesions. Gynaecologia *166:* 466 (1968).

MADEJ, J.: Kolposkopische Differentialdiagnose der Portiopapillomatose. Vortrag auf der 5. Arbeitstagung der Arbeitsgemeinschaft „Cervix uteri" vom 19.–23. 4. 1980 in Wiesbaden. Geburtsh. u. Frauenheilk. *41:* 562 (1981).

MAJEWSKI, A.: Ergebnisse systematischer periodischer Nachuntersuchungen im Rahmen der Krebsfährtensuche in Wernigerode. Geburtsh. u. Frauenheilk. *18:* 496 (1958).

MAJEWSKI, A.: Die Noradrenalinprobe als neues Hilfsmittel der Kolposkopie. Geburtsh. u. Frauenheilk. *20:* 983 (1960).

MAJEWSKI, A.: Klinische Konsequenzen aus dem Modellversuch Wernigerode. GBK-Mitteilungsdienst *5:* 539 (1969).

MAJEWSKI, A.: Die Bedeutung von Kolposkopie und Zytologie im Rahmen der Krebsvorsorgeuntersuchung der Frau. (Rundtischgespräch 1. Arbeitstagung der Arbeitsgemeinschaft „Cervix uteri", Wiesbaden.) GBK-Mitteilungsdienst *6:* 866 (1973).

MARGITAY-BECHT, D.: Kolposkopische Untersuchungen bei schwangeren und sterilen Frauen. Zbl. Gynäk. *82:* 1193 (1960).

MARTIN-LAVAL, J., R. GAJOUX: Die Kolpologie (Klassifizierung von kolposkopischen Befunden, diagnostische und therapeutische Hinweise). Zeiss-Informationen No. *83*, 1975.

MANESCHG, H.: Kolposkopische Diagnostik. Ärztl. Prax. 24 (1972).

MANGER-KOENIG: Erfahrungen mit der Vorsichtsuntersuchung in Hessen. Hess. Ärztebl. *23:* 111 (1962).

MARSCH, F.: Früherkennung des Unterleibskrebses der Frau unter besonderer Berücksichtigung der Möglichkeiten des Arztes für Allgemeinmedizin. Z. Allgemeinmed. Landarzt *11:* 577 (1971), referiert in Ärztl. Prax. 71 (1971).

MAYER, B., U. NIEMINNEN, S. TIMONEN: Vergleichende Studie zwischen Kolposkopie, Zytologie und Histologie. GBK-Mitteilungsdienst *5:* 475 (1969).

MELZER, H., K. SCHNABEL, F. GENAU, U. WENDEL: Carcinoma cervicis uteri Gr. O. Zbl. Gynäk. *96:* 810 (1974).

MENKEN, F.: Ein Stereo-Kolpofotoskop zur Registrierung von Oberflächenveränderungen am collum uteri. Zbl. Gynäk. *76*, 22 (1954).

MENKEN, F.: Stand der kolposkopischen und douglasskopischen Farbfotografie. Referiert in Geburtsh. u. Frauenheilk. *14:* 1062 (1954).

MENKEN, F.: Moderne Aspekte der Kolposkopie (Vortrag auf der 1. Arbeitstagung der Arge. Cervix uteri in Wiesbaden 1972). GBK-Mitteilungsdienst *6:* 957 (1973).

MENKEN, F.: Zytodiagnostische, kolposkopische und hysteroskopische Befunde bei Langzeitbehandlung mit Neogynon 21. Mediz. Mitteilungen Schering Heft 3: 30 (1973).

MESTWERDT, G.: Symposium über Leistung und Grenzen der Kolposkopie, Zytologie und Histologie bei der Früherkennung des gynäkologischen Karzinoms, referiert in Geburtsh. u. Frauenheilk. *17:* 286 (1957).

MESTWERDT, G.: Vergleich zwischen Kolposkopie und Zytologie in der Krebsfrüherkennung (Symposium über angewandte exfoliative Zytologie in Brüssel 1957), referiert in Geburtsh. u. Frauenheilk. *18:* 97 (1958).

MESTWERDT, G.: Las Displasias del cuello uterino. Limitis entre la benignidad y la malignidad. Rev. Obstet. Ginec. *29:* 331 (1970).

MESTWERDT, G.: Prämaligne Dysplasien nach Ovulationshemmern? Münch. med. Wschr. *114:* 717 (1972).

MESTWERDT, G.: Die Frühdiagnose des Kollumkarzinoms im Rahmen der Vorsorge. Hamburger Ärztebl. 338 (1976).

MESTWERDT, G.: Die Rolle der Kolposkopie im Rahmen der Krebsvorsorge. Der Kassenarzt *17: Heft 10* (1977).

MEYBERG, J., W. SOERGEL: Frühdiagnostik des Gebärmutterhals-Krebses durch Kolposkopie und Zytologie. Ärztl. Prax. 12 (1961).

MICHALZIK, K.: Zur Genese des Plattenepithelkarzinoms der Portio. Geburtsh. u. Frauenheilk. *18:* 479 (1958).

MICHALZIK, K.: Ergebnisse 10jähriger Cytodiagnostik in der Frauenklinik unter Berücksichtigung kolposkopischer Befunde. Arch. Gynäk. *218:* 149 (1975).

MÖBIUS, G.: Zum biologischen Verhalten des Carcinoma in situ der Cervix uteri. Zbl. allg. Pathol. u. pathol. Anat. *121:* 397 (1977).

MOLL, R., D. SCHLÜTER: Kolposkopie – heute noch aktuell? Dtsch. Ärztebl. *72:* 253 (1975).

MOLL, R., D. WAGNER-KOLB: Kolposkopische, zytologische und histologische Beziehungen (Vortrag auf der 1. Arbeitstagung der Arge. Cervix uteri in Wiesbaden 1972). GBK-Mitteilungsdienst *6:* 960 (1973).

MOSLER, W., P. KAISER, H. RANDOW: Die abgestufte Behandlung der Vor- und Frühstadien des Zervixkarzinoms. Dtsch. Gesundh.-Wes. *25:* 2222 (1970).

MUTH, H.: Vergleichende zytologisch-kolposkopische Untersuchungen. Geburtsh. u. Frauenheilk. *15:* 907 (1955).

MUTH, H.: Über die praktische Verwendbarkeit von Kolposkopie und Zytologie zur Frühdiagnostik des Kollum-Karzinoms. Med. Klin. *56:* 341 (1961).

MUTH, H.: Die Bedeutung der Kolposkopie und Zytologie für die Frühdiagnostik des Kollum-Karzinoms. Med. Welt: *16 (NF):* 2413 (1965).

NAUJOKS, H.: Diagnostische Probleme der Früherkennung. Gynäkologe *1:* 166 (1969).

NAUJOKS, H., J. CONRAD: Der verdächtige zytologische Abstrich. Diagnostik *7:* 419 (1974).

NAUJOKS, H., F. KÖPF, J. LEBER: Präoperative kolposkopisch-zytologische Diagnostik bei zervikaler intraepithelialer Neoplasie (CIN). Geburth. u. Frauenheilk. *39:* 372 (1979).

NAUJOKS, H., G. LEPPIEN, R. ROGOSAROFF-FRICKE: Negativer zytologischer Abstrich bei Carcinoma in situ der Cervix uteri. Geburtsh. u. Frauenheilk. *36:* 570 (1976).

NAVRATIL, E.: Symposium über Leistung und Grenzen der Kolposkopie, Zytologie und Histologie bei der Früherkennung des gynäkologischen Karzinoms. Geburtsh. u. Frauenheilk. *17:* 288 (1957).

NAVRATIL, E.: Vergleich zwischen Kolposkopie und Zytologie in der Krebsfrüherkennung (Symposium über angewandte exfoliative Zytologie in Brüssel 1957), referiert in Geburtsh. u. Frauenheilk. *18:* 97 (1958).

NEUMANN, G.: Die Kosten der Krebsfrüherkennung. Geburtsh. u. Frauenheilk. *35:* 615 (1975).

NEUMANN, H.-G., G. SEIDENSCHNUR, H. H. BÜTTNER, G. BADER: Organisation von Mass-Screening-Untersuchungen zur Erfassung der Vor- und Frühstadien des Zervixkarzinoms. Geburtsh. u. Frauenheilk. *85:* 893 (1975).

NEUMANN, H.-G., G. SEIDENSCHNUR, S. SEIDL: Probleme der Früherfassung des Cervixkarzinoms. Arch. Geschwulstforsch. *39:* 264 (1972).

NUÑEZ-MONTIEL, J. T., G. GAMERO-LEON, GARCIA-GALUE, A. MOLINA, A. LOPEZ, C. GUERRA: Colposcopic Aspects of Endocervicitis. J. Reprod. Med. *12:* 197 (1974).

NUÑEZ-MONTIEL, J. T., H. GARCIA-GALUE, A. MOLINA, J. RODRIGUEZ-BARBOZA, G. GAMERO, E. SALAZAR: Study of Endocervical Polyps Using Colposcopy. Intern. J. Gynaec. Obstet. *9:* 105 (1971).

NUÑEZ-MONTIEL, J. T., G. GAMERO-LEON, H. GARLUE, J. RODRIGUEZ-BARBOZA, F. WENGER, H. SANCHEZ: Detection of Early Endocervical Carcinoma Using Colposcopy. Obstet. Gynec. *35:* 781 (1970).

NUÑEZ-MONTIEL, J. T., J. R. RODRIGUEZ-BARBOZA, R. A. MOLINA, G. GAMERO: Colposcopic Exploration of the Endocervix. Prog. Clin. Cancer *4:* 203 (1970).

OBER, K. G.: Die Sicherung der durch Suchteste ausgesprochenen Verdachtsdiagnose einer malignen Cervixerkrankung und die daraus resultierenden therapeutischen Folgerungen. Arch. Gynäk. *207:* 317 (1969).

OBER, K. G., G. KINDERMANN: Uterus- und Mammakarzinom. Diagnostische und therapeutische Fortschritte. Therapiewoche *21:* 672 (1971).

ODELL, L. D.: What is the place of Colposcopy in modern gynecologic Practice? J. Reprod. Med. *1:* 17 (1968).

ORTIZ, R., M. NEWTON: Colposcopy in the management of abnormal cervical smears in pregnancy. Amer. J. Obstet. Gynec. *109:* 46 (1971).

ORTIZ, R., M. NEWTON, P. L. LANGLOIS: Colposcopic Biopsy in the Diagnosis of Carcinoma of the Cervix. Obstet. Gynec. *34:* 303 (1969).

ORTIZ, R., L. D. ODELL: Observations on the use of the Colposcope for cervical neoplasia. J. Reprod. Med. *4:* 97 (1970).

PFLANZ, M.: Kritik an der Zytologie als Massen-Screening-Verfahren. Fortschr. Med. *92:* 351 (1974).

PLEISSNER, K.: Erste Erfahrungen in der gynäkologischen Krebsfahndung mit einem Untersuchungswagen. Arch. Geschwulstforsch. *38:* 275 (1971).

PLEISSNER, K.: Die Erfahrungen des Kreises Arnstadt bei der Aktivierung und Effektivitätssteigerung der gynäkologischen Vorsichtsuntersuchungen. Ärztl. Fortbild. *65:* 1090 (1971).

POPOVIĆ, D., B. BERIĆ: Die Rolle der Kolposkopie bei Nachuntersuchungen des behandelten Genitalkarzinoms der Frau. Zbl. Gynäk. *99:* 404 (1977).

RECKEN, D.: Beobachtungen bei Nachuntersuchungen des atypischen Epithels der Portio. Geburtsh. u. Frauenheilk. *15:* 683 (1955).

RIEPER, J. P.: Intraepithelial carcinoma of uterine cervix with doubtful or beginning invasion. IV. World Congress of Gynecology and Obstetrics. Editorial Medica Panamericana Buenos Aires 354 (1964).

RIEPER, J. P., H. MALDONADO: Beziehung der Epithelgrenze zum Sitz des beginnenden Portiokarzinoms. Arch. Gynäk. *200:* 521 (1965).

ROCHA, A. H.: Die Differentialdiagnostik kolposkopischer Befunde mit der Albothylprobe. Prophylaxe Zbl. Sozialhyg., Gesundheitsvors. Grenzgebiete *103:* 37 (1971).

RUMMEL, A.: Kolposkopische und zytologische Befunde während und nach Behandlung mit Gestagenen. Geburtsh. u. Frauenheilk. *26:* 593 (1966).

RUMMEL, H. H.: Verlaufskontrolle bei Patientinnen mit suspekter Zytologie (Pap. III D). Geburtsh. u. Frauenheilk. *37:* 521 (1977).

RUMMEL, H. H., G. HARTMANN, G. BRAUNIG: Therapeutische Überlegungen bei Vorstadien und Frühstadien des Zervixkarzinoms. Geburtsh. u. Frauenheilk. *31:* 945 (1971).

RYLANDER, E.: Negative smears in women developing invasive cervical cancer. Acta. Obstet. Gynec. Scand. *56:* 115 (1977).

SACHS, H.: Referat über die 2. Arbeitstagung der „Arbeitsgemeinschaft Cervix uteri". GBK-Mitteilungsdienst *5* (1974).

SACHS, H., C. HASCHE: Zur Epidemiologie des Karzinoms der Cervix uteri. Geburtsh. u. Frauenheilk. *34:* 921 (1974).

SCOTT, J., PH. BRASS, D. SECKINGER: Colposcopy plus cytology. Amer. J. Obstet. Gynec. *103:* 925 (1969).

SCOTT, J. W., C. A. VENCE: Colposcopy, Cytology and Biopsy in the Office Diagnosis of Uterine Malignancy. Cancer Cytol. J. *5:* 5 (1963).

SOOST, H. J.: Gynäkologische Frühdiagnose des Karzinoms. Therapiewoche *12:* 485 (1968).

SEIDL, ST: Über Dysplasien und Karzinomentstehung an der Portio vaginalis cervicis. Geburtsh. u. Frauenheilk. *28:* 1165 (1968).

SEIDL, ST: Atypische endozervikale Hyperplasien bei hormoneller Kontrazeption. Geburtsh. u. Frauenheilk. *31:* 1006 (1971).

SEIDL, ST.: Die diagnostische Konisation der Cervix uteri. Gynäk. Rdsch. *13:* 51 (1973).

SEIDL, ST.: Die suspekte Portio und das diagnostisch-therapeutische Vorgehen. Vortrag auf der 2. Arbeitstagung der Arge. Cervix uteri 1974 in Wiesbaden, referiert in Geburtsh. u. Frauenheilk. *34:* 996 (1974).

SEIDL, ST.: Die Kolposkopie – eine unterbewertete Methode. Medical Tribune *13: Nr. 33* (1978).

SEIDENSCHNUR, G., H.-G. NEUMANN: Erste Erfahrungen mit dem Rostocker Computerprogramm: Früherfassung des Zervixkarzinoms. Z. ärztl. Fortbild. *67:* 1105 (1973).

SZALMAY, G., L. JOCHUM, M. KÖLLER: Vergleichende kolposkopische, zytologische und histologische Untersuchungen bei Dysplasien und Carcinomata in situ der Cervix uteri, unter besonderer Berücksichtigung der kolposkopischen Gefäßdiagnose. GBK-Mitteilungsdienst *6:* 930 (1973).

SCHARNKE, H.-D., A. JORDE, H. G. PESCHEL, E. SIELAFF: Vergleichende kolposkopische, zytologische und histologische Untersuchungen der Cervix uteri in der Schwangerschaft. Zbl. Gynäk. *98:* 1547 (1976).

SCHAUDE, H., P. STOLL: Präkanzerosen der Cervix uteri bei jungen Frauen. Dtsch. Ärztebl. *76:* 3128 (1979).

VOM SCHEIDT, R. G.: Die kolposkopische Diagnostik in der Allgemeinpraxis. Ärztl. Prax. *14:* 38 (1962).

SCHLAGETTER, K.: Die kolposkopische und zytologische Differentialdiagnose mit besonderer Berücksichtigung der atypischen Umwandlungszone. Referat, gehalten auf der 3. Arbeitstagung der Arbeitsgemeinschaft „Cervix uteri" am 3. 5. 1976 in Wiesbaden. Frauenarzt *18:* 11 (1977).

SCHMITT, A.: Kolpofotografische Demonstrationen, referiert in Geburtsh. u. Frauenheilk. *14:* 86 (1954).

SCHRODT, U., H. WILKEN: Beitrag zur Krebsfährtensuche in der Frühschwangerschaft. Zbl. Gynäk. *95:* 1636 (1973).

SCHWARTZ, F. W., I. G. BRECHT, H. HOLSTEIN: Trefferquoten beim Screening mit Zytologie und Kolposkopie. Vortrag, gehalten auf der 5. Arbeitstagung der Arbeitsgemeinschaft „Cervix uteri" vom 19.–23. 4. 1980 in Wiesbaden, referiert in Geburtsh. u. Frauenheilk. *41:* 68 (1981).

STAFL, A., A. LINHARTOVÁ, V. DOHNAL: Das kolposkopische Bild der Felderung und seine Pathogenese. Arch. Gynäk. *199:* 223 (1963).

STAFL, A., A. LINHARTOVÁ, V. DOHNAL: Über kolposkopische, histologische und Gefäßbefunde an der krankhaft veränderten Portio. Geburtsh. u. Frauenheilk. *23:* 438 (1963).

STAFL, A., A. LINHARTOVÁ, V. DOHNAL: Das kolposkopische Bild des Grundes, des papillären Grundes, der atypischen Umwandlungszone und deren Pathogenese. Arch. Gynäk. *204:* 212 (1967).

STAFL, A., F. RICHARD, MATTINGLY: Colposcopic Diagnosis of Cervical Neoplasia. Obstet. Gynec. *41:* 168 (1973).

STEEGMÜLLER, H.: Symposium über Leistung und Grenzen der Kolposkopie, Zytologie und Histologie bei der Früherkennung des gynäkologischen Karzinoms. Geburtsh. u. Frauenheilk. *17:* 290 (1955).

STEEGMÜLLER, H.: Die Portioerosion und ihre Bedeutung für die Frühdiagnostik des Karzinoms. Dtsch. med. Wschr. *83:* 1861 (1958).

STEFFEN, F.-W.: Über die Leistungsfähigkeit der Kolposkopie in der gynäkologischen Sprechstunde. Dtsch. Gesundh.-Wes. *24:* 1961 (1969).

STEGNER, H.-E.: Über die Ultrastruktur des Zervixepithels, der Dysplasie und des Ca in situ. Vortrag, gehalten auf der 4. Arbeitstagung der Arbeitsgemeinschaft „Cervix uteri“ vom 12.–15. 4. 1978 in Wiesbaden, referiert in Geburtsh. u. Frauenheilk. *38:* 1100 (1978).

STÖCKEL, W.: Die Kolposkopie, die Diagnose und die Therapie des Portiokarzinoms. Diskussionsbemerkung zu dem Vortrag von TREITE. Zbl. Gynäk. *64:* 1590 (1942).

STOLL, P.: Über die statistische Erfassung kolposkopischer und zytologischer Befunde in der Gynäkologie. Zbl. Gynäk. *17:* 642 (1960).

STOLL, P.: Richtlinien für die Aufklärung zur Krebsfrüherkennung. Materia Medica Nordmark *16:* 361 (1964).

STOLL, P.: Früherkennung und Früherfassung der gynäkologischen Karzinome in der Sprechstunde. Almanach für die ärztliche Fortbildung 381, 1968.

STOLL, P.: Möglichkeiten der Früherkennung bösartiger Geschwülste in der Praxis (II). Gynäkologische Karzinome. Z. Allgemeinmed. Landarzt *45:* 1101 (1969).

STOLL, P.: Aufgaben der Krebsvorsorge-Untersuchungen bei der Frau. Fortschr. Med. *92:* 353 (1974).

STOLL, P.: Zur Bedeutung der Kolposkopie bei der frauenfachärztlichen Untersuchung und bei der Krebsvorsorgeuntersuchung der Frau. Fortschr. Med. *96:* 1670 (1978).

STOLL, P., C. GRUMBRECHT: Vorstadien und Frühstadien des Kollumkarzinoms aus klinischer Sicht. Dtsch. Ärztebl. *69:* 2022 (1972).

STOLL, P., H. POLLMANN: Erfahrungen mit Albothyl in der gynäkologischen Praxis. Beitrag zur kolposkopischen und zytologischen Kontrolle der Behandlung von Fluor und Portioerosion. Münch. Med. Wschr. *99:* 1719 (1957).

TOWNSEND, D., D. OSTERGARD, D. MISHELL, F. M. HIROSE: Abnormal Papanicolaou smears, evaluation by colposcopy, biopsies and endocervical curettage. Amer. J. Obstet. Gynec. *108:* 429 (1970).

ULM, R.: Zur Klinik des Kollumkarzinoms. Fortschr. Med. *92:* 112 (1974).

VACHA, K., M. ROSOL, J. KOPECNY: Präkanzerosen des Gebärmutterhalses bei jungen Frauen. Zbl. Gynäk. *97:* 525 (1975).

VASQUEZ-FERRO, E., G. DI PAOLA, M. A. TATTI, J. CARBONARI: Indication for the diagnostic amputation of the unterine cervix. Editorial Medica Panamericana, Buenos Aires 1964.

VÖGE, A.: Klinische und histologische Beobachtungen am Oberflächenkarzinom und dessen Entwicklungsdauer. Geburtsh. u. Frauenheilk. *13:* 970 (1953).

VÖGE, A.: Kolposkopisch faßbare Portioveränderungen, ausgewertet mit dem Elektronenrechner IBM 650. Geburtsh. u. Frauenheilk. *20:* 698 (1960).

WAGNER, D., O. FETTIG: Zytologische und histologische Untersuchungen zur atypischen Umwandlungszone. Geburtsh. u. Frauenheilk. *21:* 156 (1961).

WAGNER-KOLB, D.: Über den Wert der Kolposkopie hinsichtlich der Früherkennung des Zervixkarzinoms. Frauenarzt *21:* 376 (1980).

WAGNER-KOLB, D., A. UMMEN: Langzeitbeobachtungen nach 146 Zervixkonisationen. Geburtsh. u. Frauenheilk. *31:* 1022 (1971).

WALKER, T. A., W. F. BADEN: Colposcopic and Cytologic evaluation of the Pregnant Cervix. Sonderdruck aus: Texas Medical Association, Austin, Texas 1969.

WALZ, W.: Früherfassung des Portiokarzinoms mit Hilfe der Kolposkopie, Zytologie und Kolpomikroskopie, referiert in Geburtsh. u. Frauenheilk. *15:* 949 (1955).

WALZ, W.: Über die Früherfassung des Portiokarzinoms. Geburtsh. u. Frauenheilk. *18:* 243 (1958).

WALZ, W.: 16 Jahre klinische Erfahrungen in der Karzinomfrühdiagnose mittels der Kolposkopie, Zytologie und Kolpomikroskopie. GBK-Mitteilungsdienst *5:* 544 (1969).

WALZ, W.: Früherfassung des Genitalkrebses bei Frauen, kritische Betrachtung zum Vorsorgeprogramm in der Bundesrepublik Deutschland. Fortschr. Med. *96:* 1731 (1978).

WASSILEW, B.: Anwendung der Kolposkopie bei der Untersuchung der Placenta. Vortrag, gehalten auf der 4. Arbeitstagung der Arbeitsgemeinschaft „Cervix uteri“ vom 12.–15. 4. 1978 in Wiesbaden, referiert in Geburtsh. u. Frauenheilk. *38:* 1100 (1978).

WESPI, H. J., W. LOTMAR: Fortschritte der Kolpophotographie und ihre Bedeutung. Gynaecologia *137:* 282 (1954).

WESPI, H. J.: Stereo-Kolpofotografie. Geburtsh. u. Frauenheilk. *17:* 978 (1957).

WESPI, H. J.: Kolposkopie und Kolpofotografie, referiert in Geburtsh. u. Frauenheilk. *17:* 1051 (1957).

WESPI, H. J.: Kolpophotographie. Oncologia *11:* 66 (1958).

WESPI, H. J.: Die Rolle der Kolposkopie bei der Diagnose und beim Ausschluß des Zervixkarzinoms. Minerva Ginec. *22:* 1148 (1970).

WESPI, H. J.: Beitrag zu einem Katalog kolposkopischer Elementarbefunde (Vortrag auf der 1. Arbeitstagung der Arge. Cervix uteri in Wiesbaden 1972). GBK-Mitteilungsdienst *6:* 912 (1973).

WESPI, H. J.: Stereo-Kolpofotografie (Vortrag auf der 1. Arbeitstagung der Arge. Cervix uteri in Wiesbaden 1972). GBK-Mitteilungsdienst *6:* 950 (1973).

WESPI, H. J.: Histologie und Kolposkopie des Vestibulum vaginae. Arch. Gynäk. *224:* 496 (1977).

WITTLINGER H., K. HÄNSEL: Erweiterte gynäkologische Vorsorgeuntersuchung und Ausbildung in der Frauenheilkunde. Münch. med. Wschr. *114:* 1561 (1972).

YOUSSES, A. F.: Entdeckung von Bilharziosis der Cervix uteri durch Routine-Kolposkopie. Geburtsh. u. Frauenheilk. *17:* 445 (1957).

ZINSER, H. K.: Aussprache zu kolpofotografischen Demonstrationen von SCHMITT, A. Geburtsh. u. Frauenheilk. *14:* 86 (1954).

ZINSER, H. K.: Studien an der gefäßinjizierten Zervix. Geburtsh. u. Frauenheilk. *20:* 651 (1960).

ZINSER, H. K., G. KERN: Kritische Betrachtungen zur Karzinom-Frühdiagnostik. Geburtsh. u. Frauenheilk. *18:* 105 (1958).

Sachverzeichnis

Die **halbfetten Zahlen** beziehen sich auf die **Abbildungen.**